KB152210

구곡순담 장수벨트를 중심으로

한국의 백세인

20년의 변화

대표저자 박광성 이정화 박상철
공동저자 강민구 민기채 신민호 오영은 윤경철 조정관 한재영

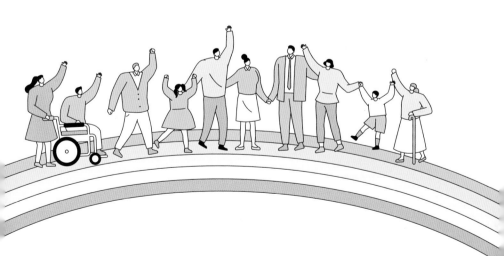

구곡순담 장수벨트를 중심으로

한국의
백세인

20년의 변화

1판 1쇄 인쇄 | 2021년 11월 11일
1판 1쇄 발행 | 2021년 11월 23일

지 은 이 　박광성, 이정화, 박상철,
　　　　　강민구, 민기채, 신민호,
　　　　　오영은, 윤경철, 조정관, 한재영
발 행 인 　장주연
출 판 기 획 　최준호
책 임 편 집 　이현아
편집디자인 　주은미
표지디자인 　김재욱
제 작 담 당 　이순호
발 행 처 　군자출판사(주)
　　　　　등록 제 4-139호(1991. 6. 24)
　　　　　본사 (10881) 파주출판단지 경기도 파주시 서패동 474-1(회동길 338)
　　　　　Tel. (031) 943-1888　　Fax. (031) 955-9545
　　　　　홈페이지 | www.koonja.co.kr

ⓒ 2021년, 한국의 백세인, 20년의 변화 / 군자출판사(주)
본서는 저자와의 계약에 의해 군자출판사에서 발행합니다.
본서의 내용 일부 혹은 전부를 무단으로 복제하는 것은 법으로 금지되어 있습니다.

* 파본은 교환하여 드립니다.
* 검인은 저자와의 합의 하에 생략합니다.

ISBN 979-11-5955-782-8
정가 20,000원

구곡순담 장수벨트를 중심으로

한국의 백세인

20년의 변화

집필진

❘ 대표저자 ❘

박광성, 이정화, 박상철

❘ 공동저자 ❘

강민구, 민기채, 신민호, 오영은, 윤경철, 조정관, 한재영

❘ 저자소속 ❘

강민구	전남대학교병원 노년내과 교수
민기채	한국교통대학교 사회복지학과 교수
박광성	전남대학교 의과대학 비뇨의학과 교수, 전남대 노화과학연구소장
박상철	전남대학교 연구석좌교수, 국제백신연구소 한국후원회장
신민호	전남대학교 의과대학 예방의학교실 교수
오영은	전남대학교 인문학연구원 가족커뮤니티연구단 HK연구교수
윤경철	전남대학교 의과대학 안과 교수
이정화	전남대학교 생활과학대학 생활복지학과 교수
조정관	전남대학교 의과대학 순환기내과 교수
한재영	전남대학교 의과대학 재활의학과 교수

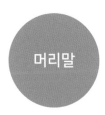

머리말

21세기가 되면서 인류의 수명이 전반적으로 크게 증가하고 있다. 수명 증가에 더불어 제기되는 우선적인 과제는 두 가지이다. 인간 수명 증가에 한계가 있는가? 그리고 수명이 길어지면서 인간은 더 행복해지고 있는가? 이와 같은 의문에 답하기 위해 학계에서 수많은 노력을 기울여왔지만 이러한 과제를 해결하기 위한 가장 현실적인 방안은 현재 한계수명으로 지목되고 있는 백세인에 대한 조사를 통하여 해답을 구하는 길일 것이다. 역사 이래 거의 한계 수명으로 여겨져 온 백 살을 살아오신 백세인의 양적 증가와 이분들의 삶의 질적 양태를 분석하게 되면 점점 가까워 오는 초고령사회의 문제점에 대한 대안 강구가 가능하리라고 기대된다.

우리나라는 영국의 에자티(Ezzati)팀이 2030년에 세계 최장수국이 되리라고 발표한 상황에서 코로나 19 (COVID-19) 팬데믹을 맞았다. 그러나 우리나라는 전 세계의 모범이 되는 방역시스템을 구축한 덕에 확진자와 사망자의 숫자가 상대적으로 현저하게 낮았고, 고령인 치사율이 높은 다른 선진 장수국과 달리 인구의 수명통계에 결정적인 타격을 받지 않을 수 있었다. 이로써 우리나라의 최장수화 속도가 더욱 가속될 것으로 예측된다. 즉 세계 어느 나라보다도 인구 초고령화가 급박하게 다가오고 있는 상황이므로 한시라도 빨리 미래사회를 위한 대비를 해야 하는 상황이다. 이러한 목적에서 백세인 조사는 특별한 의의를 찾을 수 있다.

한국의 백세인 연구는 서울대학교 의대 박상철교수의 주도하에 삼성병원 최윤호교수의 1998년 서울지역 백세인 파일롯스터디를 시작으로, 이어 2000년 서울대 인류학과 전경수교수, 사회복지학과 최성재교수와 의대 김철호교수가 국제적인 백세인 연구동향 분석조사를 통하여 체계적인 방향을 설정하였다. 본격적으로는 2001년부터 서울대의대 체력과학노화연구소 박상철교수를 단장으로 백세인연구단을 구성하여 전국 규모로 추진하였다. 본 연구에는 의학적 조사는 삼성병원 최윤호교수, 분당병원 김철호교수, 백병원 권인순교수, 가족조사는 서울대 한경혜교수, 생태조사는 서울대 이정재교수, 경제지리는 서울대 박삼옥교수, 사회복지는 서울대 최성재교수 그리고 인류학조사는 서울대 전경수교수, 식품영양은 한남대 이미숙교수, 서울대 곽충실박사, 서일대 오세인교수 등이 참여하여 백세인 조사를 인문 사회 경제 지리 인류학 식품영양 및 의학팀이 총괄 참여하여 세계적으로 처음 시도되는 입체적 융합적 조사를 수행할 수 있었다.

본 조사는 10년에 걸쳐 3회의 전국규모조사와 6회의 특수지역조사를 추진하였다. 특수지역조사로는 장수지역과 단명지역 패턴비교, 소록도 한센인조사, 남성장수지역과 여성장수지역 비교, 대도시 경제도와 장수패턴조사 등으로 구분하여 지역별 집중조사를 하였다. 이러한 과정에서 2002년 구례군, 곡성군, 순창군과 담양군이 인접하면서 높은 장수도를 공통으로 가지고 있어 장수벨트행정협의회를 구성하도록 촉구하였고 이후 이 지역을 구곡순담 장수지역으로 명명하여 국제적으로 알려지게 하였다. 따라서 이 지역에 대해서는 단순한 장수패턴 조사뿐 아니라 다양한 장수문화관련 프로그램도 도입하여 대한민국 최초의 백살잔치, 전국회혼례잔치, 초장수인 건강경연대회, 전국춤체조경연대회 등을 개최하여 명실상부한 장수지역의 면모를 갖추도록 하였다. 그 결과 순창군에는 전국 최초의 건강장수연구소가 설립되었고 이후 전국적인 노인지도자교육의 메카로 자리매김했다. 그러나 2010년을 마지막으로 한국의 백세인 조사가 중단되었다.

그러다가 2018년 박상철교수가 전남대학교 연구석좌교수로 영입되어 전남대학교 노화과학연구소의 목적사업에 백세인 조사를 추가하여 한국의 백세인 조사를 승계하도록 하였다. 전남의대 박광성교수를 단장으로 하여 생활대 이정화교수, 의과대학 신민호교수, 윤경철교수, 김계훈교수, 김연표교수, 간호대의 김정선교수가 참여하여 우선 구곡순담 지역의 백세인의 실태조사부터 시작하였다. 이러한 조사를 통하여 21세기 들어서서 단 20년 동안에 우리나라 농촌지역, 특히 대표적 장수지역인 구곡순담의 백세인들이 엄청난 변화를 겪은 것을 알게 되었다. 그래서 백세인 조사의 근원적 출발점인 수명 증가와 이에 따른 행복도의 증진을 비교해 보는 것도 매우 중요한 의미가 있다고 보았다. 백세인의 건강상태뿐 아니라 일상생활의 패턴도 달라졌고, 장수인의 부양체계도 변화하면서 장수인 각자가 느끼는 행복도에 있어서도 큰 변화가 있었다. 비록 결론을 내리기는 사례의 규모나 심층적 분석에서 아직 미흡하다고 보지만 현재까지의 결과를 소개하는 것만도 미래장수사회 구축을 위한 대안을 강구하는 데 상당한 도움을 줄 수 있으리라고 기대하여 이번에 본 책을 상재하기로 기획하였다.

　제1부에서는 지난 20년간 일어난 우리나라의 사회적 인구 패턴 및 질병패턴의 변화와 복지정책 특히 고령사회를 대상으로 하는 사회적 복지제도의 거시적 변화를 정리하기로 하고, 제2부에서는 실제 조사에서 나타난 백세인들의 개인적 건강 상태와 가족 및 지역 사회적 부양체계의 변화를 정리하면서 20년 동안의 변화에서 백세인들이 더 건강해졌는가 그리고 더 행복해졌는가 미시적으로 비교해보려고 시도하였다. 제3부에서는 미래장수사회를 위한 중요한 실험적 시스템의 구축과 코로나 19 팬데믹 이후의 미래사회를 위한 지향점을 추가하기로 정하였다. 그리고 구곡순담 지역 백세인의 생생한 모습을 소개하기 위하여 2000년 초반의 백세인 몇 분과 2018년에 만난 백세인 몇 분의 모습을 스케치하여 이분들의 달라진 삶의 모습을 독자들에게 비교해보도록 하였다. 소수의 사례이지만 단 20년 동안에 백세인들의 달라진 삶의 모습과 사고방식의 차이를 느낄 수 있으리라고 보았기 때문에 굳이 설명을 추가하지 않았다. 그리고 특별 사례로 100세가 넘었어도 다양한 의학적인 시술을 통하여 건강을 유지하면서 살고 계시는 104세 백세인을 소개하였다. 의대 교수로 재직하고 있는 아드님을 통하여 구체적인 치료와 시술 기록을 볼 수 있어서 과학기술발전이 인간의 수명에 긍정적으로 미치는 영향을 볼 수 있다. 아무리 나이가 들어도 질병을 고치면 장수를 누릴 수 있다는 치병장수(治病長壽)의 대표적 사례로 손꼽을 수 있다.

이번에 상재한 본 책은 그 목적이 고령사회 문제의 해결방안을 제시하기보다는 현재 장수인의 상황을 있는 그대로 소상하게 전달하여 미래사회 구축방안을 개발하는 자료로 참고하여 활용하기를 간절히 바라는 데 있다. 따라서 아직 결론을 내리기에는 미흡하지만 국내 백세인 연구가 거의 이루어지지 못하고 있기 때문에 이 분야 연구에 필요한 다양한 자료를 공개하고 차후 관심있는 제현들과의 협력연구를 소망하면서 서둘렀음을 양해해주기 바란다. 또한 본 연구를 추진하고 책을 출판하는 과정에서 많은 분들이 보여주신 도움들에 감사를 드린다. 우선 본 조사는 구곡순담 장수벨트행정협의회를 구성하고 있는 구례군, 곡성군, 순창군, 담양군의 군수님들과 관련 직원 여러분의 지원과 협조에 의하여 이루어졌음을 밝힌다. 특히 순창군건강장수연구소의 적극적 협조에 특별한 감사를 드린다. 2018년 폭염 속에서 불평 하나 없이 열심히 조사에 참여한 이현숙, 이미나, 김선아, 오영은, 이보람, 전인선 연구원들에게도 감사를 드린다. 그리고 본 저서를 출판하도록 해준 군자출판사 장주연 대표에게도 감사를 드린다. 세상에 모든 일들이 함께 어우러져 도울 때 이루어질 수 있음을 새삼 느끼게 되었다.

2021년 11월 26일

박상철, 박광성, 이정화

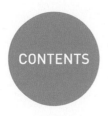

CONTENTS

백세인
연구와
사회적 변화

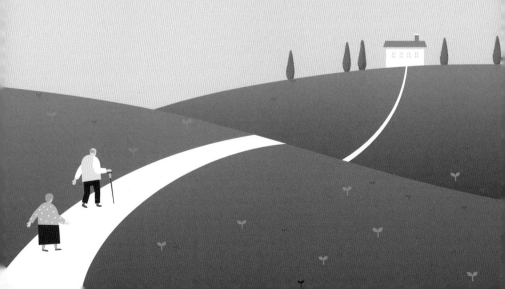

Chapter 01

왜 백세인 연구가 중요한가?

저자 **박 상 철**

노화와 장수는 야누스(Janus)적 개념이다. 노화가 되면 수명은 한계에 이르고, 수명은 노화의 다른 측면으로 불가분의 관계이면서도 상호배제적이기 때문이다. 인류의 염원인 불로장생을 현실화하기 위한 노력은 역사 이전부터 추구되어왔다. 최근에는 과학기술의 발달에 따라 구체적 노력으로 노화를 방지하고 수명을 연장할 수 있는 유전적, 환경적 요인을 규명하고자 추구되어왔다. 그 결과 20세기까지는 산화적 손상이 주요 과제로 거론되었고 이러한 요인을 배제하여 노화를 지연할 수 있는 방안으로 항산화 물질의 검색이 대종을 이루었으며, 세포 내에서도 이러한 산화적 손상억제효과를 나타내는 효소계와 각종 인자들의 유전자들이 집중적인 주목을 받아 왔다. 이어 포유동물에서 밝혀진 식이제한과 같은 방법의 수명연장효과가 밝혀지면서 이에 대한 연구들이 집중되었고 노화와 장수에 관련한 유전자들이 염색체와 유전체 분석조사 등을 통하여 규명되고 있다.

그러나 실험실적 연구만으로는 인간의 장수를 설명하는 데 한계가 있었고, 인간의 경우는 유전적 소인과 달리 환경적 또는 생활 습관적 영향의 중요성도 마찬가지로 부각되었다. 특히 노화종적관찰 연구를 통해 노화가 연령에 따라 일정하게 나타나는 현상이 아니라 사람에 따라, 동일개체라 해도 장기에 따라 노화 속도가 다르다는 사실이 밝혀졌다. 또한 장수인의 지역적 분포나 습관적 · 생태적 특성이 거론되면서 인간의 노화와 장수에 대한 환경적 요인과 생활패턴의 중요성이 강조되었다. 이에 따라 이러한 특성을 바탕으로 한 수명 연장 방안 개발의 가능성이 기대되고 있다. 미래의 초장수사회에서 보다 건강하게 장수를 향유할 수 있는 방안을 강구하기 위해서는 현재 살고 있는 장수인들의 특성을 생물학적 및 유전적 측면은 물론, 생활습관과 생태, 문화 등의 환경적 측면을 포함하고 나아가서 사회정책적 측면에서의 복지후생체계까지 분석하여 대안을 강구하는 것이 시급해졌다.

1. 초장수인 연구 방법

초장수인 연구에서 필수적인 선행사항은 초장수인의 연령확인이다. 장수인의 연령문제는 일반적으로 과장이 심하기 때문에 당사자의 연령을 객관적 방법을 통해 확인하여야 한다. 그 다음 직계가족, 형제, 이웃, 일반 대조군 노인 등의 코호트를 구축하여 종적관찰체계를 확보하는 것이 초장수인 연구의 핵심 방안이다. 연구에서 추구하여야 할 내용은 목표에 따라 상이하나, 일반적으로는 장수의 개체적 특성(private mechanism)을 분석하기 위한 노화기전 연구, 삶의 질 관련 연구, 신체와 정신심리상태 연구, 유전적 특성, 내분비적 특성에 대한 연구가 기본이며, 장수의 사회적 공공적 특성(public mechanism)을 위하여서는 생태환경, 전통문화, 사회안전망 및 경제적 복지에 대한 연구도 병행되어야 한다[박상철 2007].

백세인은 특별한 생활습관을 가지고 있었을까? 노화의 원인 혹은 결과로 거론되고 있는 호르몬 및 면역계 기능 감소가 백세인에서 더 늦게 나타나는가? 백세인의 생애 전반 각종 질병(암, 심혈관질환, 당뇨병 등) 발생 빈도가 상대적으로 낮았는가? 백세인의 치매 비율이나 우울증 발생 빈도는 어떠한가? 백세인의 영양상태, 일상생활 성취 능력은 어떠한가? 등등 많은 질문이 던져지고 있다. 또한 백세인의 성격 및 삶의 만족도, 본인건강상태평가, 가족관계, 경제상태, 사회참여, 사회적 자원 등을 다각도로 분석하고 있다. 신체적 건강상태를 위하여서는 각종 혈액화학적 분석, 각종 호르몬의 변화, 생리적 기능 분석, 근력 및 보행속도 등 근골격계 기능 등의 검사를 수행한 후 영양상태, 기능상태, 질병이환율의 차이를 분석한다. 또한 정신적 건강상태 분석을 위하여 MMSE, GDS, K-BNT, CDR 등의 방법을 동원하여 인지능력과 정신 심리적 상태를 분석한다. 최근 관심을 끌고 있는 노화와 유전자와의 관계를 분명하게 하기 위하여 각종 노화관련 질환과 유전자와의 상관성을 밝히고, 유전자 변형과 장수와의 상관관계를 밝히는 것도 필요하다. 더욱 나아가서는 실험동물을 이용하여 유전자 조작을 통한 표적 유전자의 장수에 미치는 효과를 검정하는 일이 필요하다. 뿐만 아니라 사회문화 생태환경이 개체의 장수에 미치는 영향을 분석하기 위한 다양한 조사도 병행되어야 한다. 그러나 이러한 모든 연구는 궁극적으로 백세장수의 생물학적 의의뿐 아니라, 사회적으로 인간의 존엄성이 초장수에 이르기까지 유지될 수 있는 방안을 강구하는 것에 그 목표를 두어야 할 것이다.

장수의 결정요인으로서 유전자의 역할이 얼마나 클 것인가는 아직도 명쾌한 답이 없다. 기본적으로 어떤 생물의 장수도는 그 해당 종의 최대수명에 근접하게 생존한 경우로 정의한다. 여기서 언급하는 특정 생물의 최대수명이란 그 생물 중에서 확인된 개체 중에서 가장 오래 산 기록으로 정의한다. 흥미로운 사실은 지금까지 알려진 생물의 최대수명은 그 생물의 평균수명과는 달리 환경적 요인의 영향을 거의 받지 않고 있다는 사실이다. 그러나 우리가 일반적으로 인구의 고령화를 논의할 때 거론하는 평균수명은 기본적으로는 개체의 출생 시 기대되는 수명과 동일하며, 이러한 평균수명은 시대적 상황, 생태환경의 변화, 문화 발전 등에 의하여 민감한 영향을 받고 있다[박상철 2002, 2005].

그러나 생물학적으로 가장 흥미로운 사실은 왜 수많은 동물들마다 고유한 수명이 있으며 이러한 수명의 차이는 동물의 종에 따라 현저하게 차이가 있는가라는 점이다. 비슷한 환경과 생태여건에 살고 있으면서도 수명이 동물의 종에 따라 제각각 다른 이유는 아무래도 각 동물의 종에 따른 고유한 유전적 특성에서 그 해답을 찾는 것이 우선 용이할 것으로 기대되어 왔다. 실제로 여러 종의 동물들에서 다양한 유전적 부위가 장수와 관련 있을 것으로 밝혀져 왔다. 그러나 이 과정에서 다양한 동물들의 복잡한 유전적 그리고 환경적 특성의 차이에도 불구하고 실제로 수명에 결정적인 영향을 주는 요인은 재해, 기후, 사고, 질병, 가난 등이 아니라 바로 생물학적 노화현상임이 밝혀지고 있다. 노화는 일반적으로 개체가 최대 생식능력을 발휘한 다음, 시간 경과에 따라 적응능을 상실해 가는 과정이라고 정의하고 있다. 그러나 문제점은 이러한 적응능의 상실을 구체적으로 측정하여 노화의 단계를 표시할 수 있는 적절한 방법이 아직 없다는 사실이다. 이와 같이 보편타당한 노화의 생물학적 지표로 공인할 수 있는 시스템이 아직도 없는 이유는 노화현상이 그만큼 복잡하기 때문이다. 또한 현재까지 실제로 거론되거나 활용되고 있는 여러 가지 노화지표들의 대부분은 노화에 따라 흔하게 나타나는 질병의 또다른 모습일 때가 많아 개체의 진정한 노화현상을 속단하기에는 아직 어렵다고 할 수 있다[박상철 2019].

내재적 노화현상이나 환경생태적 요인들에도 불구하고, 생리적 기능저하나 노화연관 질병 감수성 등을 포함한 여러 가지 노화양상은 상당수 유전적 성향을 보여주고 있다. 따라서 이러한 유전적 성향은 장수나 노화와 같은 생리적 현상에 영향을 주는 표현형질 특이적 패턴을 보여주고 있다. 노화에 따른 질병이나 기능저하 관련 유전적 성향도 중요하지만 그 반대로 건강한 노화의 유전자에 대한 연구도 이제는 관심을 기울여야 한다. 이러한 노화의 긍정적 표현형질(positive phenotype of aging)로는 특수한 초장수, 심혈관기능, 인지능 등과 같은 생체기능의 장기간 유지, 또는 노인성 질환에 대한 저항능 등이 대상이 될 수 있으며, 이러한 유전적 특성이 장수인자로 연계될 것은 자명하다.

그동안 시행되어 왔던 대부분의 수명관련 연구는 선충이나 초파리 들을 대상으로 하여 해당 유전자군이 밝혀져 왔다. 이러한 동물들은 세포의 증식기가 지난 동물(postmitotic animal)들이기 때문에 생체 내에서 증식을 진행하고 있는 포유동물들과는 기본적으로 생리적 특성이 다르다는 점이 지적되고 있다. 더욱이 최근에 식이제한 실험군에서 보여준 수명 연장 효과는 오직 폐쇄 공간에서 생육한 동물들에게만 적용될 뿐 실제 야생의 조건에서는 그 효과가 입증되지 않았고, 심지어는 반대의 결과가 도출되었다는 점에서 식이제한 가설의 한계가 드러난다. 이러한 점에서 장수유전자에 대한 보다 대단위적인 집단을 대상으로 한 유전 분석연구가 새롭게 주목받고 있다.

사람을 대상으로 한 많은 연구는 수명을 단축하고 노화를 촉진하는 유전자군을 분석하는 데 주목하여 왔다. 이유는 사람을 대상으로 한 장수 추적 연구도 쉽지 않거니와 사람의 경우 특수 장수인의 조사도 단순하지 않기 때문이다. 반면 노화가 빨리 나타나고 수명이 비정상적으로 짧은 사람에 대한 임상적 자료는 비교적 풍부하게 확보될 수 있다. 인간의 조로증 질환들은 공식적으로는 부분적 조로증후군(segmental progeroid syndrome)이라고 분류한다. 그 이유는 이러한 조로증의 경우에도 인체 노화의 보편적인 변화가 모두 나타나지 않고 질병에 따라 부분적인 노화현상이 나타나기 때문이다. 이러한 조로증의 경우 밝혀진 문제된 유전자들을 보면 프로제리아의 경우 핵막의 안정화를 결정하는 lamin A, 워너증후군의 경우 DNA 이중나선 복구에 관여하는 WRN, 코카인증후군의 경우는 CSA, CSB, XPD, XPG 등, 모세혈관확장성운동실조 경우는 DNA 손상 ATM 등의 유전자군이 발견되었다. 흥미롭게도 이러한 유전적 단명질환은 여러 가지 상이한 유전자들에 의하여 초래되나, 공통적인 점은 대부분 생체 유전체의 안정화에 관련하는 유전자들로써 그 유전자 부위에 돌연변이가 일어나서 나타나는 현상임이 밝혀졌다. 또한 최근에 밝혀진 유전체 유지에 관여하는 p53의 과발현도 노화를 촉진함이 밝혀져 유전체 보존이 매우 중요한 요인임을 보여주고 있다.

　반면 장수와 관련한 유전자는 주로 백세인과 같은 초장수인의 연구를 통하여 밝혀지고 있지만 아직 장수의 유전적 요인에 대하여서는 많은 논란이 있다. 장수 요인 중 유전자 효과는 0.1-0.3 정도로 추산되고 있으나 초장수의 경우는 유전적 성향이 더욱 높을 것으로 기대되고 있다. 예를 들면 백세인의 자식들과 일반적인 노인층(70대)의 자식들이 90대까지 생존할 확률을 비교해보면 4배 정도 차이가 있으며, 미국 백세인 가족연구에서 백세인의 자식 중 백세인이 될 가능성이 일반인들의 자식보다 남녀 각각 17배 또는 8배 정도 더 높다는 보고는 장수 특히 초장수의 경우 유전적 성향이 매우 높다는 점을 보여준다[박상철 2019].

　장수의 결정요인이 유전자라고 결론지으려면 무엇보다도 정확한 장수유전자의 규명이 선결요건이다. 그리고 유전자를 조절하여 장수를 촉진하려면 표적이 분명하여야만 어떠한 방법이든 개발될 수가 있기 때문이다. 그러나 현재까지 밝혀진 노화와 장수 관련 유전자는 너무도 다양하다. 일반적으로 스트레스 반응 또는 대사반응 등에 관련하거나, 유전체의 보존에 관련하는 불특정 유전자군 패턴을 보이고 있다. 우선 이러한 표적의 불확실성은 노화 및 장수현상의 유전자적 제어를 어렵게 한다. 또한 실제로 생체에 유전자 조작을 수행할 수 있는가라는 기본적 의문이 있다. 윤리적 측면에서의 문제는 차치하고라도 기술적으로도 매우 기대하기 어렵다. 우선 개체를 대상으로 하여 특정 유전자를 특정표적세포까지 안전하게 운반하여 해당유전자를 치환 또는 수선하는 일도 현재의 기술적 수준에서는 어렵다. 특히나 노화의 경우에는 일반적인 질병이나 암 등과 달리 더 오랜 시간의 효과를 기대하여야 하기 때문에 유전자 운반체계의 안전성과 안정성은 더욱 심각한 문제가 아닐 수 없다.

그러나 문제는 생체 내에 초래된 노화현상 자체의 불특정성이다. 일반적으로 특정 질환의 경우에는 특정한 유전자의 이상에 기인함이 밝혀져 있고 암의 경우에는 최초 시작된 암세포 클론에서의 증식과 전이의 결과이기 때문에 표적이 분명해져 일정한 방안의 강구가 가능하다. 그러나 노화의 경우는 다르다. 모든 세포가 일정 조직에서 일정 속도로 노화가 일어난다면 별 문제가 없지만 실제의 노화현상은 장기에 따라, 조직에 따라, 그리고 같은 조직 내에서도 세포에 따라 일어나는 속도가 다르기 때문에 유전적인 조작을 통하여 이들을 모두 교정한다는 것은 현실적으로 극히 어렵다. 표적의 불특정성, 운반체계의 불안정성과 비안전성, 조직 변화의 다양성 때문에 현재의 수준에서 유전적 제어에 의한 노화와 장수에 대한 접근법은 제한될 수밖에 없다. 바로 이러한 방법상의 한계로 인해 노화와 장수 관련 유전자 연구의 목표는 문제되는 유전자 자체를 교정하는 것이 아닌 다른 안전한 전통적, 의료적 또는 생활패턴의 변화 등을 통해 해당 유전자의 문제를 보완할 수 있을지, 그 방안의 개발이 된다.

정말 인간의 노화를 결정하는 보편적인 유전자가 따로 있는가? 인간의 노화과정에 관여하는 많은 유전자군 간의 상호 제어기전은 무엇인가? 노화 유전자에 영향을 주는 환경적 요인은 어떤 것이 있는가? 장수인자로서의 유전자의 역할은 무엇인가? 장수유전자는 있는가? 장수유전자에 미치는 환경적 요인은 무엇인가? 유전자와 환경요인의 상호작용은 어떤 것인가? 등등의 본질적인 질문에 대한 답들이 모두 아직 미진하다. 이러한 생물학적 측면에서의 연구는 장수인의 건강과 수명 연장에 대한 해답을 주는 데 크게 기여할 것이며, 이를 활용한 다양한 대응방안의 개발을 가능하게 할 것으로 추정된다. 백세인 연구는 이러한 문제에 가장 근접한 답을 줄 수 있을 것으로 기대되고 있다.

초장수사회에 진입하면서 제기되는 가장 심각한 문제는 장수인의 삶의 질 문제이다. 장수인에게 건강은 필수적 조건이 되지만 건강하다고 삶의 질이 온전한가는 전혀 다른 문제이다. 삶의 질은 바로 행복의 척도가 되기 때문에 장수인의 삶의 질에 대한 분석과 대응은 생물학적인 신체적 유전적 대응에 덧붙여 중요한 과제가 된다. 따라서 삶의 질을 평가하기 위한 백세인의 심리적 조사와 연구는 물론 백세인이 거주하는 공간에서의 사회환경적 문제도 더불어 조사해야 할 필요가 있다. 특히 백세인의 독립적 생활과 의존적 생활의 실태를 밝히고 백세인의 삶에 긍정적 영향을 줄 수 있는 방안을 강구하는 것은 미래장수사회를 위한 매우 중요한 사안이 아닐 수 없다. 이러한 조사를 통하여 총합적으로 인간의 장수를 보장하는 유전과 환경의 상호작용을 분석하고 장수인의 행복을 위한 대응방안을 준비할 수 있다면 이는 바로 백세인 연구의 금자탑이 되리라고 본다[박상철 2010, 2020].

2. 한국의 백세인 1차 연구

우리나라의 백세인 연구는 박상철 등이 2001년부터 본격적으로 다학제적 연구팀을 구성하여 강원도, 영남, 호남, 제주, 서울 지역의 백세인을 방문 조사함으로써 국내외적으로 알려지게 되었다. 의학, 간호학, 영양학, 심리학, 가족학, 사회복지학, 생태학, 지리학, 인류학 등 많은 연구진이 참여하여 다양한 측면에서 우리 백세인들의 장수 요인을 분석하였다는 점에서 세계적으로도 그 유래가 없다. 한국의 백세인 연구는 3회의 전국조사, 6회의 특수지역조사 즉, 남성장수지역조사, 여성장수지역조사, 장수지역과 단명지역조사, 나환자특수장수조사, 대도시장수조사 등으로 나뉘어 10년간 지속되었고 이후 2018년부터는 구곡순담 장수지역을 중심으로 백세인 조사를 지속하고 있다[박상철 2002, 2005, 2007].

초기 한국의 백세인 조사에서 발견된 우리나라 백세인의 특징적 면모를 요약해보면 다음과 같다. 첫째, 백세인 숫자가 급증하고 있다는 점이다. 일반적인 고령화 속도도 빠르지만 초장수인 숫자의 증가는 더욱 빠르게 진행되고 있다. 둘째, 장수지역이 급속하게 확대되고 있다. 종래 호남 지방 남해안과 제주지역에 국한되어 있던 장수지역이 지리산을 중심으로 한 내륙지방으로 백두대간 따라 확대되어가고 있다. 셋째, 장수 패턴의 남녀 성별에 따른 차이가 매우 크게 벌어져 있다. 넷째, 남녀 장수 패턴이 지역별로 현저한 차이를 보여주고 있다. 즉 호남, 제주 지방은 여성장수가 우선적인 반면 강원 경북지방은 상대적으로 남성 장수도가 높았다. 다섯째, 백세인의 경우 건강상태나 영양상태의 경우 남성이 훨씬 양호하였다. 여섯째, 백세인의 과거 병력에서 생활습관성질환의 이환율이 매우 낮았다. 일곱째, 장수인의 생활패턴은 전통적 삶을 그대로 답습하고 있는 분들이 대부분이었으며, 주로 맏며느리가 모시고 살고 있다. 여덟째, 장수인들의 식생활 또는 일상생활 패턴에서의 규칙성과 절제성이 돋보이는 삶을 영위하였다. 아홉째, 장수인들의 성격과 생활참여 패턴은 이분들이 매우 적극적이며 사교적임을 보여주고 있다. 열번째, 지역의 생태환경과 사회문화가 백세인들의 건강상태 및 삶의 질에 크게 영향을 미치고 있음을 밝혔다. 열한번째, 백세인들의 유전자 분석 결과 미국이나 유럽에서 거론된 장수 유전자들이 한국의 백세인에는 적용되지 않음을 발견하였다.

이와 같이 일부 연구결과만 나열하여도 한국 백세인 분포의 지역적 특성이 현저하며, 한국적 장수 패턴이 서구의 장수 패턴과 다르고, 장수란 유전자뿐 아니라 다양한 요인들에 의하여 영향을 받고 있음을 분명하게 보여주고 있다. 이러한 1차 백세인 조사를 마치고 20년 후에 실시한 구곡순담 장수벨트지역 백세인 조사에서는 엄청난 차이를 보여주고 있다. 백세인의 건강상태와 삶의 변화는 바로 우리나라가 지난 20년 동안 겪은 정치적 사회적 변화와 각종 제도의 변화를 그대로 여실하게 반영하고 있다. 그러한 변화의 모습이 본 책에 상세하게 서술되고 있다.

3. 백세인 연구에서 추구하는 궁극적 목표는 기능적 장수이다.

수명 연장에 관한 여러 가지 연구 성과는 적어도 현재의 방법만으로도 동물실험에서 자연사 초래 시기를 지연할 수 있음을 보여주고, 죽음의 시기까지 건강하게 그리고 활발하게 생활함이 가능함을 나타내어 인체응용도 멀지 않았음을 시사해주고 있다. 그러나 인간의 경우 평균수명은 시대의 발전에 따라 지속적으로 증가되어 왔지만, 아직도 최대수명으로 대표되는 인간수명의 연장이 과거로부터 현재에 이르기까지 이루어졌다고 인정할 만한 직접적 증거는 없다. 예를 들면 공식적으로 세계최고령자인 프랑스의 장 칼멘이 122세로 작고한 지 20년이 지났지만 그 기록이 깨질만한 증거는 현재까지 없다. 아직은 백세인이란 인간의 최대수명에 가장 근접한 사람들이며 이분들로부터 얻는 생애 자료는 일반인에게 강력한 귀감이 될 것은 분명하다. 초장수인 연구를 통하여 구체적이고 현실적인 보다 더 건강하고 당당하게 오래 살 수 있는 방안을 구축하여 적어도 인간에게 주어진 생애 기간 동안 삶의 질을 높게 유지하며 살 수 있도록 할 수 있다면 고령화가 진행되는 지역사회의 많은 문제점을 해결하는 데에도 크게 기여할 수 있을 것이다.

따라서 초고령장수사회에 기능적 장수(Functional Longevity)라는 새로운 개념을 고려해야 할 때이다. 기능적 장수란 단순한 수명 연장이 아니라 삶의 질을 고양하며 인간의 존엄성을 생애 마지막 순간까지 지킬 수 있는 건강한 장수의 패턴을 의미하며, 이러한 의미에서 생의 마지막까지 생체의 기능을 극대화하여 유지하는 노력을 하여야 한다. 이러한 개념이 웰에이징(Well Aging)의 본질이다. 기능적 장수의 구체적 사례가 바로 백세인 연구를 통하여 보여지고 있다. 아무리 나이가 들어도 건강하고 당당하게 자신의 삶을 스스로 영위해 나갈 수 있는 장수의 모습은 바로 노인 독립을 표상하고 있다.

인간을 대상으로 한 노화연구의 쌍벽은 노화종적관찰연구와 초장수인 연구이다. 노화종적관찰연구가 인간이 살아가는 특정한 시간대와 공간 내에서 노화되어 가는 현상을 분석하여 인간노화의 과정과 그 기전을 이해하는 데 목적이 있다면 초장수인연구는 주로 백세인을 포함한 초고령자를 대상으로 하여 인간의 수명 연장과 건강장수의 기전을 밝히려는 데 그 목적이 있다. 불멸장생과 건강장수는 모든 인간의 꿈이며, 이러한 꿈에 근접한 사람들은 바로 100세 이상을 건강하게 살고 있는 초장수인들이다.

세계의 초장수인 연구결과를 보면 이들은 사망 직전까지 질병의 고통과 기능 장애가 없는 건강한 삶을 누리는 경우가 많다. 뉴잉글랜드 초장수인의 경우 90%가 90세에도 신체적 정신적으로 독립적인 생활이 가능할 정도의 건강 및 기능 상태를 유지하고 있었다. 그러나 이상적 노화라고 생각되는 초장수인의 장수비결은 아직도 잘 알려져 있지 않다. 이러한 예외적 건강 장수는 적절한 건강, 좋은 행동 양식, 행운, 만성 퇴행성 유도질환 유전자가 없고, 장수 유전자가 존재하여 이루어질 것으로 추정되어 왔을 뿐이다. 효모나 초파리 등과 같은 하등동물에서의 장수 유전자의 발견, 칼로리 제한과 장수의 연관성 같은 실험 결과는 인간 장수 유전자의 존재와 행동 조절에 의한 건강 장수의 가능성을 짐작할 수 있게 해주지만, 장수와 관련된 유전자 연구는 많은 진전이 있으나 아직도 논란의 여지가 있다. 뉴잉글랜드 백세인 연구에서 초장수인과 그들의 친인척들은 일반인에 비해 사망률이 절반 정도여서 장수와 관계가 있으리라고 추측되는 공통의 유전자가 있을 것으로 추정하여 많은 유전자 분석 연구가 있었다. 특히 심혈관질환의 주요 위험인자인 혈중 콜레스테롤의 제어에 영향을 주는 유전자군, 또는 노화관련 질환에 대해 생애에 걸친 보호 작용을 하는 유전자군 등의 연구를 통하여 초장수 유전자의 가능성이 제시되고 있다. 반면 오키나와 백세인 연구에서는 자가면역질환과 관련된 HLA 유전자 양상이 저위험군인 것으로 나타나 예외적 장수에 유전적 보호 작용이 관여하리라고 추정되었지만, 고위험군에서도 백세 장수인이 관찰되었다. 또한 이민 간 오키나와 후손의 경우 사망률이 높고, 오키나와인의 경우 다른 지역 일본인에 비해 위암 및 중풍 사망률이 낮아 평균 여명이 20년 이상 연장된다는 연구 결과가 나와 성공적 노화현상의 상당 부분은 유전적 소양보다 건전한 생활 습관 등 환경 인자가 중요하다는 주장이 제기되었다. 이러한 사실은 아직도 초장수인의 수명 연장 또는 건강상태를 결정하는 요인에 대한 결론을 내리기가 어려운 상황임을 보여주고 있다. 쌍생아 연구에서 평균 기대 여명의 유전적 요인은 20~30%라고 계산되어, 장수 결정요인으로 환경적 요인이 70% 이상을 차지한다는 설명이다.

반면 인간 수명 연장을 우려하는 가장 큰 원인은 노쇠 노인의 증가, 만성 질환 기간의 연장, 장애로 인한 독립성의 소실과 삶의 질 저하이다. 하지만 사회 발전에 따라 이러한 노인의 문제는 크게 개선되고 있음이 분명해지고 있다. 미국의 경우 1950년 이래로 심혈관계 질환 및 중풍에 의한 사망률이 60% 가량 감소하였고 장애율도 감소하였다. 1999년 국립장기 요양 노인 조사연구에서 일상생활활동 및 도구적 일상생활활동의 기능 평가로 측정한 신체장애는 1982년 26.2%에서 1999년 19.7%로 감소하였고, 기억력 검사 등으로 측정한 인지장애는 1982년 5.2%에서 1999년 2.7%로 감소하였으며, 향후 더욱 감소할 전망이다. 이는 수명이 연장되더라도 사망 전 질병이환 및 장애 기간은 감소하고, 교육을 통해 생활 습관을 교정함으로써 얻을 수 있었던 결과이므로 환경 인자가 수명에서 얼마만큼 큰 역할을 하고 있는지 보여주는 연구 자료라고 할 수 있다. 이러한 측면에서 볼 때, 미래 고령사회에는 인구 고령화에 따른 사회불안요인이 현재 상황에 미루어 예측하는 바보다는 훨씬 더 양호해질 것으로 기대하고 있다.

그러나 일반인이 좋은 생활 습관과 환경 인자를 유지했을 때보다도 수십 년을 더 살고 있는 초장수 노인에게는 또 다른 요인이 있을 것으로 추측되고 있다. 통상 늙으면 나이가 들수록 누구나 건강을 잃고 쇠퇴해 간다고 생각하는 일반적 관념이 옳지 않다는 사실은 백세인 연구를 통하여 알 수 있다. 성공적 노화에 가장 근접한 초장수인들을 대상으로, 평균수명을 사는 일반 사람과 어떤 점이 다른가를 밝혀 나가는 일은 인류의 꿈인 건강 장수를 실현하는 데 가장 중요한 단서를 제공해 줄 수 있을 것이다.

■■■ 참고문헌

- 박상철(2002) 한국의 백세인. 서울대학교 출판부.
- 박상철(2005) 한국 장수인의 개체적 특성과 사회환경 변인: 호남 장수벨트지역을 중심으로. 서울대학교 출판부.
- 박상철(2007) 한국의 장수인과 장수지역; 변화와 대응. 서울대학교 출판부.
- 박상철(2010) 노화혁명: 고령화충격의 해법. 하서출판사.
- 박상철(2019) 마그눔 오푸스 2.0. 우듬지.
- 박상철(2020) 장수사회와 노화혁명. 한국진로 융합혁명: 초강균형. 리더쉽한림원 pp 55-69.
- N.A. Pachana (ed.), Special Issue on Centenarian Study. Encyclopedia of Geropsychology, Springer Science+Business Media Singapore 2016. DOI 10.1007/978-981-287-080-3.

고령화 추이:
통계적 변화

Chapter 02

저자 **신 민 호**

인구 고령화 추이

인구고령화는 21세기의 가장 중요한 사회적 변화이며 사회, 경제, 정치, 문화 등 거의 모든 영역에서 큰 영향을 미치게 될 것이다. 특히 한국은 기대수명 증가, 급격한 출산율 저하 및 베이비부머의 고령층 진입으로 인해 전 세계에서 가장 빠르게 인구고령화가 진행되고 있다. 빠른 고령화로 인하여 2000년에 7.0%였던 65세 이상 인구 비율이 2010년 10.9%, 2020년 16.4%에 이르렀다. 한국은 고령화로 인한 생기는 다양한 문제에 대처하기 위해서 발빠르게 대처할 필요가 있다. 이 글에서 한국의 고령화 추세와 고령화 주요 요인인 기대수명 증가와 출산율 감소 현황을 살펴보고자 한다.

1. 인구 고령화 추세와 원인

1) 인구 고령화 추세

한국의 고령화는 전세계에서 가장 빠르게 진행되고 있다. 유엔 (UN)에서 '노인'을 65세 이상으로 정의하고 65세 이상 인구 비율에 따라 7% 이상인 경우는 고령화사회(ageing society), 14% 이상인 경우는 고령사회(aged society), 20% 이상인 경우는 초고령사회 (superaged society)로 구분하고 있다. 한국은 2000년에 고령화사회에 진입하였고, 2018년에 고령사회에 진입하였으며, 2025년에는 초고령사회에 진입할 것으로 예상된다. 한국의 고령화 속도는 유례가 없을 정도로 빠르게 진행되고 있다. 고령인구 비율이 7%에서 14%까지 도달하는 데 한국은 17년 걸렸으나, 프랑스는 115년, 미국은 73년, 독일은 40년이 걸렸으며 고령화 속도가 비교적 빠르다고 하는 일본도 24년이 걸렸다. 최근 10년간 한국의 65세 이상 고령인구는 연평균 4.4%씩 증가했는데, OECD 평균은 2.6%로 나타나 한국이 OECD 국가들 중 가장 빠른 속도를 보였다. 한국의 고령인구 비율은 2020년 15.7%에서 2040년 33.9%, 2060년 43.9%으로 급속하게 증가할 것으로 추정된다. 80세 이상 인구비율은 2000년 1%, 2020년 3.6%이었고, 이후 급속하게 증가하여 2040년에 10.2%, 2060년에 19.2%로 증가할 것으로 예상된다. 이로 인해 노인인구 수는 2020년 812만 명에서 2040년 1,722만 명, 2060년 1,881만 명에 이를 전망이다(그림 2-1).

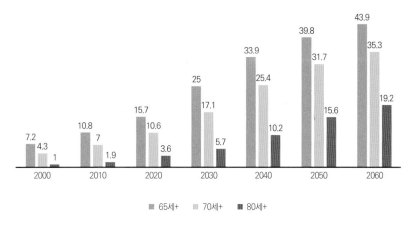

그림 2-1. 한국의 고령인구 추이와 전망

2019년 세계인구전망에 의하면 한국의 고령인구 비율은 2015년 13.1%로 멕시코, 터키, 칠레 등과 함께 고령화 사회에 머물렀으나 2015년 일본, 이탈리아, 그리스, 독일 등은 초고령사회에 진입한 상황이었다. 향후 한국의 고령화율은 전 세계에서 가장 빠르게 진행되고 있어 한국의 고령인구 비율은 2023년에 미국, 2030년에 프랑스, 2035년에 독일, 2044년에 이탈리아, 2049년에서 일본을 넘어설 것으로 예상된다(그림 2-2).

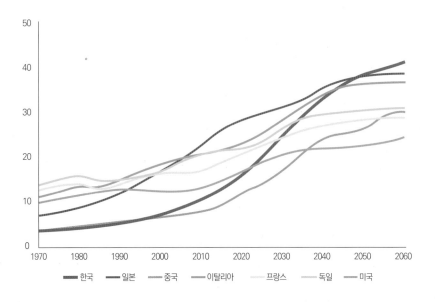

그림 2-2. **주요국 65세 이상 인구비율 전망**

한국의 인구피라미드는 1960년과 1980년에는 유소년 인구 밀도가 높은 삼각형 모양을 보였고 2000년에는 30-40대의 인구밀도가 높은 종형 모양을, 2020년에는 50-60대 인구밀도가 높은 항아리형 모양을 보였으며, 2040년에는 고령인구 인구밀도가 높아지는 역삼각형 모양을 보였다. 2060년에는 80대 이상 인구 비율이 높아져 확연한 역삼각형 모양을 갖게 될 것으로 보인다(그림 2-3).

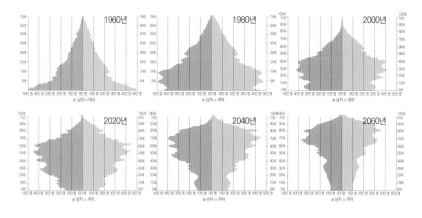

그림 2-3. 한국의 시기별 인구피라미드

2) 기대수명 증가

기대수명 증가는 인구 고령화를 가속화하는 주요 요인 중 하나이다. 지난 세기 동안 전 세계적으로 기대수명은 크게 향상되어 전 세계 기대수명이 1950년에 45.5세에서 2020년에 72.6세로 크게 증가했다. 한국인의 기대수명은 1970년에 62.3세로 OECD 회원권 평균 기대수명인 70세에 비해 낮았으나 2005년 이후 OECD 회원국 평균을 뛰어 넘었다. 2018년 한국인 남자의 기대수명은 79.7년으로 OECD 평균 78.1년보다 1.7년, 한국인 여자의 기대수명은 85.7년으로 OECD 평균 83.4년보다 2.4년 높아졌다. 한국은 OECD 37 회원국 중 일본, 스위스, 스페인, 이탈리아 다음으로 5번째로 기대수명이 높은 나라로 나타났다. UN 인구예측에 의하면 65세 노인의 기대수명은 2015-2020년에 17년에서 2045-2050년경에는 19년으로 증가할 것으로 예상된다(그림 2-4).

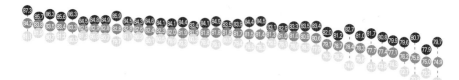

그림 2-4. OECD 가입국가의 기대수명(2018년 기준)

한국의 기대수명은 지난 50년간 지속적으로 증가하였으며 1970
년부터 40년간은 연평균 0.47세 증가하였고, 이후 20년간 0.32세
증가하였다. 한국인의 기대수명은 향후 지속적으로 증가할 것으로
기대되며 2019년 한국인의 기대수명은 83.3세였지만 2060년경에는
89.4세로 증가할 것으로 예상된다. 성별 기대수명 격차는 1985년
8.6년을 정점으로 감소하여 2019년 6.0년이었으며 2060에는 3.4세
로 줄어들 것으로 예상된다(그림 2-5).

성별 기대수명 격차는 거의 모든 나라에서 나타나고 있는 현상이
다. 2019년 세계인구전망에 의하면 여자의 기대수명은 남자의 기
대수명에 비해 4.6세 높게 나타났다. 성별 기대수명 차이는 지역에
따라 다르게 나타났으며 라틴 아메리카와 카리브해 지역은 6.5년,
유럽과 북미지역은 6.1년, 동남아시아 지역은 5.3년으로 크게 나타
났고, 중부 아시아는 2.7년, 오세아니아는 3.0년, 사하라 사막 이
남의 아프리카는 3.5년으로 낮게 나타났다. 국가별로 살펴보면 이
격차는 더 크게 나타났으며 러시아는 10년으로 가장 큰 차이를 보

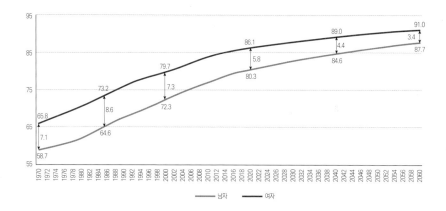

그림 2-5. 한국의 연도별 기대수명과 성별 기대수명 차이

이고 부탄은 0.5년으로 가장 낮게 나타났다. 한국의 남녀 간 기대수명 차이는 6.0년으로 OECD 평균 5.3년, 세계 평균 4.6세보다 높았다.

성별 기대수명 차이를 설명하는 요인으로 생물학적 요인, 건강행태 요인, 환경적 요인 등이 있으며 각 요인들의 상대적 기여도가 얼마나 큰지 정확하게 밝혀지지는 않았다. 성별 기대수명의 차이가 국가마다 차이가 크고 시간에 따라 변화한다는 점은 생물학적 차이가 크지 않을 수 있다는 점을 시사한다. 성별 기대수명 차이에 영향을 미치는 건강행태 및 환경적 요인의 변화에 따라 한국인의 성별 기대수명 격차는 줄여들 것으로 예상된다. 한국인의 성별 기대수명 격차는 현재 6.0세에서 2060에는 3.4세로 줄어들 것으로 예상된다.

여자는 남자들에 비해 오래 살지만 증가된 기대수명 대부분에서 건강 상태가 좋지 않은 상태에서 보낸다. 통계청 생명표자료에 의하면 2018년 출생아의 유병기간을 제외한 기대수명은 64.4년, 주관적으로 건강하다고 생각하는 기대수명은 69.0년이었다. 성별 기대수명차이는 6년이었으나 유병기간을 제외한 기대수명은 남자는 64.0세, 여자는 64.9세로 0.9세 차이를 보였고, 주관적 건강평가 기대수명은 남자는 69.1세, 여자는 69.0세로 남자가 여자에 비해 0.1세 차이밖에 보이지 않았다.

3) 출산율 감소

한국의 출생아 수는 1970년대 초까지 100만 명을 상회하였으나 이후 지속적으로 감소하여 1980-1990년대에 이르러 60-70만 명 수준으로 줄어들었다. 그리고 2001년 이후 40만 명대로 줄어들어 2015년까지 40만 명이 유지되었으나 2016년부터 매년 10% 이상 감소하여 2020년 출생아 수는 27만 2천 명까지 줄어들었다. 출산율은 일반적으로 연도별 가임기(15-49세) 평균 여자 수 대비 출생아 수의 비율인 합계출산율(total fertility rate)로 측정된다. 현 인구 수준을 유지할 수 있는 합계출산율의 수준을 인구대체율(population replacement rate)이라고 하며 OECD 및 UN의 기준으로는 약 2.1명이다. 합계출산율은 1960년 6.0명 수준이었으나 1960년대 도입된 출산억제 정책인 가족계획사업 시행으로 출산율이 급격하게 감소했다. 1970년대 4.5명으로 높게 유지되다 1983년에 인구 대체수준인 2.1명으로 낮아졌으며 이후 지속적으로 감소해 2005년 1.08명으로 감소했다. 2016년부터 급감하여 2020년에는 0.84명까지 감소했다(그림 2-6).

한국의 합계출산율은 전 세계에서 가장 낮은 수준이며, OECD 회원국 중에서 가장 낮은 수준이다. OECD 회원국들과 비교했을 때, 한국의 합계출산율은 1960년에 4번째로 높았으나 이후 급속하

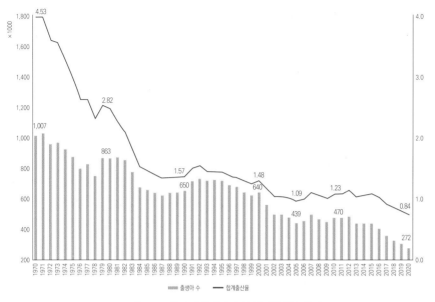

그림 2-6. **한국의 출생아 수와 합계출산율 추이**

게 낮아져 1983년부터 OECD 회원국 평균보다 낮게 되었고 2004
년에 OECD 회원국 중에서 가장 낮은 순위를 갖게 되었다. 2018년
기준으로 OECD 37개 회원국 합계출산율 평균은 1.64명이며 한국
이 유일하게 1명 미만의 수치를 보이고 있다. OECD 회원국 중 이
스라엘이 3.09명으로 가장 높은 출산율을 보였고, 다음으로 멕시
코 2.13명, 터키 2.13명 순으로 높았고, 출산율이 낮은 국가는 한
국 0.98명, 스페인 1.26명, 이탈리아 1.29명 순이었다. 주요 선진
국인 미국은 1.73명, 영국은 1.68명, 독일은 1.57명, 일본은 1.42
명이었다(그림 2-7, 8).

　OECD 회원국 중 이스라엘과 멕시코를 제외한 대부분 국가들의
합계출산율은 인구대체율보다 낮은 수준으로 하락했다가 회복되

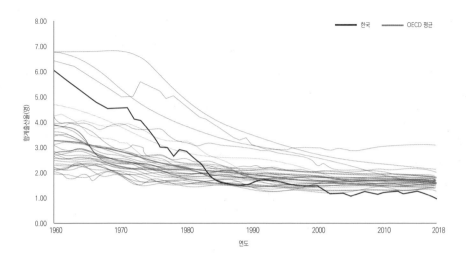

그림 2-7. OECD 회원국 합계출산율 추이(1960-2018)

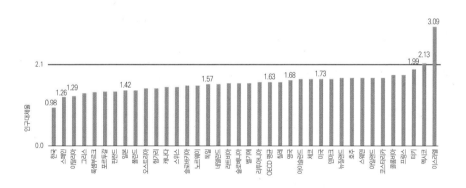

그림 2-8. OECD 가입국가의 합계출산율 비교(2018년 기준)

는 경향을 보이고 있다. 프랑스는 1993년에 1.60까지 하락한 이후 2010년에 2.02명까지 회복하였으며, 스웨덴은 1999년 1.50명까지 하락한 이후 반등하여 2010년에 1.98명까지 회복하였다. 상대적으로 천천히 회복하고 있는 나라들로는 독일과 일본 등이 있으며 독일은 1994년 1.24명까지 하락한 이후 2016년 1.59명 수준까지 회복하였고, 일본은 2005년 1.24명까지 하락한 이후 2015년 1.46명까지 상승하였다(그림 2-9).

한국에서 혼인건수 감소와 초혼연령의 상승은 저출산의 중요한 요인으로 작용하고 있다. 혼인건수는 1980-1996년까지 40만 선을 유지하다 1996년 434,911건으로 가장 높았으며 1990년대 후반부터 감소하기 시작했으며 2016년부터 최근 5년간 급속하게 감소하여 2020년에는 213,502건으로 1996년에 비해 절반으로 감소했다. 인구 1천 명당 혼인건수를 나타내는 조혼인율 또한 1980년에 10.6명으로 가장 높았으나 이후 지속적으로 감소하여 2020년에 4.2명에 이르렀다. 특히, 2020년에는 신종 코로나바이러스 감염증 팬데믹 영향으로 전년에 크게 감소하였는데, 이는 사회적 거리두기 강화에 따른 집합금지 명령으로 결혼을 미루거나 취소한 사람이 늘었기 때문으로 보인다(그림 2-10).

초혼연령이 높아지면 첫 자녀 출산이 늦어지고 가임기간 또한 단축돼 출산율 감소로 이어진다. 여자의 초혼연령은 전 세계적으로 상승하는 추세에 있다. OECD 국가들의 초혼연령 평균은 1990년대 초반에 여자는 25세, 남자는 27세였으며, 2016년에는 여자는 30세, 남자는 32세로 높아졌다. 한국은 1990년대에는 OECD 평균을 하회하였으나 2010년대 들어 OECD 평균에 근접하는 수준으로 증가하였으며 이후 지속적으로 증가하였다. 1970년부터 1990년까지

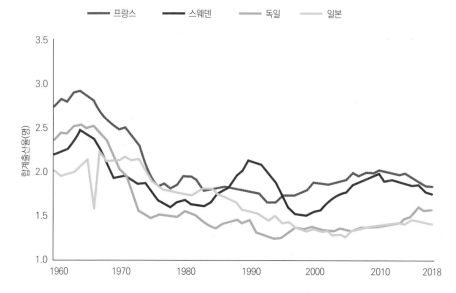

그림 2-9. 합계출산율 하락추세에서 반등을 이룬 OECD 회원국

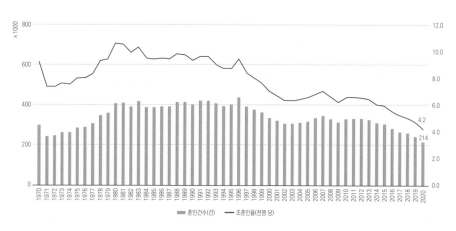

그림 2-10. 한국의 혼인건수와 조혼인율 추이

남자의 초혼연령은 27.1세에서 27.8세로 0.7세 증가하였으나 여자의 초혼연령은 23.3세에서 24.8세로 1.5세 증가하였다. 1995년 이후 남자들의 증가폭도 크게 나타나 남자는 4.8세, 여자는 5.5세였으나, 여전히 여자 평균 초혼연령 증가폭이 0.7세 더 크게 나타났다. 1990년에 남자는 27.8세, 여자는 24.8세, 이후 지속적으로 증가하여 2000년에 남자는 29.3세, 여자는 26.5세, 2010년에 남자는 31.8세와 여자는 28.9세, 2020년에는 남자는 33.2세, 여자 30.8세로 높아졌다(그림 2-11).

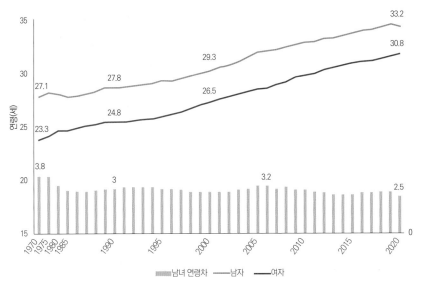

그림 2-11. **초혼연령 추이**

4) 인구감소

한국은 최근까지 출산율 감소에도 불구하고 기대수명 증가 효과가 더 커 인구의 절대 규모는 증가해왔다. 내국인 기준으로 최근 출생아 수 감소가 너무 급격하게 진행되면서 출생아 수 감소로 인해 사망자 수가 출생아 수보다 많아지는 인구의 자연감소가 2020년부터 시작되었다(그림 2-12). 통계청 장래인구 추계에 의하면 한국 인구는 2020년 5,178만 명에서 2028년 5,194만 명까지 증가한 후 2029년부터 감소하여 2040년 5,086만 명, 2067년 4,283만 명으로 감소할 전망이다. 내국인 인구는 2020년 5,005만 명에서 2040년 4,858만 명으로 감소할 전망이다. 인구의 국제이동은 인구 변동의 중요한 요인으로 작용하고 있으며 2020년 외국인은 173만 명으로 전체 인구의 3.3%였으며 향후 지속적으로 증가하여 2040년 228만 명으로 전체의 4.5%를 차지할 것으로 전망된다(그림 2-13).

그러나 이러한 인구 예측 또한 일부 낙관적인 추계일 가능성이 있다. 2019년 인구추계에서 2019년, 2020년, 2021년 합계출산율을 0.94, 0.90, 0.86으로 예측했으나 2019년과 2020년 실제 합계출산율은 0.92와 0.84명이었고, 2021년 합계출산율 또한 예측치인 0.86보다 매우 낮을 것으로 보인다. 내국인 인구감소 추세가 보다 빠르게 진행될 것으로 보인다.

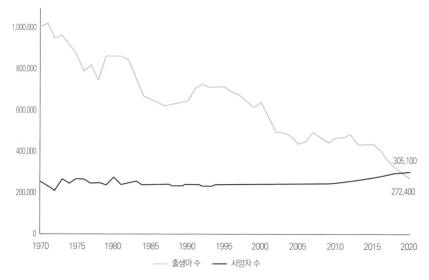

그림 2-12. 출생아 수와 사망자 수

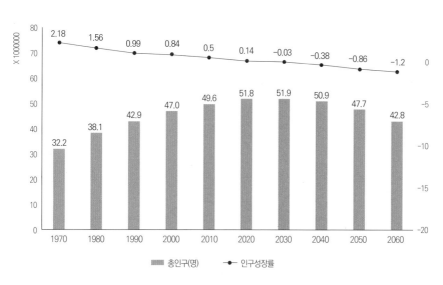

그림 2-13. 인구수와 인구성장률 추세

2. 인구 고령화의 영향과 대책

한국의 고령화는 전 세계에서 가장 빠른 속도로 증가하고 있고 향후 노령인구는 상대적뿐만 아니라 절대적으로 증가할 것이다. 한국의 노령인구 비율은 2020년 15.7%에서 2040년 33.9%, 2060년에는 43.9%로 증가하고 중위연령 또한 2020년 43.7세에서 2040년 54.4세, 2060 61.3세로 증가하게 된다. 이와 함께 노년부양비는 2020년 21.7명에서 2040년 60.1명, 2060년 91.4명으로 2020년 대비 4.2배 증가할 전망이다. 노인 인구는 2020년에 812만 명에서 2040년 1722만 명, 2060년에는 1881만 명으로 증가할 것이다. 급속한 인구고령화 및 절대적 고령인구 증가로 인해 경제성장은 저하하고 재정 부담은 늘어날 것으로 예상된다. 생산가능인구 감소로 인해 정부 세입은 감소하나 사회복지서비스, 연금, 의료비 등에 대한 공공지출이 늘어나면서 재정지출이 증가할 전망이다. 특히 급속한 노령화로 만성질환자들이 증가하므로 의료비가 급격하게 증가할 것으로 예상된다. 한국의 GDP 대비 의료비 지출이 지난 2014년 6.5%에서 2019년 8%로 1.5% 증가했으나 OECD 회원국 평균은 같은 기간 8.7%에서 8.8%로 0.1% 밖에 증가하지 않았다. 건강보험 전체 진료비 중 노인 진료비는 2010년 32.3%에서 2019년 41.6%로 10년간 9.3% 증가했으며 2019년 건강보험 전체 진료비 86.5조 중 노인 진료비는 35.8조로 41%를 차지했다. 노인 진료비는 2014년 이후 매년 10% 이상 증가하고 있으며 2019년에는 13.2% 증가하였다. 노령화로 인한 의료비 상승을 억제하지 못하면 지속가능한 의료체계를 유지할 수 없을 것이다. 노인 진료비 상승을 억제하기 위해서는 보건의료체계를 치료중심에서 질병예방과 건강증진 중심

의료체계로 전환해야 하며 지속가능한 건강보험을 위해 의료비 지불제도를 개편할 필요가 있다.

한국에서 빠른 고령화의 원인 중에서 저출산 문제가 가장 중요한 문제로 평가된다. 2020년 제4차 저출산·고령사회 기본계획에서 한국의 저출산 원인으로 사회경제적 요인, 문화가치관 측면의 요인, 인구학적 요인을 제시하고 있다. 사회경제적 요인으로 불안정 고용시장, 교육에서 경쟁 심화, 높은 주택가격, 성차별적 노동시장, 돌봄 인프라 공백 등을 제시하고 있다. 문화가치관 측면의 요인으로 전통적 가족규범의 지속, 결혼과 자녀에 대한 청년층의 인식 변화 등을 제시하고 있다. 인구학적 요인으로 주 출산 연령대 여성인구의 감소, 혼인율의 지속적 하락과 초혼연령의 상승, 기혼가구의 평균 출생아 수 감소 및 무자녀 비율 증가 등을 제시하고 있다. 1990년 중반부터 시행한 정부의 저출산 정책은 사회구조적 변화를 동반한 정책보다는 출산장려 위주의 정책을 시행함으로써 출산율 저하를 막지 못했다. 따라서 지금은 높은 주거와 교육비용, 고용 불안정, 세대간 소득 격차, 보육 등 출산율에 영향을 미치는 한국 사회 구조적 문제들을 해결하기 위한 과감한 정책들을 시행할 때이다. 2006년 유럽 인구학자인 볼프강 루츠는 한국과 일본 등의 초저출산 현상을 설명하기 위하여 "저출산의 덫" 가설을 제시했다. 그는 일단 저출산의 함정에 진입하게 되면 특단의 조치를 취하지 않는 한 그 함정에서 빠져나오기 힘들다고 지적했다. 프랑스나 스웨덴 같은 출산율 회복국가들은 합계출산율이 최저수준으로 하락한 시점에 양성평등과 포용에 기초한 가족정책을 적극적으로 실시하여 출산율 반등에 성공했다. 한국에서도 청년층의 혼인 및 출산 기피현상을 완화할 수 있는 성평등적 가족정책을 적극적으로 추진할 필요가 있다. 지난 2년간에 걸친 코로나 19 팬데믹 상황에서 사회적 거리두기 정책으로 혼인건수는 급감했고 저출산 문제는 더욱 심화되었다. 코로나 19로 인한 청년층의 혼인과 출산에 대한 가치관 또한 빠르게 변화되어 출산율에 대한 부정적 영향은 장기적으로 나타날 가능성이 높다. 포스트 코로나 시대에서 지속가능한 성장을 위해 더욱 적극적인 저출산 대책이 필요한 상황이다.

급격한 고령화 문제를 대응하기 위해서 건강하고 활동적인 고령친화사회를 구축해야 한다. 건강한 고령화는 나이가 들더라도 성별과 연령에 따른 차별 없이 자립적이고 행복한 삶을 영위하면서, 활발한 사회활동을 수행할 수 있도록 신체적, 사회적, 정신적 건강을 적절히 유지할 기회를 보장하는 과정을 의미한다. 노년기에 건강한 생활습관을 유지하거나 좋지 않은 생활습관을 개선하는 것은 질병과 장애를 예방하는 데 매우 중요하다. 특히, 노인기의 건강에 있어 신체활동은 가장 중요한 건강결정 요인이며, 활동적인 상태를 유지하는 것은 건강하고 이동성 있고 독립적인 상태를 유지하기 위한 핵심이다. 그러나 국민건강영양조사에 의하면 고령자에서 신체활동이 지속적으로 감소하고 있다. 걷기 실천율은 매년 크게 감소하여 2005년 54.6%에서 2012년 33.5%까지 감소한 이후 조금씩 증가하여 2019년에는 39.6%를 보였다. 국가적으로 노령층의 신체활동을 증가시키기 위한 제도적 인프라를 마련할 필요가 있다. 고령 친화환경을 조성하기 위해서는 고령자의 요구를 고려한 주택, 교통수단, 생활환경을 제공해야 한다. 고령화의 정도에 따른 맞춤형 주택이나 손쉽게 이용할 수 있는 이동수단은 고령자들이 독립적인 생활을 유지하고 사회 구성원들과 교류를 촉진시켜 고령자들이 사회의 구성원으로 활동할 수 있게 하는 가장 필수적인 요소로 볼 수 있다[UNFPA, 2012].

요약문

인구 고령화는 21세기의 가장 중요한 사회적 변화이며 사회, 경제, 정치, 문화 등 거의 모든 영역에서 큰 영향을 미치게 될 것이다. 특히 한국은 기대수명 증가, 급격한 출산율 저하와 베이비부머의 고령층 진입으로 인해 전 세계에서 가장 빠르게 인구 고령화가 진행되고 있다. 한국은 고령화로 인해 생기는 다양한 문제에 대처하기 위해서 발 빠르게 대처할 필요가 있다.

빠른 고령화로 한국은 2000년에 고령화사회에 진입하였고, 2018년에 고령사회에 진입하였으며, 2025년에는 초고령사회에 진입할 것으로 예상된다. 한국의 고령인구 비율은 2020년 15.7%에서 2040년 33.9%, 2060년 43.9%으로 급속하게 증가할 것으로 추정된다. 80세 이상 인구비율은 2000년 1%, 2020년 3.6%이었고, 이후 급속하게 증가하여 2040년에 10.2%, 2060년에 19.2%까지 올라갈 것으로 예상된다. 이로 인해 노인인구 수는 2020년 812만 명에서 2040년 1,722만 명, 2060년 1,881만 명에 이를 전망이다.

기대수명 증가는 인구 고령화를 가속화하는 주요 요인 중 하나이다. 한국은 OECD 37회원국 중 일본, 스위스, 스페인, 이탈리아 다음으로 5번째로 기대수명이 높은 나라로 나타났다. 한국인의 기대수명은 향후 지속적으로 증가할 것으로 기대되며 2019년 한국인의 기대수명은 83.3세였지만 2060년경에는 89.4세로 증가할 것으로 예상된다. 한국인의 성별 기대수명 격차는 6.0세로 세계인의 성별 기대수명격차인 4.6세이 비해 높게 나타났다. 성별 기대수명의 차이가 국가마다 차이가 크고 시간에 따라 변화한다는 것은 생물학적 차이가 크지 않을 수 있다는 점을 시사한다. 성별 기대수명 차이에 영향을 미치는 건강행태 및 환경적 요인의 변화에 따라 한국인의 성별 기대수명 격차는 줄여들 것으로 예상된다. 한국인의 성별 기대수명 격차는 현재 6.0세에서 2060년에는 3.4세로 줄어들 것으로 예상된다.

한국의 출생아 수는 1970년대 초까지 100만 명을 상회하였으나 2001년 이후 40만 명대로 줄어들었으며 2016년부터는 매년 10% 이상 감소하여 2020년 출생아 수는 27만까지 감소했다. 급속한 출산율 감소로 인해서 한국의 합계출산율은 전 세계에서 가장 낮은 수준이며, OECD 회원국 중에서 가장 낮은 수준이다. 한국에서 혼인건수 감소와 초혼연령의 상승은 저출산의 중요한 요인으로 작용하고 있다. 인구 1천 명당 혼인건수를 나타내는 조혼인율은 1980년에 10.6명으로 가장 높았으나 이후 지속적으로 감소하여 2020년에 4.2명에 이르렀다. 한국의 초혼연령은 1990년대에는 OECD 평균을 하회하였으나 2010년대 들어 OECD 평균에 근접하는 수준으로 증가하였으며 이후 지속적으로 증가하였다. 1990년에 남자는 27.8세, 여자는 24.8세, 이후 지속적으로 증가하여 2000년에 남자는 29.3세, 여자는 26.5세, 2010년에 남자는 31.8세와 여자는 28.9세, 2020년에는 남자는 33.2세, 여자 30.8세로 높아졌다.

한국은 최근까지 출산율 감소에도 불구하고 기대수명 증가 효과가 더 커 인구의 절대 규모는 증가해왔다. 통계청 장래인구 추계에 의하면 한국 인구는 2020년 5,178만 명에서 2028년 5,194만 명까지 증가한 후 2029년부터 감소하여 2040년 5,086만 명, 2067년 4,283만 명으로 감소할 전망이다.

급속한 인구 고령화 및 절대적 고령인구 증가로 인해 경제성장이 저하하고 재정 부담이 늘어날 것으로 예상된다. 생산가능인구 감소로 인해 세입이 감소하나 연금, 의료비 등에 대한 공공지출이 늘어나면서 재정지출이 증가할 전망이다. 특히 급속한 노령화로 만성질환자들이 증가하여 의료비가 급격하게 증가할 것으로 예상된다. 노령화로 인한 진료비 상승을 억제하기 위해서는 보건의료체계를 치료중심에서 질병예방과 건강증진 중심 의료체계로 전환할 필요가 있으며 지속가능한 건강보험을 위해 지불제도를 개편할 필요가 있다.

한국의 빠른 고령화의 원인에서 저출산 문제가 가장 중요한 문제로 평가된다. 지난 2년간에 거친 코로나 19 팬데믹 상황에서 사회적 거리두기

정책으로 혼인건수는 급감했고 저출산 문제는 더욱 심화되었다. 2020년 제4차 저출산·고령사회 기본계획에서 한국의 저출산 원인으로 사회경제적 요인, 문화가치관 측면의 요인, 인구학적 요인을 제시하고 있다. 지금은 높은 주거와 교육비용, 고용 불안정, 세대간 소득 격차, 보육 등 출산율에 영향을 미치는 한국 사회 구조적 문제들을 해결하기 위한 과감한 정책들을 시행할 때이다. 한국에서도 청년층의 혼인 및 출산 기피현상을 완화할 수 있는 성평등한 가족정책을 적극적으로 추진할 필요가 있다.

  급격한 고령화 문제를 대응하기 위해서 건강하고 활동적인 고령사회를 구축해야 한다. 노년기에 건강한 생활습관을 유지하고 좋지 않은 생활습관을 개선하는 것은 질병과 장애를 예방하는 데 매우 중요하다. 국가적으로 노령층의 신체활동을 증가시키기 위한 제도적 인프라를 마련할 필요가 있다. 또한 고령 친화환경을 조성하기 위해서는 고령자의 요구를 고려한 주택, 교통수단, 생활환경을 제공해야 하고 이를 통해 고령자들이 사회의 구성원으로 활동할 수 있게 해야 한다.

■■■ 참고문헌

- 고령화 시대의 경제학 – 조지 매그너스.
- 국회예산정책처(2018), 「우리나라 저출산의 원인과 경제적 영향」, 경제현안분석 제94호.
- 국회예산정책처(2020), 「2020년 합계출산율 현황과 정책적 시사점」, 경제현안분석 제30호.
- 국회예산정책처(2021), 「NABO 내국인 인구 시범추계: 2020~2040」, 경제현안분석 제100호.
- 은기수(2021), 후기산업사회로의 사회변동과 가치관 변화, 보건복지포럼, 293(0), 2-6.
- 장래인구추계: 2017~2067년, 통계청.
- 저출산·고령사회위원회(2020), 「제4차 저출산·고령사회 기본계획: 2021~2025」.
- 제4차 저출산·고령사회 기본계획, 2020, 관계부처합동.
- 청년세대의 결혼 및 출산 동향에 관한 조사 연구, 2019, 한국보건사회연구원.
- 통계청(2021), 「2020 한국의 사회지표」, 보도자료.
- 한 눈에 보는 사회 2019 OECD 사회지표, 2019, OECD.
- 한국사회의 혼인·출산 특성과 이행, 2020, 통계청 통계개발원.
- 21세기의 고령화 : 축복받을 성과와 당면한 도전 요약본(한글판), 2012, UNFPA.
- Rejuvenating Korea: Policies for a Changing Society, 2019, OECD.
- UN(2019), World Population Prospects: The 2019 revision.

고령층 질병패턴 변화추이

저자 **강민구**

　　고령자들의 건강 상태를 확인하는 간단한 방법은 질병 유무를 확인하는 것이다. 그러나 질병에는 암과 뇌졸중, 심근경색과 같이 생명을 위협하는 중증 질환부터 감기, 충치 등과 같은 가벼운 질환들까지 대단히 많은 질병이 있다. 암에 걸린 사람과 감기에 걸린 사람의 건강 상태가 전혀 다르듯이 단순히 질병의 유무만을 확인하는 것으로 건강 상태를 평가하는 것은 한계가 있다. 그렇다면 우리는 질병 유무를 확인할 때 어떠한 질병을 위주로 평가하여야 하는지 기준이 필요하게 된다. 대부분 사람은 건강하게 오래 살기를 바란다. 건강하게 오래 살기 위해서는 어떤 질병에 걸리지 않으면 되는지에 대한 해답을 찾는 것이 건강 상태를 평가할 때 확인하여야 할 주요한 질병을 찾아내는 타당한 방법으로 보인다. 질병에 의하여 건강을 잃는 가장 극단적인 형태가 질병에 의한 사망이라고 할 수 있다. 따라서 많은 사람의 사망 원인이 되는 질병은 주요한 질병임이 분명하다. 질병에 의한 조기 사망은 매우 중요한 문제이지만 최근에는 그에 못지않게 중요하게 생각하는 것이 질병에 의한 기능 상실이다. 고령의 환자들이 대단히 두려워하는 것이 질병으로 인하여 장애가 생기고 그로 인하여 일상생활 기능을 유지하지 못하게 되어 자손들에게 부담이 되는 상황이다. 질병으로 인하여 노쇠해지고 독립적으로 기본적인 일상 활동인 식사하기, 옷 입기, 보행이나 대소변 조절 등을 못하게 되는 경우 조기 사망의 위험도 증가하고, 사망하지 않는다고 하여도 요양 시설 등에 입소하게 되면 삶의 질이 급격하게 저하된다. 따라서 기능 저하를 일으켜 건강하게 살아가는 수명을 줄이는 질병들도 주요한 질병으로 고려할 필요가 있으며, 이러한 질병들을 질병 부담(disease burden)이 높은 질병이라고 할 수 있는데 이에 대해서는 뒤에 다시 상세히 기술할 것이다.

1. 주요 사망 원인 질병 변화

2000년부터 2019년까지 고령층 주요 사망 원인 질병의 변화를 확인할 것이다. 먼저 전 세계적인 사망 원인 질병의 변화를 알아보고, 세계은행(World Bank)에서 소득 수준에 따라 구분한 국가들의 사망 원인 질병을 확인할 것이다. 그리고 선진국에서 미국과 일본의 주요 사망 원인 질병을 확인하고 마지막으로 국내 사망 원인 질병의 변화를 알아보려고 한다. 무엇보다 확인된 주요 사망 원인 질병을 줄이기 위한 노력이 필요하다.

1) 세계적 동향

(1) 전 세계적인 주요 사망 원인 질병 변화

세계 보건 기구(WHO; World Health Organization) 자료를 활용하여 전 세계 주요 사망 원인 질병의 변화를 확인하였다. 2000년, 2010년, 2015년, 2019년 자료를 근거로 부동의 사망 원인 1위는 허혈성 심장질환이었다. 허혈성 심장질환이란 관상동맥 혈류장애로 심장에 적절한 혈액공급이 되지 않는 질환이다. 즉 심장 역시 하나의 장기이기 때문에 제 기능을 하기 위해서는 혈액을 통하여 영양분과 산소를 얻어야 하는데, 심장에 혈액을 공급해주는 혈관인 관상동맥이 좁아지거나 막히게 되어 심장근육에 충분한 혈액이 공급되지 않아 생기는 병을 말하며 대표적으로 협심증, 심근경색증이 있다. 허혈성 심장질환은 최근 20년간 전 세계 70세 이상 고령층 사망 원인의 20% 이상을 차지하였으며, 고령층 사망 인구수의 증가에 따라 사망자 수도 증가하고 있다.

사망 원인의 변화 중 눈에 띄는 것은 알츠하이머병을 비롯한 치매가 주요한 사망 원인으로 대두된 것이다. 알츠하이머병 등 치매는 2000년 주요 사망 원인의 2.70% 정도였으나, 2019년 5.65%로 비율이 2배 이상 증가하였고, 사망 인구수는 3배 정도 증가하여 2019년 고령층 주요 사망 원인 질병 5위에 올랐다. 알츠하이머병은 퇴행성 뇌질환으로 치매를 일으키는 가장 흔한 원인으로 알려져 있는데 서서히 발병하여 점차 진행되는 경과를 보이며 초기에는 흔히 기억력 장애를 보이다가 진행하게 되면 인지기능의 전반적인 이상을 보이면서 결국 모든 일상생활 기능을 상실하게 되는 질병이다. 주로 65세 이후에 발병하고 고령이 발병 위험을 증가시키는 주요 요인으로 알려져 있으므로 평균수명이 증가하는 추세임을 고려할 때 향후 그 중요성이 더욱 부각될 것으로 보인다. 주요한 사망 원인 중 그 비율이 증가 추세인 질병 중에는 2019년 주요 사망 원인 질병 2위인 암이 있다. 암은 종류에 따라 차이가 있으나 연령이 증가함에 따라 발생빈도가 높아지는 경향이 있다. 이는 노화에 수반되는 발암물질에 노출된 기간의 증가, DNA 손상을 회복하는 기능의 저하, 발암유전자의 활성화, 발암억제유전자의 기능 저하 및 면역 기능의 저하 등으로 설명할 수 있다. 알츠하이머병과 마찬가지로 수명의 증가와 함께 더욱 중요성이 강조될 질병이다. 고령층 사망의 주요 원인으로 그 비율이 증가하는 질병 중에 고혈압성 심장병, 당뇨병, 만성 콩팥병은 특히 관심이 필요하다. 만성 질환과 직접 관련된 질병들이기 때문이다. 고혈압성 심장병은 고혈압을 방치하거나 오랜 기간 적절히 조절하지 않았을 때 심장의 구조, 심장혈관 또는 심장 전도계에 변화가 일어나면서 유발되는 좌심실비대, 부정맥, 심부전 등의 심장병을 총칭하는 병명이다. 고혈압성 심장병은 생활습관 개선 및 적절한 약물 치료로 고혈압을 치료하였을 때 그 위험을 최소화할 수 있는데 이 부분은 고령층 사망 경감 방안에서 자세히 기술할 것이다. 당뇨병은 인슐린의 분비량이 부족하거나 정상적인 기능이 이루어지지 않아 혈중 포도당 농도가 높아지는 고혈당을 특징으로 하는 대사질환이다. 당뇨병 역시 생활습관 교정 및 약물 치료가 꾸준히 필요한 질병으로 적절히 조절되지 않으면 여러 합병증을 일으킨다. 당뇨병의 급성 합병증에는 즉각적인 치료가 필요하며 적절한 치료가 없으면 사망에 이를 수도 있을 정도로 치명적이다. 당뇨병의 만성 합병증에는 여러 혈관 질환들이 있는데 대표적으로 망막병증, 콩팥병증, 신경병증, 관상동맥질환, 뇌혈관질환 등이다. 만성 콩팥병은 3개월 이상의 기간 동안 신장이 손상되어 있거나 신장 기능 감소가 지속적으로 나타나는 질병이다. 만성 콩팥병을 만성 질환의 관리와 관련된 질병으로 분류한 이유는 만성 콩팥병의 가장 흔한 원인 질환이 당뇨병, 고혈압 등 만성 질환이기 때문이다. 만성 콩팥병의 악화로 신부전 말기에 도달하여 투석을 받는 환자의 원인 질환 분포를 보면 당뇨가 1위, 고혈압이 2위를 차지하였다. 만성 콩팥병의 예방 및 악화 방지를 위해서도 고혈압, 당뇨병, 고지혈증 등에 대한 관리 및 치료를 철저히 하는 것이 중요하다.

뇌졸중은 2019년 고령층 사망 원인 14.80%를 차지하는 주요한 사망 원인이나 2000년 17.67%를 차지한 것에 비해 그 비중이 점차 감소하고 있다. 뇌졸중은 뇌혈관이 막혀서 발생하는 뇌경색과 뇌혈관이 터져서 발생하는 뇌출혈로 나눌 수 있는데, 뇌출혈 비중의 감소가 더 분명하게 나타난다. 이러한 추세는 1인당 국민총소득이 높은 나라에서 더욱 두드러지는데, 이 내용에 대해서는 1인당 국민총소득에 따른 사망 원인 질병 변화에서 더 자세히 다룰 것이다. 주요한 사망 원인 중 그 비율이 감소하고 있는 대표적인 질병으로는 설사병이 있다. 설사는 변이 무르고 물기가 많은 상태로 배설되는 것을 말하는데 사망의 원인이 되는 설사병은 주로 바이러스, 세균 또는 기생충 등에 의한 감염성 질환에 의하여 발생하기 때문에 안전한 물을 마시고, 음식 조리 및 섭취 전후 손 위생을 하는 것이 중요하다.

그 외 고령층의 주요한 사망 원인 질병으로는 만성 폐쇄성 폐질환과 하기도 감염이 있다. 만성 폐쇄성 폐질환이란 유해한 입자나 가스 노출에 의해 유발된 기도와 폐포의 이상으로 인해 지속적인 기류제한과 호흡곤란, 기침 및 가래와 같은 호흡기계 증상이 발생하는 질병이다. 흡연은 만성 폐쇄성 폐질환의 가장 중요한 원인이며, 직업적으로 가스나 매연, 화학물질 등 유해물질에 지속적으로 노출될 때 발생할 수 있다. 만성 폐쇄성 폐질환을 예방하고 질병의 진행을 감소시키는 가장 효과적인 방법은 금연이지만 금연 이외에도 증상을 완화하고 급성 악화를 막기 위해 약물 치료, 인플루엔자 백신 접종, 호흡재활 등 다양한 노력이 필요하다. 하기도 감염에는 대표적으로 폐렴이 있는데, 폐렴은 세균이나 바이러스, 진균 등 미생물에 의한 감염이 가장 흔한 원인이다. 고령은 중증 폐렴의 주요한 위험 인자이기 때문에 인구 고령화 진행이 빠른 국가들에서는 그 중요성이 크게 대두되고 있다(표 3-1).

표 3-1. **전 세계 고령층 10대 사망 원인 질병 변화**[Global Health Estimate 2019: Deaths by Cause, Age, Sex, by Country and by Region, 2000-2019. Geneva, World Health Organization; 2020.]

순위	2000년	2010년	2015년	2019년	비고
1	허혈성 심장질환	허혈성 심장질환	허혈성 심장질환	허혈성 심장질환	
2	뇌졸중	뇌졸중	암	암	
3	암	암	뇌졸중	뇌졸중	
4	만성 폐쇄성 폐질환	만성 폐쇄성 폐질환	만성 폐쇄성 폐질환	만성 폐쇄성 폐질환	
5	하기도 감염	하기도 감염	알츠하이머병 등 치매	알츠하이머병 등 치매	
6	설사병	알츠하이머병 등 치매	하기도 감염	하기도 감염	
7	알츠하이머병 등 치매	설사병	고혈압성 심장병	고혈압성 심장병	
8	고혈압성 심장병	고혈압성 심장병	당뇨병	당뇨병	
9	당뇨병	당뇨병	만성 콩팥병	만성 콩팥병	
10	만성 콩팥병	만성 콩팥병	설사병	설사병	

(2) 1인당 국민총소득에 따른 사망 원인 질병 변화

세계 은행에서는 1인당 국민총소득(GNI; Gross National Income)에 따라 전 세계 국가들을 4개의 그룹(저소득 국가, 중하위소득 국가, 중상위소득 국가, 고소득 국가)으로 나누고 있다. 각 그룹에 따라 사망 원인 질병에 차이가 있는지 및 차이가 있다면 그 이유는 무엇일지 생각해 보고자 한다(그림 3-1).

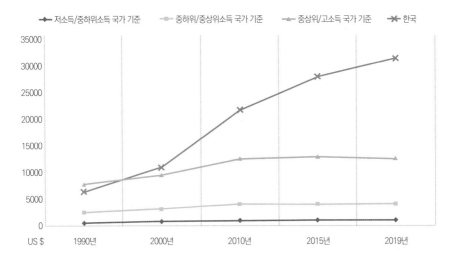

그림 3-1. **1인당 국민총소득에 따른 국가 분류 기준에서 한국의 지위 변화**
[Classifying countries by income, The World Bank; 2019.]

① 저소득 국가(2000년 1인당 국민총소득: $755 미만, 2019년: $1026 미만)

2000년 및 2019년 70세 이상 고령층 사망 원인 1위와 2위는 각각 허혈성 심장질환과 뇌졸중이다. 하기도 감염은 2000년부터 2019년까지 주요 사망 원인 3위를 차지하고 있는데 이는 폐렴에 대한 적절한 항생제 치료 및 중증 폐렴 환자에 대한 기계 환기 등 호흡 보조가 적절히 이루어지지 못한 결과로 보인다. 암은 사망 원인으로써 그 비율이 증가하고 있으나 중상위소득 국가에 비하면 절반 정도, 고소득 국가에 비하면 1/3 정도로 아직까지 그 비율이 낮다. 연령이 증가함에 따라 발생 빈도가 높아지는 암의 질병 특성을 고려할 때, 국가 소득 수준 그룹별로 나타나는 평균수명의 차이가 영향을 주었을 것이다.

눈에 띄는 것은 저소득 국가 그룹에서도 설사병과 단백질에너지 결핍증에 의한 사망 비율은 감소하고 있다는 점이다. 설사병에 의한 사망 감소는 주로 상수도원의 정비 및 위생 상태 개선으로 이루어지는 것이 보통이지만 저소득 국가에서는 그 영향은 제한적이라고 판단된다. 단백질에너지 결핍증은 2000년까지 10위 안에 드는 주요한 고령층 사망 원인이었으나 2019년에는 1% 미만으로 감소하였는데 이는 유엔식량농업기구(FAO; Food and Agriculture Organization)에서 발표하는 세계기아지수가 2000년 심각 수준에서 2019년 보통과 심각 수준의 경계값 정도로 감소했음을 보면 설명할 수 있다.

저소득 국가 그룹에서도 고령층 사망의 주요 원인으로 고혈압성 심장병, 당뇨병, 만성 콩팥병은 그 비율이 증가하고 있는데, 만성 질환 관리의 중요성을 보여주는 부분이다.

② 중하위소득 국가(2000년 1인당 국민 총소득: $755 - $2995, 2019년: $1026 - $3995)

2000년 및 2019년 70세 이상 고령층 사망 원인 1위와 2위는 저소득 국가 그룹과 마찬가지로 각각 허혈성 심장질환과 뇌졸중이다. 암이 사망 원인으로서 그 비율이 증가하고 있으나 더 높은 소득 국가 그룹들에 비하여 낮은 수치인 것도 비슷하다.

하기도 감염은 주요 사망 원인 질병 중 5% 내외를 차지하며 저소득 국가 그룹에 비교하면 상당히 비율이 낮은데 이는 임상 의학 수준의 차이로 보인다. 최근 20년 사이에 보인 가장 두드러진 변화는 설사병에 의한 사망의 감소라고 할 수 있다. 설사병은 2000년 주요 사망 원인 질병 중 11.82%로 3위였는데, 2019년에는 6.54%로 줄어들면서 5위가 되었다. 이는 이 국가들에서 전반적인 위생 상태가 호전되고 상하수도의 정비로 비교적 안전한 물을 공급할 수 있게 되었음을 의미하지만 앞으로 더욱 개선되어야 할 것이다.

중하위소득 국가 그룹에서도 당뇨병, 고혈압성 심장병, 만성 콩팥병은 주요 사망 원인으로 그 비율이 증가하고 있다.

③ 중상위소득 국가(2000년 1인당 국민 총소득: $2996 - $9265, 2019년: $3996 - $12,375)

2000년에서 2019년까지 70세 이상 고령층 사망 원인 1위와 2위는 허혈성 심장질환과 뇌졸중이지만 2000년 사망 원인 1위였던 뇌졸중은 그 비율이 감소하면서 사망 원인 2위가 되었고, 반대로 허혈성 심장질환은 사망 원인 2위에서 1위가 되었다. 주목할 부분은 허혈성 뇌졸중인 뇌경색이 차지하는 비율은 큰 변화가 없는데 출혈성 뇌졸중인 뇌출혈의 비율이 상당히 감소했다는 점이다. 뇌출혈

중 높은 비율을 차지하는 고혈압성 뇌출혈은 혈압 상승의 정도 및 기간과 밀접한 관련이 있는데, 보통 혈압이 160/100 mmHg 이상인 2기 고혈압 상태로 혈압 조절이 전혀 되지 않은 상태에서 생활하다가 고혈압성 긴급 상태(혈압 180/120 mmHg 초과)에 도달하여 뇌혈관이 손상되면서 출혈이 발생하는 경우가 많다. 따라서 사망 원인에서 뇌출혈의 비율이 감소한다는 것은 고혈압 환자에 대하여 치료를 통한 관리가 이루어지기 시작했다는 긍정적인 신호로 추정할 수 있다.

암은 주요 사망 원인으로 그 비율이 증가하고 있으며 2019년 주요 사망 원인의 16.36%로 3위를 차지하였고 알츠하이머병 등 치매도 그 비율이 증가하여 2019년 주요 사망 원인 중 5위를 차지하였는데 향후 그 비율이 더욱 증가할 것으로 보인다. 또한 중상위소득 국가 그룹에서도 고혈압성 심장병, 당뇨병, 만성 콩팥병은 주요 사망 원인으로 그 비율이 증가하고 있다.

만성 폐쇄성 폐질환은 2000년뿐만 아니라 2019년에도 여전히 주요한 사망 원인이지만 그 비율이 많이 감소하였는데 이는 흡연율의 감소와 밀접한 관련이 있다. 2000년 전후로 흡연의 위험성에 대한 인식이 확산하면서 세계 각국에서 담배 소비를 줄이기 위한 다양한 노력을 하였는데, 담배에 대한 광고를 금지하고, 담배에 대한 세금을 인상하여 담배 가격을 올리며 금연을 유도하는 다양한 공공 캠페인을 벌이는 등 노력을 하였다.

④ 고소득 국가(2000년 1인당 국민 총소득: $9266 이상, 2019년: $12,376 이상)

2000년 고령층 사망 원인 1위는 허혈성 심장질환이었으나 2019

년에는 그 비율이 8% 이상 감소하면서 사망 원인 2위가 되었으며 2000년에 사망 원인 3위였던 뇌졸중 또한 그 비율이 상당히 감소하면서 2019년 사망 원인 4위가 되었다. 허혈성 심장질환과 뇌졸중은 여전히 대단히 중요한 고령층 사망 원인이다. 그러나 고소득 국가 그룹에서 실제 고령자 사망이 증가함에도 불구하고, 허혈성 심장질환 및 뇌졸중에 의한 사망은 그 비율뿐만 아니라 실제 사망자 수도 감소하고 있다. 이는 허혈성 심장질환이나 뇌졸중의 원인이 되는 만성 질환 관리에 어느 정도 성공하고 있음을 보임과 동시에 현대 의학의 발달로 인하여 과거에는 사망하였을 심근경색 환자나 뇌출혈 환자가 생존하는 매우 고무적인 성과를 보여준다. 반대로 2019년 사망 원인 질병 1위가 암이라는 사실은 암 치료에 많은 의학적 발전이 있었지만 앞으로 가야할 길이 멀다는 것을 나타내고 있다. 놀라운 점은 2019년 사망 원인 질병 3위가 알츠하이머병 등 치매라는 사실이다. 알츠하이머병을 비롯한 치매는 사망 원인 비율이 2000년 3.31%에서 3배로 증가하여 10.08%를 차지하고 있으며, 고령층 건강에 심각한 위협이 되고 있다. 문제는 치매를 일으키는 가장 흔한 원인인 알츠하이머병에 대하여 현재 병의 경과를 되돌릴 수 있는 근본적인 치료방법이 개발되지 않았다는 것이다. 현재의 추이를 고려할 때 치매 치료는 앞으로 더욱 중요한 과제가 될 것이며 고소득 국가 그룹의 주요한 건강 문제인 만큼 치매 정복에는 아낌없는 투자를 바탕으로 수많은 도전이 있을 것으로 보인다. 고소득 국가 그룹에서 만성 콩팥병과 고혈압성 심장병은 주요 사망 원인으로 비율이 증가하는 추세이고, 당뇨병은 그 비율이 조금씩 감소하고 있으나 아직까지 주요 사망 원인임은 분명하다.

2) 주요국 사망 원인 질병 변화

(1) 미국

미국은 2000년 1인당 국민 총소득 $36,070이고, 2019년 기준 1인당 국민 총소득 $62,850로 대표적인 고소득 국가이며 의학 발전을 선도하는 국가이다. 그러나 큰 빈부 격차 및 특수한 의료보장제도로 인하여 적절한 의료의 혜택을 받지 못하는 사람들도 상당수 있다.

고령층 주요 사망 원인 1위는 허혈성 심장질환이지만 2000년 29.15%의 높은 사망 원인 질병 비율과 비교하면 2019년에는 19.11%로 그 비율이 상당히 감소하였다. 서구식 식습관, 좌식 생활습관에 의하여 고혈압, 당뇨병, 고지혈증, 비만 등의 질병이 흔해졌고 이들 질병은 혈관 벽에 콜레스테롤과 같은 지방질이 쌓이는 죽상경화증(atherosclerosis)의 주요 위험인자이다. 죽상경화증은 관상동맥이 좁아지는 원인이기 때문에 허혈성 심장질환이 사망 원인 1위가 되었으나 관상동맥 중재 시술의 발달로 인하여 많은 심근경색 환자들이 골든타임을 넘기지 않고 치료를 받을 수 있게 되었으며, 만성 질환을 강화된 기준으로 관리하면서 사망률을 낮추기 위한 노력을 통하여 사망자 수를 줄이고 있다.

사망 원인 2위는 암이며, 사망 원인으로의 비율은 감소 추세이지만 사망자 수는 꾸준히 증가하고 있다. 암에 대한 기존의 치료법 외에 표적 치료, 면역 치료 등 새로운 치료방법이 꾸준히 연구되고 시행되고 있으나 암과의 전쟁은 계속될 것으로 보인다. 2019년 주요 질병 사망 원인 3위는 고소득 국가 그룹과 마찬가지로 알츠하이머병을 비롯한 치매이다. 그 비율은 14.31%로 고소득 국가 그룹에서의 비율보다도 훨씬 높다. 평균수명의 연장과 함께 치매는 이제

의학적 문제를 넘어 중대한 사회경제적인 문제가 되고 있으며 이는 앞으로 더욱 중요성이 부각될 것이다.

2019년 사망 원인으로써 다른 주요 질병들과 비교하면 아직 그 비율이 크게 높지는 않지만 2000년에 비하여 2배 이상 증가하여 주요한 사망 원인으로 등장한 것이 낙상이다. 2019년 70세 이상 고령층에서 낙상으로 사망한 사람이 3만 명이 넘었다. 낙상은 연령이 증가함에 따라 유병률이 증가하는 대표적인 질환으로, 손상의 직접적인 원인이며 골절, 뇌출혈 등의 합병증을 초래하는 경우가 많다. 낙상 이후에는 낙상의 두려움으로 인해 운동성을 감퇴시키고 일상생활 기능에 대한 의존성을 높여 삶의 질을 저하하는 결과를 낳는다. 또한, 반복적인 낙상은 장기 요양 시설에 입소하게 될 가능성을 높이고 사망의 위험성을 증가시킨다. 따라서 낙상 가능성이 있는 사람을 선별하고 낙상의 위험 요인을 찾아 적절히 중재함으로써 낙상을 예방하는 것이 중요하다.

미국의 사망 원인 질병에서 관심을 가져야 할 또 다른 질병은 만성 폐쇄성 폐질환이다. 그 주요 사망 원인 비율과 사망자 수가 점차 증가하고 있다. 2000년 이후 10년 동안 미국에서는 15% 이상 성인 흡연율이 감소하였다는 데이터가 있는데 이를 보면 흡연 이외에 만성 폐쇄성 폐질환을 일으키는 중요한 요인이 있음을 의미한다. 대표적인 것이 미세먼지, 초미세먼지와 같은 대기 오염 물질이다. 미세먼지는 화석 연료 사용에 의한 자동차 배기가스나 공장의 매연으로부터 주로 발생하고 있으며, 여기에 대기 중 중금속이나 여러 독성물질이 결합된다. 미세먼지는 세계보건기구가 규정한 1급 발암물질일 뿐만 아니라 만성 폐쇄성 폐질환의 발병과 악화, 사망 위험을 증가시킨다는 것이 잘 알려져 있다. 실제 최근 진료실에서 보면 흡연력이 전혀 없는 여성에서도 만성 폐쇄성 폐질환의 발병이 드물지 않음을 알 수 있다.

만성 콩팥병과 고혈압성 심장병은 주요 사망 원인으로 그 비율이 증가하는 추세이고, 당뇨병은 그 비율이 감소하는 추세이지만 10위권 내의 주요한 사망 원인이므로 만성 질환의 꾸준한 관리는 중요한 과제이다. 미국에서 하기도 감염에 의한 사망은 2019년까지 최근 20년간 점차 감소 추세였으나, 2020년 이후 전 세계적인 감염병으로 확산된 코로나 19에 의하여 미국 내 사망자 수가 50만 명 이상이고 대부분이 고령층이며 폐렴에 의하여 사망한 것으로 추정되기 때문에 그 비율이 크게 변화할 것으로 보인다.

(2) 일본

일본은 2000년 1인당 국민 총소득 $36,230이고, 2019년 기준 1인당 국민 총소득 $41,340로 대표적인 아시아의 고소득 국가이다. 세계보건기구에서 2020년 발표한 자료에 따르면 출생 시 기대 수명이 84.3세로 전 세계에서 가장 길고, 일본 자체 발표에 따르면 2019년 65세 이상 노인 인구가 전체 인구 중 28.4%로 세계에서 높은 수준이었다. 우리나라도 인구 고령화가 빠르게 진행되고 있기 때문에 일본 고령층의 주요 사망 원인은 상당한 시사점이 있다.

일본의 고령층 주요 사망 원인 1위는 암으로 25% 이상을 차지하고 있으며 고령층 사망자의 증가와 더불어 암으로 인한 사망자가 역시 지속적으로 증가하고 있다. 2위는 2000년에는 뇌졸중이었으나 그 비율이 감소하면서 2019년에는 3위가 되었고, 과거 3위였던 허혈성 심장 질환이 2위가 되었다. 서구식 생활양식이 일반화되면서 허혈성 심장질환이나 뇌졸중과 같은 혈관 질환은 아시아에서도 주요한 사망 원인이 되었으나, 뇌졸중의 감소는 고혈압, 당뇨병 등 만성 질환에 대한 기본적인 관리 및 혈전용해술을 시행할 수 있는 응급 의료 체계의 정비에 기인한 바 크다. 일본에서도 알츠하이머병을 비롯한 치매로 인한 고령층 사망이 20년만에 비율상 8배 정도, 사망자 수로는 13배 이상 급격히 증가하였다. 초고령사회인 일본의 실정을 고려할 때 치매로 인한 사망은 앞으로 더욱 증가할 것으로 보인다.

주목할 부분은 하기도 감염이 전체 사망 원인 질병 중 4위라는 점이다. 폐렴에 의한 사망이 많은 이유에 대해 폐렴에 대한 적절한 치료가 이루어지지 못하여 사망률이 높은 저소득 국가 그룹과 같은 이유로 보기는 힘들다. 이러한 사망의 주요 원인은 고령자들에 주로 발생하는 노인성 폐렴의 특수성 때문이다. 노인성 폐렴은 만성 폐쇄성 폐질환과 같은 기저 질환이 있는 상태에서 발생하는 경우가 많으며, 기존의 뇌혈관 질환이나 파킨슨병과 연관된 삼킴장애가 있는 경우 발생하는 흡인성 폐렴(aspiration pneumonia)도 상당수를 차지한다. 또한, 요양시설에 거주하는 경우 원인균의 항생제 내성률 등도 지역사회획득 폐렴과 차이가 있다. 이러한 특수성 때문에 노인성 폐렴은 중증도가 높고 결과적으로 높은 사망률을 보인다. 향후 세계 각국이 초고령사회에 진입하게 되면 노인성 폐렴 치료는 매우 중요한 의학적 과제로 등장할 것이다.

일본에서도 만성 폐쇄성 폐질환은 주요한 사망 원인인데 2000년 이후 10년 동안 25% 이상 성인흡연율이 감소하였다는 데이터가 있는 데 반해 만성 폐쇄성 폐질환에 의한 사망은 그 비율과 사망자 수가 모두 증가하고 있다. 미국에서와 마찬가지로 만성 폐쇄성 폐질환 발생에 미세먼지 등 대기 오염 물질이 크게 작용하고 있다고 판단되며 이러한 문제들이 전 지구적인 문제라는 점을 시사한다. 향후 장기적인 대응 정책이 필요한 부분이라고 볼 수 있다. 고혈압성 심장병과 당뇨병은 2000년 이후 지속적으로 사망 원인 질병 중 1% 미만으로 일본에서는 사망 원인으로의 영향은 크지 않았는데 이는 만성 질환 관리와 밀접하게 연관된 것으로 보인다.

3) 국내 사망 원인 질병 변화

우리나라는 2000년 1인당 국민 총소득 $10,740으로 중상위 소득 국가 그룹과 고소득 국가 그룹의 경계에 가까웠으나 현재는 1인당 국민 총소득 $30,000 이상이 되어 고소득 국가 그룹의 중심 국가가 되었다. 대단히 흥미로운 사실은 우리나라 고령층 2000년 사망 원인 질병 1위는 뇌졸중으로 중상위 소득 국가 그룹의 사망 원인 질병 1위와 같았으나 2019년 사망 원인 질병 1위는 암으로 고소득 국가 그룹의 사망 원인 질병 1위와 같다는 것이다. 뇌졸중은 사망 원인 비율도 23.71%에서 9.71%로 많이 감소하였으며, 인구 고령화 및 평균수명의 증가에 따른 고령층 사망자 수 증가에도 불구하고 사망자 수도 감소하였다. 뇌졸중으로 인한 사망의 감소는 만성 질환 관리와 응급 의료 체계의 정비로 설명할 수 있다. 만성 질환 중 대표적인 고혈압을 예로 들어 살펴보면 2001년 국민건강영양조사에서 70세 이상 고령층 고혈압 환자 중 혈압 조절율은 남자가 11.6%, 여자가 17.9%였는데 2019년 국민건강영양조사에서 70세 이상 고령층 고혈압 환자 혈압 조절율은 남자가 62.9%, 여자가 51.1%로 혈압 조절 비율이 눈에 띄게 상승하였다. 또한, 우리나라는 각 권역 내 중증 응급환자에 대한 전문적 치료를 수행할 수 있도록 하기 위하여 2000년 8월 18개 의료기관을 권역응급의료센터로 지정하였고 점차 확대하여 2017년 39개소를 지정하여 응급 의료 상황에 대처하고 있다.

우리나라는 기대 수명의 증가와 출산율 저하로 인하여 인구 고령화가 유례없이 빠른 속도로 진행되고 있는데 이에 따라 70세 이상 고령층 사망이 2000년에 비하여 2019년 2.5배 이상 증가하였으며 사망 원인 질병도 전형적인 초고령사회인 일본과 유사하게 변하고 있다. 암이 사망 원인 1위가 되었으며, 전체 사망 원인 질병의 1/4 이상을 차지하게 되었다. 하기도 감염으로 인한 사망도 많이 증가하였는데 사망 원인 비율은 3배 정도 증가하여 2019년 고령층 주요 사망 원인 질병 2위가 되었으며 사망자 수는 20년이 되지 않는 기간에 무려 5배가 되었다. 대표적으로 고령이 발생 위험을 증가시키는 질병인 알츠하이머병을 비롯한 치매로 인한 사망자 수도 꾸준히 증가하고 있다.

허혈성 심장질환은 우리나라에서도 중요한 사망 원인 질병이기 때문에 고혈압, 당뇨, 고지혈증과 같은 만성 질환 관리와 서구식 식습관 및 좌식 생활습관의 개선에 의한 비만 등 대사증후군의 치료는 여전히 중요한 건강 과제이다. 이는 만성 콩팥병과 고혈압성 심장병에 의한 사망자 수가 꾸준히 증가하고 있는 점을 보아도 그 중요성을 다시금 강조할 수 있을 것이다. 다만 사망 원인 질병으로 당뇨병의 비율은 점차 감소하고 있는데 이는 만성 질환에 대한 국민 의식 수준 향상과 의료 접근성 향상으로 인하여 당뇨병 조절률이 증가하고 있는 것이 그 원인으로 보인다(그림 3-2).

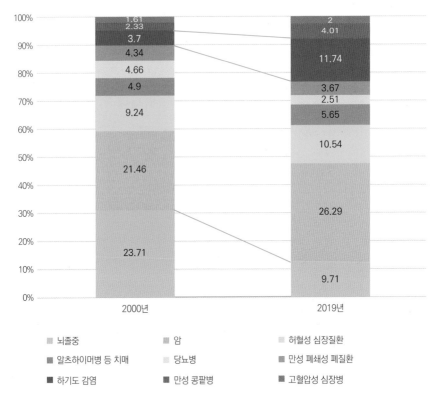

그림 3-2. **국내 고령층 주요 사망 원인 질병 변화**[Global Health Estimate 2019: Deaths by Cause, Age, Sex, by Country and by Region, 2000-2019. Geneva, World Health Organization; 2020.]

2. 주요 질병 부담 질환의 변화

조선 시대 왕들의 평균수명은 46.1세라는 기사가 실린 일이 있다. 같은 기사에서 조선 시대 서민들의 평균수명은 35세 혹은 그 이하였을 것으로 추측했다. 그러한 시대에는 단순히 오래 사는 것, 수명 연장이 중요한 문제였을 것이다. 그러나 우리나라는 2017년 남자의 기대 수명 79.3세, 여자의 기대 수명 85.4세로 수명이 크게 연장되었고, 유명 의학 학술지인 Lancet에 실린 논문에서는 2030년이 되면 우리나라가 기대 수명으로 전 세계를 선도하는 위치에 있을 것으로 예측한 바 있다[Kontis V, 2017]. 이제 우리 사회는 단순히 오래 사는 것보다 건강하게 오래 사는 것을 주요 화두로 삼고 있다. 여기서 '건강하게'의 의미가 무엇일지 더 자세히 알아볼 필요가 있다. 물론 사전적으로 건강은 '정신적으로나 육체적으로 아무 탈이 없고 튼튼함, 또는 그런 상태'를 일컫는 말이지만 실제 고령층에서 이러한 상태를 기대하기는 쉽지 않다. 2017년 보건복지부 노인실태조사에 따르면 우리나라 노인들의 90% 이상이 1가지 이상의 만성 질환을 앓고 있고, 3가지 이상의 만성 질환이 있는 경우도 절반이 넘었기 때문이다. 그렇다면 건강의 의미를 더 넓혀서 생각해 볼 필요가 있는데, 여기서 중요하게 생각할 점이 바로 기능 상태이다. 예를 들어 흔한 만성 질환인 고혈압, 고지혈증, 당뇨병이 있어 정기적으로 병원에 다니면서 약물치료를 하고 있지만 스스로 일상생활을 영위하고 있으며, 물건 사기, 교통수단 이용, 금전 관리 등에 문제가 없다면 그러한 경우에 건강에 심각한 문제가 있다고 보기 어렵다. 그러나 뇌졸중 이후 신체 한쪽에 마비가 있어 보행에 문제가 있고 옷 입기, 목욕하기 등을 스스로 할 수 없다면 그러한 사람은 지속적인 돌봄이 필요하고 심각한 건강 문제가 있다고 보아야 할 것이다. 즉 기능 제한 여부는 건강 상태 평가에 있어 대단히 중요하고, 기능 제한이 있는 경우 삶의 질도 매우 떨어지기 때문에 기능 상태에 영향을 주는 질병을 파악하는 것은 사망 원인 질병을 확인하는 것 못지않게 중요한 문제이다. 기능 제한이 일어난 상태를 장애(disability)라고 하고, 이러한 장애에 의하여 건강한 삶을 잃어버린 기간을 년 수로 표현한 것을 장애 조정 수명연도(DALY; Disability Adjusted Life Year)라고 한다. 장애 조정 수명연도(DALY)는 1990년대에 개발되어 전반적인 질병 부담(disease burden)을 측정하는 척도로 널리 활용되고 있으며 세계 보건 기구에서도 일정한 주기로 발표하고 있다. 물론 사망의 주요 원인이 되는 질병들은 사망에까지 이르지 못한다 하더라도 장애를 남기는 경우가 많은 것이 사실이다. 대표적으로 뇌졸중 같은 질병을 예로 들 수 있을 것이다. 그러나 생명에 직접적인 영향은 적더라도 기능 제한을 일으키는 질병들에 대하여 장애 조정 수명 연도(DALY) 분석을 통하여 확인해 볼 수 있을 것이다.

1) 세계적 동향

(1) 전 세계적인 주요 질병 부담 질환 변화

세계 보건 기구 자료를 활용하여 전 세계 주요 질병 부담 질환의 변화를 확인하였다.

주요 사망 원인과 마찬가지로 고령층 질병 부담 질환 1위 역시 허혈성 심장질환이었다. 허혈성 심장질환이 있는 사람은 운동하거나 힘든 일을 하는 경우, 또는 정신적 스트레스를 받는 경우 등 심장에 더 많은 영양분과 산소가 필요할 때 혈류장애로 인하여 혈액이 적절히 공급되지 못한다. 이때 생기는 가슴 통증으로 인하여 운동이나 작업에 제한을 받게 되며, 허혈성 심장질환 중 심근경색이 있었던 경우에는 경색이 발생한 심장근육 부위가 기능할 수 없게 되기 때문에 심장 본연의 펌프 기능이 저하되는 심부전의 발생이 흔하다. 심부전의 대표적인 증상은 숨이 차는 것인데 심부전이 악화되면 휴식 시에도 호흡곤란을 호소하기 때문에 일상생활 수행이 어려워지게 된다.

암과 뇌졸중은 고령층의 주요한 사망 원인이면서 질병 부담도 매우 큰 질환이다. 암은 진행됨에 따라 원발부위에 따라 그 증상에 차이가 있지만 암성 통증, 식이 곤란, 호흡곤란 및 의식 변화 등 다양한 증상을 호소하게 되며 일상생활이 불가능해진다. 뇌졸중은 잘 알려진 바와 뇌졸중이 발생한 위치와 침범한 뇌 조직의 크기에 따라 편측 마비, 안면 마비, 구음장애 등 다양한 증상이 발생하고 회복되지 못하는 경우 장애로 남게 된다. 만성 폐쇄성 폐질환은 연령이 증가함에 따라 폐 기능이 저하되면 더욱 악화되어 심한 호흡곤란을 일으키고 그로 인하여 운동능력 저하, 근력 약화, 체중 감소 등이 나타나는 질병 부담이 큰 질환이다. 실제 만성 폐쇄성 폐질환을 오래 앓는 사람의 경우에는 매우 허약해지고 급성 악화로 인한 입원과 퇴원을 반복하며 집에서도 호흡 보조 장치를 통한 양압 환기가 필요하게 되어 일상생활이 제한되는 경우가 많다.

알츠하이머병을 비롯한 치매는 2000년에 비하여 2019년 질병 부담이 많이 증가하여 고령층 전체 질병 부담의 5% 이상을 차지하였다. 대표적인 치매의 원인인 알츠하이머병의 경우 사망 원인에서 설명한 바와 같이 점차 모든 일상생활 기능을 상실하게 되며, 진행 과정에서 망상, 환각, 공격성 증가 등 다양한 정신행동증상(BPSD ; Behavioural and Psychological Symptoms of Dementia)이 흔하게 동반되기 때문에 돌봄의 부담이 대단히 크다.

당뇨병은 사망의 주요 원인이기도 하지만 사망 원인으로 차지하는 비율보다 질병 부담 원인 질환으로 차지하는 비율이 상당히 더 큰 질환이다. 당뇨병은 인슐린을 사용하게 되면 그 관리에도 상당한 노력이 필요할 뿐 아니라 장기간 고혈당 상태가 유지되면 발생할 수 있는 여러 합병증으로 다양한 기능 제한이 발생할 수 있다. 대표적으로 당뇨성 망막병증으로 실명하거나, 당뇨성 콩팥병증에 의하여 정기적인 투석 치료가 필요하게 될 수 있으며, 당뇨성 신경병증으로 손발에 저림과 통증을 호소하는 예도 많다. 당뇨병 이외에도 앞에서 만성 질환과 직접 관련된 질병으로 소개한 만성 콩팥병과 고혈압성 심장병의 질병 부담이 점차 증가하는 추세임일 고려할 때 질병 부담의 경감을 위해서도 만성 질환 관리는 매우 중요한 과제라 할 수 있다.

사망의 주요 원인 질병으로는 10위권 내에 들지 못했지만, 2019년 질병 부담으로 10위권 내에 있는 질환으로 청력 장애와 낙상이 있다. 노인성 난청은 노화에 따른 감각기관의 이상 중에 가장 흔하게 발생하며 연령이 증가함에 따라 그 유병률이 급속도로 증가하는 질환이다. 70세 이상 노인의 40% 정도가 노인성 난청이 있다고 하는데 난청이 발생하면 대화가 힘들어져 의사소통과 관련된 행동 장애 등 기능적인 장애가 발생하게 된다. 노인성 난청이 발생하면 약물 치료 등으로 호전시킬 수 없고 회복되지 않으므로 가능한 조기에 발견하여 빨리 보청기를 착용하도록 함으로써 일상생활에 더 잘 적응할 수 있도록 하는 것이 도움이 된다. 낙상 또한 연령이 증가함에 따라 유병률이 증가하는 대표적인 질환으로 골절 등 손상이 발생하는 것이 큰 문제이며, 손상이 발생하지 않더라도 낙상 이후에는 낙상에 대한 두려움으로 인하여 무운동성이 발생하기 쉽고 이로 인한 활동의 제한 및 전반적 의존 상태로 이행하는 문제가 있다(표 3-2).

표 3-2. **전 세계 고령층 10대 주요 질병 부담 질환 변화**[Global Health Estimate 2019: Disease burden by Cause, Age, Sex, by Country and by Region, 2000-2019. Geneva, World Health Organization; 2020.]

순위	2000년	2010년	2015년	2019년	비고
1	허혈성 심장질환	허혈성 심장질환	허혈성 심장질환	허혈성 심장질환	
2	뇌졸중	뇌졸중	암	암	
3	암	암	뇌졸중	뇌졸중	
4	만성 폐쇄성 폐질환	만성 폐쇄성 폐질환	만성 폐쇄성 폐질환	만성 폐쇄성 폐질환	
5	당뇨병	알츠하이머병 등 치매	알츠하이머병 등 치매	알츠하이머병 등 치매	
6	하기도 감염	당뇨병	당뇨병	당뇨병	
7	설사병	하기도 감염	하기도 감염	하기도 감염	
8	알츠하이머병 등 치매	청력 장애	청력 장애	청력 장애	
9	청력 장애	설사병	만성 콩팥병	만성 콩팥병	
10	고혈압성 심장병	만성 콩팥병	고혈압성 심장병	낙상	

(2) 1인당 국민총소득에 따른 질병 부담 질환 변화

주요 사망 원인 질병에서와같이 전 세계 국가들을 4개의 그룹(저소득 국가, 중하위소득 국가, 중상위소득 국가, 고소득 국가)으로 나누어 각 그룹별 주요 질병 부담 질환에 차이가 있는지 및 차이가 있다면 그 이유는 무엇일지 생각해 보고자 한다.

① 저소득 국가(2000년 1인당 국민총소득: $755 미만, 2019년: $1026 미만)

주요 사망 원인 질병과 같이 허혈성 심장질환과 뇌졸중이 2000년 및 2019년 고령층 질병 부담 질환 1, 2위를 차지하고 있다. 암은 질병 부담이 증가하는 추세로 2019년 질병 부담 질환 3위가 되었으며, 하기도 감염의 질병 부담도 지속적으로 높다. 다만, 하기도 감염의 경우 주요 사망 원인에서 차지하는 비율에 비교하여 질병 부담 질환으로 차지하는 비율이 상당히 낮은데 이는 폐렴과 같은 감염병의 특성상 지속 기간이 비교적 짧고 단기간 내에 악화되어 사망하거나 일상생활이 가능하도록 호전되는 경우가 대부분이기 때문이다. 물론 폐렴 이후 장기간 호흡기에 의존하게 되는 예도 있으나 감염 자체보다 폐나 심장의 다른 기저 질환 때문인 경우가 많다.

당뇨병은 저소득 국가 그룹에서도 전 세계적인 경향과 같이 사망 원인 질병으로 차지하는 비율보다 질병 부담 원인 질환으로 차지하는 비율이 더 높다. 지속적 혈당 관리의 어려움과 당뇨병의 여러 합병증에 의한 장애 등은 저소득 국가의 고령 환자들에게 큰 부담일 것이다. 고혈압성 심장병, 만성 콩팥병 또한 질병 부담이 점차 증가하고 있는 점을 볼 때 만성 질환 관리는 고령층이 기능 제한 없이 살아가는 데 매우 중요하다고 할 것이다.

② 중하위소득 국가(2000년 1인당 국민 총소득: $755 - $2995, 2019년: $1026 - $3995)

2000년 및 2019년 70세 이상 고령층 질병 부담 질환 1위와 2위는 주요 사망 원인 질병과 같이 각각 허혈성 심장질환과 뇌졸중이다. 암이 주요 질병 부담 질환으로 차지하는 비율이 증가하고 있으며, 반대로 설사병은 그 질병 부담이 많이 감소하고 있다. 설사병은 주로 감염에 의해 발생하고 사망에 이르는 경과가 빠르게 진행되는 경우가 많아 사망 원인에서 차지하는 높은 비율에 비하여 질병 부담은 작은 편이다.

당뇨병, 만성 콩팥병, 고혈압성 심장병은 모두 질병 부담이 증가하고 있으며, 당뇨병의 질병 부담이 크다는 점은 전 세계적인 경향과 유사하다.

낙상이 사망의 주요 원인 질병으로는 10위권 내에 들지 못했지만, 질병 부담으로는 2000년부터 지속적으로 10위권 내에 있으며 그 부담도 증가하고 있다. 인구 고령화와 함께 그 중요성이 더욱 강조되는 질환이며 낙상 예방을 위하여 앞으로 많은 관심과 노력이 필요할 것이다. 알츠하이머병을 비롯한 치매는 2000년에 질병 부담 10위권 밖의 질환이었으나 그 부담이 꾸준히 증가하여 2019년에는 질병 부담 8위가 되었으며 필연적으로 일상 기능 장애가 발생하는 병의 경과를 고려할 때 유병률 증가와 함께 질병 부담도 계속해서 늘어날 것으로 보인다.

③ 중상위소득 국가(2000년 1인당 국민 총소득: $2996 - $9265, 2019년: $3996 - $12,375)

2000년에서 2019년까지 70세 이상 고령층 질병 부담 질환 1위는 뇌졸중이며, 2위는 허혈성 심장질환이다. 뇌졸중의 질병 부담은 감소 추세이지만 여전히 질병 부담 1위로 그 후유증이 여러 기능 장애를 일으킨다는 것을 뒷받침한다.

암은 질병 부담이 점차 증가하는 추세로 2019년 질병 부담 질환 3위가 되었고, 고령과 관련된 알츠하이머병 등 치매의 질병 부담도 지속해서 상승하고 있다. 당뇨병, 고혈압성 심장병, 만성 콩팥병 등도 그 부담이 늘어나고 있는 대표적인 질병이다.

눈에 띄는 부분은 사망의 원인이 아닌 청력 장애가 2000년부터 꾸준히 주요 질병 부담 질환으로 10위권 내에 있으며 그 부담도 점차 증가하고 있다는 점이다. 청력 장애는 하나의 감각기관 이상의 문제가 아니라 의사소통 장애를 일으켜 전반적인 기능 장애의 원인이 되기 때문에 향후 노인성 난청의 조기 진단을 위한 선별 검사와 진단 시 빠른 보청기 사용을 위한 관심과 지원이 필요하다.

④ 고소득 국가(2000년 1인당 국민 총소득: $9266 이상, 2019년: $12,376 이상)

다른 그룹과 달리 고소득 국가 그룹의 고령층 질병 부담 1위 질환은 2000년부터 꾸준히 암이 차지하고 있으며, 허혈성 심장질환은 질병 부담 2위이지만 그 부담이 상당히 감소하였다. 주요 사망 원인 질병에서 언급한 바와 같이 의학 발달로 인하여 심근경색 등 중증 질환에 대하여 적절한 치료가 이루어지는 경우가 늘고 있으며, 심부전의 진행을 늦추고 증상을 호전시키는 여러 약제가 사용되고 있는 점이 도움이 된 것으로 보인다. 건강에 대한 높은 관심으로 만성 질환 관리가 적극적으로 이루어지는 것도 중요한 부분이다. 2000년에 비하여 2019년에 뇌졸중의 질병 부담이 많이 감소한 것도 비슷한 이유 때문이라고 생각된다.

알츠하이머병을 비롯한 치매는 질병 부담이 빠르게 증가하여 전체 질병 부담에서 차지하는 비율이 2배 이상 상승하였고, 2019년 주요 질병 부담 질환 3위가 되었다. 대표적으로 알츠하이머병의 경우에 근본적인 치료방법은 아직 개발되지 않았지만, 증상을 완화하고 진행을 지연시킬 수 있는 약물이 사용되고 있으므로 조기에 발견하여 약물치료를 함으로써 가능한 일상 생활기능을 유지하는 기간을 늘려주는 것이 필요하다.

당뇨병은 고소득 국가 그룹에서 사망의 주요 원인으로는 그 비율이 감소하고 있으나, 질병 부담은 계속 증가하고 있다. 당뇨병 때문에 사망에 이르는 응급 상황은 줄어들었으나 다양한 혈관 질환 합병증 때문에 질병 부담이 증가하고 있으므로 더욱 철저한 관리가 필요할 것이다.

낙상과 청력 장애는 2010년부터 2019년에 이르기까지 고령층에 질병 부담이 높은 질환이며 그 부담도 점차 증가하고 있다. 낙상을 예방하기 위해서는 고령층에 대해 낙상 위험도 평가가 필요하며 평가에 따른 적절한 조치가 이루어져야 한다. 특히 낙상이 있었던 사람에 대해서는 다면적 평가를 통해 낙상의 원인을 파악하고 재발을 방지하려는 노력이 중요하다.

2) 주요국 질병 부담 질환 변화

(1) 미국

2000년 미국에서 질병 부담이 가장 큰 질환 1위는 주요 사망 원인과 같이 허혈성 심장질환이지만 2019년에는 질병 부담 1위 질환이 암으로 바뀌었다. 허혈성 심장질환은 20년에 걸쳐 질병 부담 비율이 꾸준히 감소하고 있으며, 암도 질병 부담에서 차지하는 비율은 점차 감소하고 있으나 전체 질병 부담은 고령 인구가 늘어나고 있으므로 줄지 않고 있다.

알츠하이머병 등 치매는 질병 부담에서 차지하는 비율도 2배 가까이 증가하였고, 실제 질병 부담은 2배 넘게 증가하여 2019년 질병 부담이 큰 질환 3위를 차지하였다. 그 추이를 볼 때 치매로 인한 일상 기능 장애 때문에 발생하는 돌봄 문제는 향후 더욱 심각한 사회경제적 문제로 대두될 것이다.

뇌졸중의 질병 부담이 점차 감소하고 있는 것은 고소득 국가 그룹과 비슷하다. 뇌졸중은 후유증이 많이 생기는 질병이지만 뇌졸중

이후 기능 장애가 발생하는 경우 적절한 재활 치료를 통하여 일상생활 제한 범위와 정도를 줄임으로써 그 질병 부담을 낮출 수 있다.

미국에서도 당뇨병은 사망 원인으로는 그 비율이 감소 추세이지만 질병 부담은 증가하고 있으며, 전체 질병 부담 중 차지하는 비율도 높다. 식습관의 개선과 신체 활동량 증가, 꾸준한 약물치료 등 지속적인 관리 노력을 통하여 합병증 발생을 줄이고 기능 장애가 오는 것을 막을 수 있다.

낙상과 청력 장애는 미국에서도 고령층 질병 부담이 높은 질환이며 특히 낙상은 사망의 주요 원인임과 동시에 그 질병 부담이 점차 증가하고 있으므로 많은 관심이 필요하다. 미국 노인병 학회 진료 지침에 따르면 의료진이 적어도 연 1회 이상 고령층 환자에 대하여 낙상 위험성을 평가할 것을 권고하고 있다.

미국 자료에서 사망 원인 질병은 아니지만, 질병 부담이 높은 질환으로 요통과 같은 척추 통증이 있다. 가장 대표적인 것이 요통인데 일반적으로 척추 관련 구조물의 병적 변화 때문에 발생하게 된다. 고령층에서 발생하는 요통은 척추의 퇴행성 변화와 관련된 경우가 많으므로 나이가 들수록 유병률이 올라가는 특징이 있으며, 무리한 노동이나 운동이 원인이 되는 예가 흔하다. 요통을 치료하기 위해서는 통증이 발생하게 된 원인을 제거, 교정하는 것이 필요한데 물리 치료, 약물치료, 또는 수술적 치료 등을 시행하게 된다. 요통을 방치하는 경우 통증으로 인한 전반적인 신체 기능의 저하, 운동량 부족으로 인한 요통의 악화 등을 유발할 수 있기 때문에 적절한 치료가 필요하다.

하기도 감염은 주요 사망 원인 질병에서 그 비율이 감소한 것과 같이 질병 부담 측면에서도 감소 추세로 2019년 질병 부담은 크게 높지 않았다. 그러나 2020년 이후 전 세계적인 감염병으로 확산된 코로나 19가 호흡기 감염으로 발현하였기 때문에 하기도 감염의 질병 부담은 크게 상승하였을 것으로 보인다.

(2) 일본

일본의 고령층 질병 부담 질환 1위는 사망 원인과 마찬가지로 암이다. 그 뒤로 뇌졸중과 허혈성 심장질환이 2000년부터 꾸준히 2, 3위를 차지하고 있는데 이는 주요 혈관 질환들은 그 질병에 의하여 사망에 이르지 않더라도 장애를 남길 가능성이 크다는 점을 시사해준다.

알츠하이머병 등 치매는 그 비율이 꾸준히 증가하여 2019년 질병 부담 질환 4위가 되었는데, 질병 부담 질환에서 차지하는 비율이 주요 사망 원인에서 차지하는 비율보다 상당히 높다. 알츠하이머병과 같은 퇴행성 뇌질환은 발병에서 진행까지 보통 8-10년에 걸쳐 서서히 진행되고 다양한 일상 기능 제한을 가진 상태로 생존하는 기간도 길기 때문이다. 반대로 하기도 감염은 사망 원인에서 차지하는 비율에 비교하여 질병 부담에서 차지하는 비율은 상대적으로 낮은데 이는 앞에서 언급한 바와 같이 감염병의 특성상 비교적 짧은 기간 내에 악화하거나 호전되며 전체적인 병의 경과가 길지 않기 때문이다. 고령층에서 감염이 조절되지 않아 폐렴이 악화하면 사망하는 경우가 많고, 항생제 등 치료로 호전되면 일상 기능으로 복귀할 가능성이 크다.

청력 장애는 2000년부터 지속적으로 질병 부담이 큰 질환이며, 요통과 같은 척추 통증도 그 질병 부담이 상당하다. 요통은 그 원인 질병에 따라 엉덩이, 허벅지, 다리에도 같이 통증이 발생하며 다리의 감각 저하, 근력 약화가 함께 나타나기도 한다. 약물치료, 물리 치료, 근육 운동 등 보존적 치료로도 호전되는 경우가 많으므로 방치하지 않는 것이 중요하다.

사망의 원인은 아니나 질병 부담이 10위권 이내인 질환으로 골관절염이 있다. 초고령사회인 일본에서 관절염은 보행 등 일상 기능에 장애를 일으키는 중요한 질병이다. 대표적으로 퇴행성 관절염은 관절 연골의 퇴행성 변화 때문에 발생하는 질병으로 통증을 유발하고 관절 변형 및 관절 운동 범위의 감소를 일으켜 일상생활에 지장을 주게 된다. 따라서 환자의 통증을 경감시키고, 변형을 방지하여 최대한 그 기능을 유지시키는 것이 치료의 목표이며 치료 방법으로는 운동 치료나 물리 치료, 약물 요법 및 수술적 치료 등이 있다.

3) 국내 질병 부담 질환 변화

우리나라는 질병 부담이 높은 질환에서도 주요 사망 원인 질병의 변화와 유사한 패턴의 변화를 보인다. 2000년에 우리나라 고령층 질병 부담이 가장 높은 질환은 중상위 소득 국가 그룹과 같은 뇌졸중이었으나 뇌졸중은 질병 부담 질환 중 차지하는 비율이 점차 줄어 2019년에는 2000년에 비하여 그 비율이 절반 이하로 감소하였다. 2019년 질병 부담이 높은 질환 1위는 고소득 국가 그룹에서와 같이 암이 차지하였다. 고령층에서 하기도 감염으로 인한 사망이 급격히 증가하여 2019년 주요 사망 원인 질병 2위가 된 것처럼 하기도 감염의 질병 부담도 꾸준히 증가하였으나, 사망 원인에서 차지하는 비율보다는 상당히 낮다.

인구 고령화가 빠르게 진행되고 있으므로 연령과 관련된 알츠하이머병 등 치매의 질병 부담이 꾸준히 증가하고 있으며, 청력 장애의 질병 부담도 같은 이유로 늘어나고 있다. 당뇨병의 질병 부담은 조금씩 감소하고 있는데 이는 당뇨병 조절률이 점차 증가하면서 합병증 발생이 줄어들고 이로 인해 기능 장애의 발생도 감소하고 있는 것으로 보인다. 국민건강영양조사 자료에 따르면 65세 이상의 당뇨병 유병자 중 당뇨 조절률은 최근 5년간 5% 이상 증가하였으며 꾸준한 증가 추세로 판단된다. 그러나 당뇨병은 여전히 질병 부담이 큰 질환이고 조절률이 아직은 낮은 수준이므로 지속적인 관심과 노력이 필요할 것이다.

우리나라에서도 일본과 같이 관절염은 고령층에서 질병 부담이 높은 질환이다. 대표적으로 퇴행성 관절염은 노화와 관련된 관절 연골의 퇴행성 변화가 그 발생 위험을 증가시키기 때문에 대부분 고령에서 질환이 발생한다. 질병 진행을 완전히 막을 방법은 없으므로 관절의 손상이 빨리 진행되는 것을 예방하고, 환자가 통증을 느끼지 않는 운동 범위를 증가시킴으로써 환자의 일상생활에 도움을 주는 것이 중요하다. 과체중일 경우 체중 감량이 증상 개선에 도움이 될 수 있으며 반복적인 작업을 피하고 지팡이 등 보조 기구를 사용하여 관절에 가해지는 부하를 줄이는 것도 효과적이다.

아직 질병 부담으로 10위 이내인 질환은 아니지만, 증가 추세로 보아 조만간 질병 부담 10위 이내로 진입할 가능성이 있을 질환으로 낙상과 척추 통증이 있다. 낙상은 고령층의 주요 질병으로 노년 인구의 증가에 따라 급속히 증가하고 있으며, 노인의 건강 수준에 미치는 영향이 크기 때문에 2015년 국내에서 낙상 예방 진료 지침이 만들어졌다. 낙상 예방을 위한 권고안 이외에도 낙상의 평가와 중재, 보행과 균형에 대한 평가, 낙상 예방 운동 방법 등 다양한 내용을 담고 있어 낙상 예방을 위한 노력에 많은 도움이 되고 있다. 요통을 비롯한 척추 통증은 미국과 일본 등 선진국에서도 질병 부담이 큰 질환으로 사망 원인은 아니지만, 개인의 기능과 삶의 질에 미치는 영향을 고려할 때 더욱 주의를 기울여야 할 필요가 있다(그림 3-3).

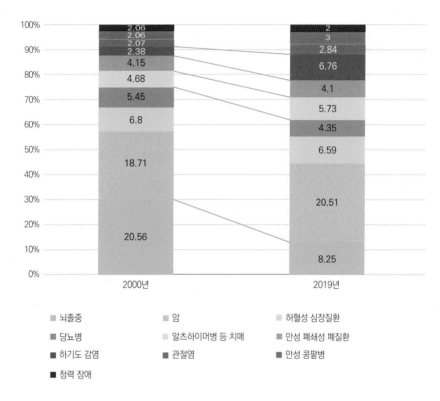

그림 3-3. **국내 고령층 주요 질병 부담 질환 변화**[Global Health Estimate 2019: Disease burden by Cause, Age, Sex, by Country and by Region, 2000–2019. Geneva, World Health Organization; 2020.]

3. 고령층 사망 및 질병 부담을 줄이는 방안

수명 연장은 분명 중요한 문제이지만 최근에는 단순히 수명을 연장하는 것 이상으로 중요하게 생각되는 것이 건강 수명의 연장이다. 건강 수명이란 기대 수명 중에 유병 기간을 제외한 수명으로 한국인은 보통 일생에서 15년 이상을 질병으로 고통받고 지낸다고 하니 건강 수명 연장의 중요성은 아무리 강조해도 지나치지 않다.

앞에서 최근 20년에 걸친 고령층 주요 사망 원인 질병과 질병 부담이 큰 질환에 대하여 알아보았다. 건강하게 살기 위해서는 이러한 질병에 걸리지 않는 것이 최선이고, 설령 이러한 질병에 걸린다 하더라도 적절히 치료하고 관리하여 장애를 최소화하고 최대한 독립적인 기능을 유지하면서 사는 것이 그 다음이다. 언급한 질병은 여럿이지만 각각의 질병에 대하여 하나하나 대처할 방법을 찾는 것보다는 건강하게 살기 위한 원칙을 지키면서 사는 것이 더욱 현명할 것으로 보이며 다음과 같은 세 가지 방안들을 제시하고자 한다.

1) 건강한 생활습관으로 질병을 예방하자.

어떠한 생활습관이 건강에 도움이 될지는 대부분 잘 알고 있으리라 생각한다. 그러나 직접 와닿지 않기 때문에 실천으로 옮겨지지 않는 경우가 많다. 여기서는 구체적 질병과 연계하여 이야기하고자 한다.

먼저 영양 관리는 아무리 강조해도 지나치지 않다. 우리가 섭취하는 것들이 우리의 몸을 구성하기 때문에 건강한 식습관은 기본이라 할 수 있다. 식습관에 대해 여러 가지 도움이 될 조언들이 있겠지만 고령층에 강조하고 싶은 3가지는 첫째 단백질을 충분히 섭취

할 것, 둘째 염분을 줄일 것, 셋째 물을 충분히 마실 것이다. 단백질은 우리 몸의 기본 구성 요소이며 고령층에서 단백질 섭취가 줄면 사지의 근육량이 감소하는 원인이 된다. 근육이 줄어들면 점차 운동 및 보행이 어려워지고 결과적으로 독립적인 일상생활에 장애가 생기게 되므로 충분한 단백질 섭취는 매우 중요하다. 다만 만성 콩팥병이 진행되어 신장 기능이 심하게 감소하였거나 간 경변이 있는 경우에는 단백질 섭취에 있어서 의사의 조언을 구하는 것이 좋다. 다음은 염분 섭취의 문제인데 대부분 가정에서 염분을 필요 이상으로 섭취하는 경우가 많다. 대부분의 면 요리, 찌개, 간장, 된장, 고추장 같은 장류 등은 염분을 많이 함유하고 있어 섭취 시 주의를 필요로 한다. 필요 이상의 염분은 혈압을 높일 수 있음을 알아야 하고, 특히 만성 콩팥병이나 심부전이 있는 경우에는 염분을 줄인 저염식이를 하여야 한다. 인체 구성에서 물이 차지하는 비율은 나이가 들수록 감소하기는 하나 고령층에서도 50% 내외는 되기 때문에 몸 안에 수분을 적절히 유지하는 것은 대단히 중요하다. 그런데 나이가 들면 세포 내에 수분을 저장하는 능력이 떨어지고 수분이 부족할 때 갈증을 느끼는 감각도 저하되기 때문에 의식적으로 수분을 섭취하여야 한다. 일반적으로 하루에 몸무게 1 kg당 30 mL, 평균 1.5 L 정도의 물을 마실 것을 권유한다.

다음으로 강조할 생활습관은 운동이다. 2017년 우리나라 65세 이상 고령층의 운동 실천율을 조사했을 때 2명 중 1명은 운동량이 부족하였고, 근력 운동을 하는 사람은 전체 15% 정도에 불과하였다. 적절한 운동을 하지 않는 것은 근육량이 감소하는 주요한 원인이 되기 때문에 나이와 관계없이 신체 활동을 유지하여야 한다. 규칙적으로 운동을 하면 전반적인 신체 기능이 호전될 뿐 아니라 기분도 좋아지고 수면에도 도움이 된다. 여러 연구가 운동을 통해 근육량 감소를 줄이고, 기능 상태를 개선할 수 있음을 보인 바 있다. 따라서 나이가 아주 많거나 노쇠한 사람에게도 운동은 필요하며, 미국 질병 예방 통제 센터에 따르면 주에 150분 이상의 운동을 시행하되 유산소 운동과 근력 운동을 같이 할 것을 권하고 있다. 유명 의학 학술지인 Circulation에 따르면 유산소 신체 활동을 주 3회에서 5회, 근육 운동을 주 2회, 유연성 운동을 주 2회 권고한 바 있으며 낙상 위험성이 있는 사람은 균형 운동을 할 것을 추천하였다 [Nelson ME, 2007]. 고령층에서 운동하지 않는 이유를 조사하였을 때 하기 싫어서나 시간이 없어서와 같은 답변이 상당수 있었는데 운동은 건강하게 살기 위한 필수적인 요소임을 인식하여야 한다.

건강한 생활습관으로 빼놓을 수 없는 것이 금연이다. 고령층 주요 사망 원인 질병에는 나라마다 차이는 있으나 암, 허혈성 심장질환, 뇌졸중, 알츠하이머병을 비롯한 치매, 하기도 감염, 만성 폐쇄성 폐질환 등이 대표적이었다. 놀랍게도 흡연은 하기도 감염을 제외하고는 앞에서 열거한 모든 질병의 위험 요인이다. 흡연을 통해 체내로 들어오는 화학물질은 혈관을 손상시키기 때문에 흡연은 혈관 질환인 허혈성 심장질환, 뇌졸중의 위험 요인이며 그 화학물질 속에 여러 발암물질이 포함되어 있으므로 암 발생을 증가시킨다. 만성 폐쇄성 폐질환은 최선의 치료가 금연일 정도로 흡연과 밀접하게 관련된 질병이고 인지기능 저하, 알츠하이머병 그리고 혈관성 치매에 대해서 흡연이 주요 위험인자임을 대한치매학회 등에서 밝힌 바 있다. 심지어 감염성 질환인 폐렴조차도 흡연 때문에 기저 폐기능이 나쁠 때 악화할 위험성이 크다. 흡연은 건강한 노후에 대한 심각한 위협이기 때문에 반드시 금연하여야 한다. 국가 금연지원센터나 보건소 금연클리닉 등에서 금연에 대한 상담 및 금연보조제 지원 등 도움을 받을 수 있다.

마지막으로 질병을 예방하기 위한 건강한 생활습관으로 절주를 들 수 있다. 우리나라에서는 음주에 대하여 관대한 문화 때문에 술을 마시는 사람이 많고 특히 알코올 의존이나 빈번한 폭음 등 문제음주를 하는 경우도 상당수 있다. 그러나 술 역시 여러 질병의 위험 요인으로 잘 알려져 있다. 먼저 술은 세계 보건 기구 산하 국제암연구소가 지정한 1급 발암물질로 구강암, 식도암, 간암 등의 주요한 위험 요인이다. 만성적인 과음은 신경세포 소실을 일으켜 뇌 위축을 진행하게 하고 콜린성 신경세포를 변성시켜 인지기능 저하를 유발할 수 있다. 또한, 음주로 인하여 균형 감각이 저하되면 낙상의 위험이 증가하고, 추가적으로 만성적인 음주는 영양 결핍을 일으키고 탈수 상태를 유발하는 등의 문제도 있다. 따라서 질병 예방을 위해 술 또한 엄격한 절제가 필요하다.

2) 질병을 조기에 찾아내고 바로 치료를 시작하자.

고령층 환자들을 진료하다 보면 국가에서 지원하는 암 검진조차 제때 받지 않는 분들이 상당히 있다. 분명한 것은 사망의 주요 원인이 되는 중증 질환들도 조기에 발견하면 대부분 후유증을 남기지 않고 완치된다는 것이다. 우리나라 사망 원인 질병 1위인 암도 조기에 발견하여 치료하면 90% 이상 완치가 가능하다. 더욱이 예전에는 수술적 절제가 필요했던 위암, 대장암 같은 경우에는 조기에 발견될 경우 내시경을 이용한 시술만으로 완치되기도 한다. 암 검진 이외에도 고령층은 일정한 주기로 건강 검진을 시행하는 것이 좋다. 고령층에 흔한 부정맥인 심방세동은 뇌경색의 위험을 5배 이상 증가시키는 것으로 되어 있는데 심전도 검사를 통해 간단히 진단할 수 있으며, 만성 폐쇄성 폐질환은 폐 기능 검사를 통해 진단이 가능하다. 이외 혈액검사를 통해 만성 콩팥병이나 당뇨병을 진단할 수도 있다.

다음으로 강조할 내용은 증상이 있으면 반드시 진료를 받아야 한다는 것이다. 병을 앓을 때 나타나는 여러 상태나 모양을 증상이라고 하는데 증상은 병이 우리 몸에 보내는 신호와 같다. 증상은 너무 다양하고 특정 질병을 가리키지 않는 것도 많다. 특히 고령층에서는 질병의 증상이 모호하게 나타나는 경우가 많으므로 스스로 판단하지 말고 전문가의 의견을 들어야 한다. 평소 등산을 즐기던 분이 어느 날 등산 중 가슴 부위에 뻐근한 통증을 느꼈다면 그 통증이 수분 내에 없어졌다고 해서 지나칠 일이 아니라 병원에서 상담을 받고 적절한 검사 및 처치를 받아야 한다. 단순히 근골격계의 통증일 수도 있지만, 허혈성 심장질환인 협심증으로 인한 통증일 수도 있기 때문이다. 우리나라는 의료 접근성이 대단히 높아서 일부 지역을 제외하고는 각 분야의 전문 의료진을 손쉽게 만날 수 있으므로 이 점을 충분히 활용하여야 한다.

끝으로 질병이 진단되면 바로 치료를 시작해야 한다. 각종 검사를 통해 질병이 진단되어도 여러 가지 이유로 곧바로 치료를 시작하지 않는 경우들이 있다. 고령층에서는 자녀들에게 지우게 될 치료비 부담을 걱정하시는 예도 있는데 질병이 악화하여 입원 치료가 필요하게 되거나 기능 장애가 생기는 경우 훨씬 큰 부담이 될 수 있다는 점을 생각해야 한다. 병을 대수롭지 않게 여기는 경우도 종종 있는데 당장은 일상생활에 문제가 되지 않더라도 장기간 방치된 경우 여러 합병증으로 건강에 큰 위협이 될 수 있다. 대표적으로 고혈압을 예로 들면 3, 40대 성인들의 고혈압 치료율이나 조절률이 다른 연령대에 비교하여 현저히 낮다. 이렇게 고혈압이 방치된 채 고령이 되었을 때 허혈성 심장질환, 뇌졸중, 고혈압성 심장병, 만성 콩팥병 등이 발생하게 되어 사망이나 장애 발생의 원인이 되는 것이다. 완치되지 않는다고 하여 치료를 꺼리기도 하는데 대표적으로 알츠하이머병의 경우 현재 완치는 불가능하지만 조기에 발견하여 치료를 시작하는 경우 병의 진행을 수년 정도 늦출 수 있고 가능한 한 빨리 치료할수록 치료 반응이 좋으므로 진단 즉시 약물치료를 받을 것을 권한다.

어떤 질병을 막론하고 일단 병이 진단되어야 치료를 시작할 수 있으므로 정기적인 검진 및 증상 발생 시 적절한 검사를 통해 질병을 조기에 발견하는 것은 대단히 중요하다. 질병이 진단되었을 때 바로 치료를 시작해야 함은 물론이다.

3) 만성 질환을 철저히 관리하자.

만성 질환 관리의 중요성은 앞에서도 여러 차례 언급하였다. 그러나 고령층이 건강을 유지하며 살기 위해서 반드시 필요한 내용이므로 다시 강조하고자 한다. 만성 질환은 병의 경과가 긴 질병으로 앞으로 언급할 고혈압, 당뇨, 고지혈증은 거의 평생 관리가 필요하다. 만성 질환이 없는 것이 가장 바람직하지만, 우리나라 65세 이상 고령층에서 고혈압 유병률은 65% 내외, 당뇨병 유병률은 30% 내외, 고지혈증 유병률은 40% 내외이므로 고령층 중 대부분이 이들 만성 질환 중 하나 이상을 앓고 있다고 볼 수 있다. 이외에도 골관절염, 요통, 골다공증 등 다양한 만성 질환이 있지만 세 가지 만성 질환을 특별히 이야기하는 이유는 혈관 질환의 중요성 때문이다.

고혈압은 90-95%가 특별한 원인 질환 없이 발생하는 본태성 고혈압이며 증상이 없는 것이 특징이다. 고혈압을 치료하지 않을 경우 여러 장기에 손상을 일으키는 데 특히 혈관 질환 합병증이 많다. 대표적인 합병증으로 뇌졸중, 허혈성 심장질환, 심부전, 만성 콩팥병 등이 있는데 이러한 합병증 발생은 사망이나 기능 의존의 위험성을 높이게 되므로 고령층에서도 견딜 수 있는 한 혈압을 엄격하게 조절하는 것이 좋다. 미국이나 유럽 등 선진국에서는 최근의 여러 연구 결과들을 근거로 고혈압 가이드라인에서 고혈압 진단 기준을 낮추거나, 목표 혈압을 낮추는 등 혈압 조절을 철저히 할 것을 권유하는 추세이다. 고혈압 치료에는 약물치료 및 비약물 치료가 있는데 비약물 치료는 앞에서 기술한 건강한 생활습관에 포함되는 저염식, 절주 및 금연 등을 들 수 있다. 고혈압은 다양한 치료 약물이 있는데 중요한 것은 처방받은 약물을 거르지 않고 꾸준히 복용하는 것이다.

당뇨병은 앞에서 여러 차례 언급하였기에 여기에서는 관리 위주로 이야기하고자 한다. 먼저 당뇨병은 식이 요법이 매우 중요한데 고령층 환자들은 기존의 식습관을 바꾸는 것이 어려운 경우가 많다. 기본적으로 지켜야 할 것은 간식이나 야식 등 정기적인 식사 이외에 부수적으로 음식을 섭취하는 것을 자제하여야 한다. 다음으로 식사를 거르지 않도록 하여야 한다. 식사를 거르면 다음 식사 시에 과식이나 폭식을 할 위험성이 높아진다. 환자 본인이 과체중이거나 비만이면 섭취량을 줄여 체중을 감량하는 것이 당뇨병 관리에 도움이 된다. 운동은 당뇨병 환자들에게 특히 유익한데 이는 유산소 운동과 근력 운동을 병행하였을 때 인슐린 저항성을 낮출 수 있다는 것이 잘 알려져 있기 때문이다. 당뇨병 또한 처방받은 약물을 꾸준히 복용하는 것이 중요하며, 특히 인슐린을 사용하는 경우 자신이 느끼는 증상만으로 혈당을 조절하는 것은 매우 위험하다. 반드시 자가 혈당 측정기를 통해서 자신의 혈당을 정확히 파악하는 것이 당뇨 관리의 기본임을 명심해야 한다.

고지혈증은 혈액 속에 지질 성분이 증가한 상태를 말하며 유전적 요인이나 식사, 음주 등으로 인하여 유발되는 경우가 많다. 증상이 없으므로 혈액검사를 통하여 진단하여야 한다. 고지혈증의 관리가 중요한 이유는 지질이 혈관 벽에 쌓여 죽상경화증을 일으키고 이로 인하여 허혈성 심장질환, 뇌졸중과 같은 주요 혈관 질환의 원인이 되기 때문이다. 고지혈증 역시 지속적인 관리가 필요한 질병으로 식이 조절, 운동 및 약물치료가 필요하다. 포화지방 섭취를 줄이고, 건강한 생활습관에서 이야기한 바와 같이 규칙적인 운동이 필요하며 환자 본인이 과체중이거나 비만이면 체중을 감량하는 것도 도움이 된다. 약물치료는 고지혈증 치료의 중심으로 처방받은 약물을 꾸준히 복용하는 것이 필요하다. 보통 약물치료로 콜레스테롤 수치가 정상화되면 약물을 중단하는 예가 있는데 대부분은 다시 콜레스테롤 수치가 오르기 때문에 약물 용량을 조절하면서 장기간 복용할 것을 권한다.

인구 고령화는 세계적인 추세지만 우리나라는 유례없이 빠른 속도로 초고령사회에 진입하고 있다. 우리나라는 2000년에 65세 이상 고령층 인구가 총인구에서 차지하는 비율이 7% 이상인 고령화사회로 들어섰고, 2018년에 그 비율이 14% 이상인 고령사회로 진입하였으며, 700만 명 이상이 고령층이다. 인구의 고령화는 필연적으로 사회경제적 부담 특히, 의료비의 빠른 증가를 초래한다. 2017년 건강보험 기준 전체 의료비 69조 3천억 원 중 65세 이상 고령자의 의료비가 27조 6천억 원으로 전체의 40%를 차지하였고, 고령자 1인당 진료비도 빠르게 증가하고 있다. 전체 고령층 중 독거 노인의 비율 또한 증가하는 추세로 돌봄 비용이 증가하는 등 다양한 측면에서 사회적 부담이 매우 증가하는 실정이다. 고령화를 피할 수 없는 상황에서 건강한 노화를 위한 체계적인 노력은 고령층 개인의 삶의 질뿐만 아니라 사회경제적 측면에서도 매우 중요한 과제임을 유념해야 한다.

　　장수는 인간의 오랜 희망이지만 현대인들은 단순히 오래 사는 것 이외에도 건강을 유지하며 오래 살기를 바란다. 물론 질병이 하나도 없는 것이 최선이겠으나 최근의 만성 질환 유병률을 고려할 때 이는 이상적인 목표이며 질병을 잘 조절하면서 자신의 기능을 유지하여 최대한 타인에 대한 의존 없이 살아가는 것이 현실적인 목표라고 할 것이다. 따라서 최근 20년 동안의 고령층 질병 패턴의 변화를 확인할 때 사망의 원인이 되는 질병 이외에도 기능 제한의 원인이 되는 질병을 상세히 살피는 것은 상당한 의미가 있다. 이러한 질병에 대처할 방안을 찾고, 그 발병 위험을 낮추는 것은 고령자들의 건강 상태를 개선하는 데 매우 중요한 과제이다.

　　2000년부터 2019년까지 고령층 주요 사망 원인 질병의 변화를 확인하였을 때, 전 세계적인 사망 원인의 변화 중 눈에 띄는 것은 알츠하이머병을 비롯한 치매가 주요한 사망 원인으로 대두된 것이다. 알츠하이머병 등 치매는 2000년 주요 사망 원인의 2.70% 정도였으나, 2019년 5.65%로 비율이 2배 이상 증가하였고, 사망 인구수는 3배 정도 증가하여 2019년 고령층 주요 사망 원인 질병 5위에 올랐다. 알츠하이머병은 퇴행성 뇌 질환으로 치매를 일으키는 가장 흔한 원인으로 알려져 있는데 주로 65세 이후에 발병하고 고령이 발병 위험을 증가시키는 주요 요인이므로 평균수명이 증가하는 추세임을 고려할 때 향후 그 중요성이 더욱 부각될 것으로 보인다. 주요한 사망 원인 중 그 비율이 증가 추세인 질병 중에는 2019년 주요 사망 원인 질병 2위인 암이 있다. 노화에 수반되는 발암물질에 노출된 기간의 증가, DNA 손상을 회복하는 기능의 저하, 발암유전자의 활성화, 발암억제유전자의 기능 저하 및 면역 기능의 저하 등으로 대부분의 암은 연령이 증가함에 따라 발생 빈도가 높아지는 경향이 있으므로, 알츠하이머병과 마찬가지로 수명의 증가와 함께 더욱 중요성이 강조될 것이다. 고령층 사망의 주요 원인으로 그 비율이 증가하는 질병 중에 고혈압성 심장병, 당뇨병, 만성 콩팥병은 만성 질환과 직접 관련된 질병들이기 때문에 특히 관심이 필요하다. 생활습관 개선 및 적절한 약물치료를 통해 관리하였을 때 그 위험을 최소화할 수 있기 때문이다.

2000년부터 2019년까지 국내 고령층 주요 사망 원인 질병의 변화를 확인하면 2000년 사망 원인 질병 1위였던 뇌졸중의 사망 원인 비율이 23.71%에서 2019년 9.71%로 많이 감소하였다. 이는 만성 질환 관리 개선과 응급 의료 체계의 정비로 설명할 수 있는데 고혈압 환자 혈압 조절율이 크게 상승하였고 2000년 이후 권역응급의료센터가 지정되어 응급 의료 상황에 대한 대처도 나아진 것으로 판단된다. 우리나라는 기대 수명의 증가와 출산율 저하로 인하여 인구 고령화가 유례없이 빠른 속도로 진행되고 있는데 이에 따라 70세 이상 고령층 사망이 2000년에 비하여 2019년 2.5배 이상 증가하였으며 사망 원인 질병도 전형적인 초고령사회인 일본과 유사하게 변하고 있다. 암이 사망 원인 1위가 되었으며, 전체 사망 원인 질병의 1/4 이상을 차지하게 되었다. 하기도 감염으로 인한 사망도 많이 증가하였는데 사망 원인 비율이 3배 정도 증가하여 2019년 고령층 주요 사망 원인 질병 2위가 되었으며 사망자 수는 20년이 되지 않는 기간에 무려 5배가 되었다. 대표적으로 고령이 발생 위험을 증가시키는 질병인 알츠하이머병을 비롯한 치매로 인한 사망자 수도 꾸준히 증가하고 있다. 다만 사망 원인 질병으로 당뇨병의 비율은 점차 감소하고 있는데 이는 만성 질환에 대한 국민 의식 수준 향상과 의료 접근성 향상으로 인하여 당뇨병 조절률이 증가하고 있는 것이 그 원인으로 보인다.

기능 제한 등 장애를 주로 일으키는 질환들을 질병 부담이 큰 질환으로 볼 수 있다. 2000년부터 2019년까지 전 세계 주요 질병 부담 질환의 변화를 확인하였을 때, 알츠하이머병을 비롯한 치매는 2000년에 비하여 2019년 질병 부담이 많이 증가하여 고령층 전체 질병 부담의 5% 이상을 차지하였다. 대표적인 치매의 원인인 알츠하이머병의 경우 병이 진행함에 따라 점차 모든 일상생활 기능을 상실하게 되며, 진행 과정에서 망상, 환각, 공격성 증가 등 다양한 정신행동증상(BPSD; Behavioural and Psychological Symptoms of

Dementia)이 흔하게 동반되기 때문에 돌봄의 부담이 대단히 크다. 사망의 주요 원인 질병으로는 10위권 내에 들지 못했지만, 2019년 질병 부담으로 10위권 내에 있는 질환으로 청력 장애와 낙상이 있다. 노인성 난청은 노화에 따른 감각기관의 이상 중에 가장 흔하게 발생하며 연령이 증가함에 따라 그 유병률이 급속도로 증가하는 질환이다. 70세 이상 노인의 40% 정도가 노인성 난청이 있다고 하는데 난청이 발생하면 대화가 힘들어져 의사소통과 관련된 행동 장애 등 기능적인 장애가 발생하게 된다. 노인성 난청이 발생하면 가능한 조기에 발견하여 빨리 보청기를 착용하도록 함으로써 일상생활에 더 잘 적응할 수 있도록 하는 것이 일상생활 기능 유지에 도움이 된다. 낙상 또한 연령이 증가함에 따라 유병률이 증가하는 대표적인 질환으로 골절 등 손상이 발생하는 것이 큰 문제이며, 손상이 발생하지 않더라도 낙상 이후에는 낙상에 대한 두려움으로 인하여 무운동성이 발생하기 쉽고 이로 인한 활동의 제한 및 전반적 의존 상태로 이행하는 문제가 있다.

2000년부터 2019년까지 국내 고령층 주요 질병 부담 질환의 변화를 보면 주요 사망 원인 질병의 변화와 유사한 패턴의 변화를 보인다. 뇌졸중은 질병 부담 질환 중 차지하는 비율이 점차 감소하여 2019년에는 2000년에 비하여 그 비율이 절반 이하가 되었다. 2019년 질병 부담이 높은 질환 1위는 암이 차지하였다. 인구 고령화가 빠르게 진행되고 있으므로 연령과 관련된 알츠하이머병 등 치매의 질병 부담이 꾸준히 증가하고 있으며, 청력 장애의 질병 부담도 같은 이유로 늘어나고 있다. 당뇨병의 질병 부담은 조금씩 감소하고 있는데 이는 당뇨병 조절률이 점차 증가하면서 합병증 발생이 줄어들고 이로 인해 기능 장애의 발생도 감소하고 있는 것으로 보인다. 국민건강영양조사 자료에 따르면 65세 이상의 당뇨병 유병자 중 당뇨 조절률은 최근 5년간 5% 이상 증가하였으며 꾸준한 증가 추세로 판단된다. 그러나 당뇨병은 여전히 질병 부담이 큰 질환이고 조절률이 아직은 낮은 수준이므로 지속적인 관심과 노력이 필요하다. 관절염은 고령층에서 질병 부담이 높은 질환 중 하나이다. 대표적으로 퇴행성 관절염은 노화와 관련된 관절 연골의 퇴행성 변화가 그 발생 위험을 증가시키기 때문에 대부분 고령에서 질환이 발생한다. 질병 진행을 완전히 막을 방법은 없으므로 관절의 손상이 빨리 진행되는 것을 예방하고, 환자가 통증을 느끼지 않는 운동 범위를 증가시킴으로써 환자의 일상생활에 도움을 주는 것이 중요하다. 아직 질병 부담으로 10위 이내인 질환은 아니지만, 증가 추세로 보아 조만간 질병 부담 10위 이내로 진입할 가능성이 있을 질환으로 낙상과 척추 통증이 있다. 낙상은 고령층의 주요 질병으로 노년 인구의 증가에 따라 급속히 증가하고 있으며, 노인의 건강 수준에 미치는 영향이 크기 때문에 2015년 국내에서 낙상 예방 진료 지침이 만들어졌다. 요통을 비롯한 척추 통증은 미국과 일본 등 선진국에서도 질병 부담이 큰 질환으로 사망 원인은 아니지만, 개인의 기능과 삶의 질에 미치는 영향을 고려할 때 더욱 주의를 기울여야 할 필요가 있다.

　건강 수명이란 개념이 있는데 이는 기대 수명 중에 유병 기간을 제외한 수명으로 건강 수명 연장의 중요성이 최근 부각되고 있다. 고령까지 건강을 유지하기 위하여 다음과 같은 세 가지 방안을 제시하고자 한다. 첫째 건강한 생활습관으로 질병을 예방할 것, 둘째 질병을 조기에 찾아내고 찾아낸 질병은 바로 치료를 시작할 것, 셋째 만성 질환을 철저히 관리할 것이다. 인구 고령화는 세계적인 추세지만 우리나라는 유례없이 빠른 속도로 초고령화 사회에 진입하고 있다. 고령화를 피할 수 없는 상황에서 건강한 노화를 위한 체계적인 노력은 고령층 개인의 삶의 질뿐만 아니라 사회경제적 측면에서도 매우 중요한 과제임을 인식해야 한다.

■ 참고문헌

- 대한고혈압학회, Korea Hypertension fact sheet 2020.
- 대한노인병학회, Geriatrics fact sheet 2018.
- 대한노인병학회, 노인병학, 제3판, 범문에듀케이션, 2015.
- 대한당뇨병학회, Diabetes fact sheet in Korea 2020.
- 보건복지부, 2019 국민건강통계.
- 분당서울대병원 노인의료센터, 노인을 위한 치료 백과, 제1판, ㈜알에이치코리아, 2021.
- 서울대학교 의과대학 내과학교실, SNUH manual of medicine, 제4판, 고려의학, 2018.
- 서울대학교병원 의학정보(http://www.snuh.org/).
- 질병관리본부 국가건강정보포털(http://health.kdca.go.kr/).
- Howard M. Fillit et al. Brocklehurst's Textbook of Geriatric Medicine and Gerontology, 8th Edition, Elsevier, 2016.
- Kontis V, Bennett JE, Mathers CD, Li G, Foreman K, Ezzati M. Future life expectancy in 35 industrialised countries: projections with a Bayesian model ensemble. Lancet (London, England). 2017;389(10076):1323−35.
- Nelson ME, Rejeski WJ, Blair SN, Duncan PW, Judge JO, King AC, et al. Physical activity and public health in older adults: recommendation from the American College of Sports Medicine and the American Heart Association. Circulation. 2007;116(9):1094−105.

Chapter 04

노인복지정책의 변화

저자 **민 기 채**

1. 노인복지법률의 발전

지난 20년 동안 한국의 노인복지정책은 노년기 사회적 위험을 해결하기 위한 '제도확대의 역사'라고 할 수 있다. 그 근거는 바로 노인복지법률의 확충이다. 2001년 기준 한국 노인복지제도의 포괄성(comprehensiveness)은 매우 왜소하였다. 요컨대, 사회적 위험에 대응할 제도가 부족하였다.

사회보험법률 차원에서 보면, 「국민연금법」(1973년 제정 당시 명칭은 「국민복지연금법」)이 제정되었으나 유명무실하였고, 실질적인 제도시행은 1988년부터였다. 「국민건강보험법」(1963년 제정 당시 명칭은 「의료보험법」)도 강제적용이 아닌 임의적용으로 시작되었고, 1999년 법 개정을 통해 의료보험 관리체계를 조합주의 방식

(다보험자)에서 통합주의 방식(단일보험자)으로 통합 운영함으로써 현재의 국민건강보장제도를 구축하였다. 공공부조법률 차원에서 볼 때도, 「국민기초생활보장법」(1961년 제정 당시 명칭은 「생활보호법」)과 「의료급여법」(1961년 제정 당시 명칭은 「생활보호법」)을 제외하고는 저소득 취약계층 노인을 위한 사회부조 제도는 미미하였다. 사회서비스법률도 마찬가지인데, 「노인복지법」(1981년 제정), 「평생교육법」(1982년 제정 당시 명칭은 「사회교육법」), 「고용상 연령차별금지 및 고령자고용촉진에 관한 법률」(약칭: 고령자고용법)(1991년 제정 당시 명칭은 「고령자고용촉진법」), 「장애인·노인·임산부 등의 편의증진 보장에 관한 법률」(약칭: 장애인등편의법)(1998년 제정)을 제외하고는 사회서비스 관련 법률을 찾아보기 어렵다. 2001년 기준 한국 노인복지법의 체계는 다음의 그림과 같다(그림 4-1).

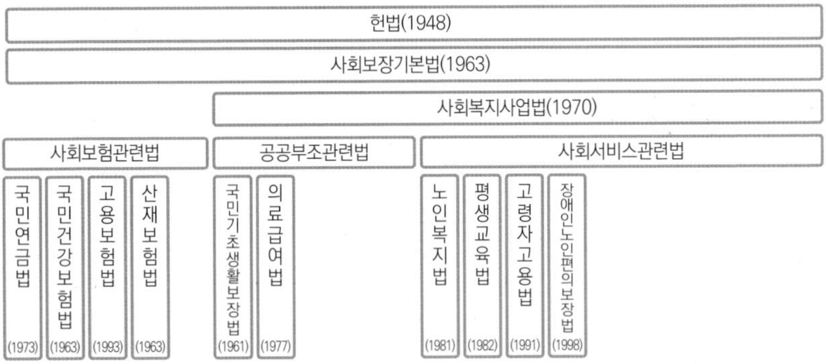

헌법(1948)									
	사회보장기본법(1963)								
			사회복지사업법(1970)						
사회보험관련법				공공부조관련법		사회서비스관련법			
국민연금법 (1973)	국민건강보험법 (1963)	고용보험법 (1993)	산재보험법 (1963)	국민기초생활보장법 (1961)	의료급여법 (1977)	노인복지법 (1981)	평생교육법 (1982)	고령자고용법 (1991)	장애인노인편의보장법 (1998)

그림 4-1. **한국 노인복지법의 체계: 2001년 기준**

한국은 2000년 국민기초생활보장법의 시행과 함께 복지국가의 시대로 진입하면서, 다양한 사회보장법률들이 제정되었다. 노인복지분야도 예외가 아니었다. 2000년 이후 사회보험, 공공부조, 사회서비스 전 영역에 걸쳐 다양한 노인복지법률들이 제정되었다. 먼저 기본법 차원에서 보면, 「저출산 · 고령사회기본법」(2005년)의 제정에 주목할 필요가 있다. 이 법률은 "저출산 및 인구의 고령화에 따른 변화에 대응하는 저출산 · 고령사회정책의 기본방향과 그 수립 및 추진체계에 관한 사항을 규정함으로써 국가의 경쟁력을 높이고 국민의 삶의 질 향상과 국가의 지속적인 발전에 이바지함을 목적으로" 제정되었다. 동법에서는 '인구 고령화'를 국가적 위기로 규정하고, 종합적인 저출산 · 고령사회정책의 수립 · 시행에서의 국가의 역할을 명시하였고, 지역의 사회 · 경제적 실정에 부합하는 저출산 · 고령사회정책의 수립 · 시행이라는 지방자치단체의 책무를 규정하였다. 해당 법률 제정을 계기로, 전 국민적 차원에서 '저출산과 인구고령화'라는 국가적 위기를 인식하고, 그 대응이 필요하다는 공감대 형성에 기여하였다고 평가할 수 있다. 특히 동법을 통해 4차에 걸친 저출산 · 고령사회 기본계획을 수립하고 평가해 왔다는 점에서 의의를 찾을 수 있다.

사회보험법률 차원에서 보면, 「노인장기요양보험법」이 2007년 제정됨으로써 5대 사회보험의 틀을 구축하였다. 노인장기요양보험의 도입으로 "고령이나 노인성 질병 등의 사유로 일상생활을 혼자서 수행하기 어려운 노인 등에게 제공하는 신체활동 또는 가사활동 지원 등의 장기요양급여"가 실시됨으로써, 돌봄의 사회화, 부양부담의 국가책임 강화, 여성의 희생을 전제로 하는 유교주의 복지국가(confusian welfare state)라는 오명 약화 등의 평가를 받을 수 있었다.

공공부조법률 차원에서 볼 때도, 다양한 법률들이 확대되었다. 「긴급복지지원법」(2005년)의 제정으로 생계곤란, 방임, 학대, 유기 등 위기상황에 처한 노인들이 '선지원 후조사' 방식으로 신속한 지원을 받게 되었다. 또한 국민기초생활보장 7대 급여 중 주거급여제도가 「주거급여법」(2014년) 제정을 통해 국민기초생활보장제도로부터 독립하였고, 국토교통부 관할로 변경되었다. 「주거급여법」을 통해 주거생활이 어려운 노인부부가구나 독거노인가구가 임차료와 수선유지비를 받게 되었다. 무엇보다 특기할 만한 점은 「기초연금법」(2007년 제정 당시 명칭은 「기초노령연금법」)을 통해, 기초연금 지급이 2008년 1월 1일부터 시작된 것이다. 2008년 1월 1일은 의미가 자못 크다. 국민연금제도에 1988년 1월 1일 처음으로 가입한 이후 20년간 중단 없이 국민연금보험료를 납부하였다면, 2008년 1월 1일이 20년 기준 완전노령연금수급자의 탄생일이다. 이날은 국민연금을 지급받는 노인과 국민연금을 지급받지 못하는 노인 간의 소득격차가 심각하게 발생할 수 있었던 시점이다. 이러한 노후소득격차완화를 위해 기초연금제도가 도입된 것이다. 특히 법 제정 년도인 2007년 당시 한국의 노인빈곤율은 44.6%로 2명 중 약 1명의 노인이 빈곤노인이었다[OECD, 2021]. 저소득 노인의 생계를 보호하기 위하여 노인들에게 현금이전소득을 제공함으로써 노년기 빈곤 및 소득격차 문제를 완화하고자 기초연금제도가 도입된 것이다.

사회서비스법률 차원에서도 다양한 법률들이 확대되었다. 「주거기본법」(2015년)의 제정으로 주거취약가구에 속한 노인들뿐만 아니라 일반노인들도 "쾌적하고 안정적인 주거환경에서 인간다운 주거생활을 할 권리"를 보장받게 되었다. 「장애인 · 고령자 등 주거약자 지원에 관한 법률」(2012년)을 통해 65세 이상 노인을 주거약자로 인정하고, 주거약자의 주거안정과 주거수준 향상을 위해, 주거약자의 주거환경 실태조사, 주거약자용 주택의 건설 · 공급 · 관리, 주거약자용 주택개조비용 지급 등을 법률로써 보장하였다. 다음으로 국가가 치매를 책임지기 위하여 "치매의 예방, 치매환자에 대한 보호와 지원 및 치매퇴치를 위한 연구 등에 관한 정책을 종합적으로 수립 · 시행함으로써 치매로 인한 개인적 고통과 피해 및 사회적 부담을 줄이고 국민건강증진에 이바지함을 목적"으로 「치매관리법」이 2011년 제정되었다. 「국민여가활성화기본법」(약칭: 여가활성화법)(2015년)의 도입으로, 노인의 자유로운 여가활동 기반 조성과 여가활동을 통한 삶의 질 향상을 꾀할 수 있게 되었다. 「교통약자의 이동편의 증진법」(약칭: 교통약자법)(2005년)의 제정으로 노인이 교통수단, 여객시설, 도로 등 이동편의시설을 안전하고 편리하게 이용할 수 있도록 하였다. 「대한노인회 지원에 관한 법률」(약칭: 대한노인회법)(2011년)의 제정으로 "대한민국 노인의 권익신장과 복지증진 및 사회참여 촉진을 위하여 설립된 사단법인 대한노인회의 발전을 지원"함으로써 단체지원서비스를 법적 차원에서 제공하기 시작하였다. 2021년 기준 한국의 노인복지법의 체계는 다음의 그림과 같다(그림 4-2).

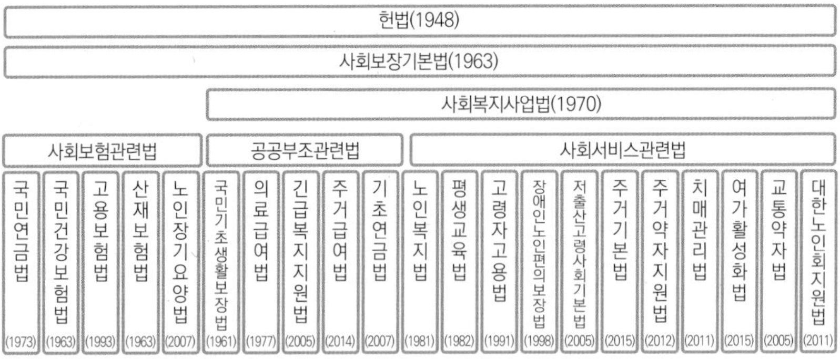

헌법(1948)																			

| | 사회보장기본법(1963) | | | | | | | | | | | | | | | | | | |

| | | 사회복지사업법(1970) | | | | | | | | | | | | | | | | | |

사회보험관련법					공공부조관련법					사회서비스관련법									
국민연금법	국민건강보험법	고용보험법	산재보험법	노인장기요양법	국민기초생활보장법	의료급여법	긴급복지지원법	주거급여법	기초연금법	노인복지법	평생교육법	고령자고용법	장애인노인편의보장법	저출산고령사회기본법	주거기본법	주거약자지원법	치매관리법	여가활성화법	교통약자법	대한노인회지원법
(1973)	(1963)	(1993)	(1963)	(2007)	(1961)	(1977)	(2005)	(2014)	(2007)	(1981)	(1982)	(1991)	(1998)	(2005)	(2015)	(2012)	(2011)	(2015)	(2005)	(2011)

그림 4-2. 한국 노인복지법의 체계: 2021년 기준

2. 노후소득보장정책의 변화

1) 노후소득보장체계의 변화

노후소득보장체계는 2001년과 2021년을 비교했을 때, '형식적 다층 노후소득보장체계에서 실질적 다층 노후소득보장체계로의 변화'라고 평가할 수 있다. 2001년과 2021년을 비교한 한국 노후소득보장체계의 변화는 다음의 그림과 같다(그림 4-3).

2001년 노후소득보장체계는 5개의 층으로 형성되었는데, 0층의 경로수당, 1층의 국민연금, 2층의 퇴직금, 3층의 개인연금, 4층의 근로소득이다. 0층의 경로수당은 국민기초생활보장수급자와 저소득노인을 대상으로 하였으나, 현재의 기초연금제도에 비해 적용대상이 소수이며 급여수준도 매주 낮아 점선으로 표시하였다. 또한 퇴직금을 점선으로 표시한 이유는 임의가입에 불과하였고, '연금' 방식이 아닌 '일시금'을 받기 때문에, 안정적인 노후소득보장이라고 규정하기에는 한계가 있기 때문이다.

2021년 노후소득보장체계는 5개의 층으로 형성되었는데, 그 층들은 0층의 기초연금, 1층의 국민연금, 2층의 퇴직연금, 3층의 개인연금, 4층의 근로소득이다. 「기초연금법」(2007년)의 도입과 「근로자퇴직급여 보장법」(약칭: 퇴직급여법)(2005년)의 제정으로 명실상부한 다층 노후보장체계를 구축하게 되었다. 0층에서는 저소득 노인을 위하여 무기여형 정액급여의 특징을 가지고 있는 기초연금제도가 운영되고 있다. 1층에서는 기여형 소득비례급여의 특징을 가지고 있는 국민연금제도가 운영되고 있다. 다만 국민연금은 소득비례의 특징만 갖고 있는 것이 아니라 균등부분(A값)을 통해 소득재분배 원리도 작동된다. 2층에서는 근로자의 안정적 노후를 두텁게 하기 위하여 퇴직연금제도가 운영되고 있다. 3층에서는 개인연금제도가 운영되고 있다. 법률로 강제하지 않는 임의보험이며, 자신의 판단에 기초하여 자발적으로 가입할 수 있다. 4층에서는 노년기 근로소득 보장제도가 운영되고 있다. 「고용상 연령차별금지 및 고령자고용촉진에 관한 법률」에 기초하여, 고령자의 능력에 맞는 직업을 가질 수 있도록 지원하고 있다.

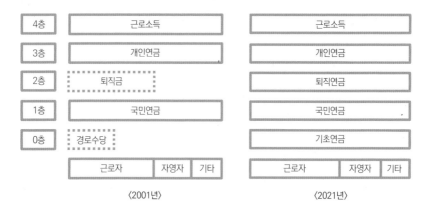

4층	근로소득			근로소득		
3층	개인연금			개인연금		
2층	퇴직금			퇴직연금		
1층	국민연금			국민연금		
0층	경로수당			기초연금		
	근로자	자영자	기타	근로자	자영자	기타
	〈2001년〉			〈2021년〉		

그림 4-3. **한국 노후소득보장체계의 변화: 2001년과 2021년 비교**

2) 노후소득보장 제도 및 실태의 변화

(1) 경로수당에서 기초노령연금으로, 기초노령연금에서 기초연금으로의 변화

1991년부터 생활보호대상노인에게 지급해 오던 노령수당을 1998년 7월부터 경로수당으로 대체하였는데, 2001년 기준 지원대상은 715,108명이었고, 지급액은 국민기초생활보장수급자 중 80세 이상은 5만 원, 65세부터 79세는 4만 원, 국민기초생활보장수급자가 아닌 저소득 노인은 3만 원이었다[보건복지부, 2001: 6, 8]. 지원대상은 노령수당에서 경로수당으로의 개편과정에서 확대되었고, 기초노령연금제도와 기초연금제도의 도입과정에서 전체 노인의 70%까지 대폭 확대하게 되었다.

2007년 「기초노령연금법」 제정으로 2008년 1월 만 70세 이상 노인을 대상으로 처음 시작된 기초노령연금은 2008년 7월 만 65세 이상 노인으로 확대되었고, 2008년 9만 원 수준이었던 월 최대 지급액은 2021년 30만 원 수준까지 증가하여 왔다[보건복지부, 2021b]. 2014년 법률 개정으로 2017년부터 시행된 「기초연금법」이 현재에 이르고 있다.

2008년부터 2019년까지 65세 이상 노인인구 대비 기초(노령)연금 수급자 현황을 살펴보면, 다음의 표와 같다(표 4-1). 2008년 기준 기초노령연금수급자는 2,898천 명으로 전체 노인인구 대비 57.2% 수준이며, 기초노령연금수급자 중 국민연금도 동시에 수급하는 수급자는 403천 명이며 13.9% 수준이다[국민연금공단 국민연금연구원, 2013: 34]. 이후 기초연금 수급자 비율은 확대되어 왔는데, 2019년 기준 기초연금수급자는 5,346천 명으로 전체 노인인구 대비 66.7% 수준이며, 기초연금수급자 중 국민연금도 동시에 수급하는 수급자는 2,139천 명이며 40.0% 수준이다[국민연금공단 국민연금연구원, 2020: 48].

표 4-1. 65세 이상 노인인구 대비 기초(노령)연금 수급자 현황 : 2008년-2019년

(2019.12.31. 기준, 단위: 명/%)

연도	65세 이상 노인인구(A)	기초(노령)연금수급자(B)	국민연금 동시 수급자(C)	비중	
				B/A	C/B
2008	5,069,273	2,897,649	402,724	57.2	13.9
2009	5,267,708	3,630,147	719,030	68.9	19.8
2010	5,506,352	3,727,940	823,218	67.7	22.1
2011	5,700,972	3,818,186	915,543	67.0	24.0
2012	5,980,060	3,933,095	1,023,457	65.8	26.0
2013	6,250,986	4,045,311	1,130,550	64.7	27.9
2014	6,520,607	4,353,482	1,316,617	66.8	30.2
2015	6,771,214	4,495,183	1,444,286	66.4	32.1
2016	6,987,489	4,581,406	1,541,216	65.6	33.6
2017	7,345,820	4,868,576	1,751,389	66.3	36.0
2018	7,638,574	5,125,731	1,957,696	67.1	38.2
2019	8,013,661	5,345,728	2,139,227	66.7	40.0

자료: 국민연금공단 국민연금연구원(2013: 34), 국민연금공단 국민연금연구원(2020: 48)
주: 2008년부터 2010년까지는 국민연금공단 국민연금연구원(2013)의 자료를 참조하였으며, 2011년부터 2019년
까지는 국민연금공단 국민연금연구원(2020)의 자료를 참조함

기초연금을 받을 수 있는 선정기준액도 변화되어 왔다. 2008년
도 기초노령연금 선정기준액 고시 제정에 따르면, 배우자가 없는
노인가구의 선정기준액은 40만 원, 배우자가 있는 노인가구의 선정
기준액은 64만 원 수준이었는데(보건복지부, 2021b), 2021년도 기
초연금 선정기준액 고시 제정에 따르면, 배우자가 없는 노인가구의
선정기준액은 1,690,000만 원, 배우자가 있는 노인가구의 선정기준
액은 2,704,000원으로 증가하였다[보건복지부, 2021a: 3].

(2) 국민연금제도의 도입과 급속한 제도 확대

1986년 「국민연금법」 제정 이후 1988년부터 국민연금제도가 본격적으로 시작되었다. 국민연금 가입자 실태는 1988년 말 기준 4,433천 명에서 2020년 말 기준 22,107천명으로 약 5배 증가하였다

표 4-2. **국민연금 가입자 실태: 1988년-2020년**

(2020.12.31. 기준, 단위: 명)

기준시점	계	사업장가입자	지역가입자	임의가입자	임의계속가입자
1988.12.31.	4,432,695	4,431,039	–	1,370	286
1992.12.31.	5,021,159	4,977,441	–	32,238	11,480
1995.12.31.	7,496,623	5,541,966	1,890,187	48,710	15,760
1996.12.31.	7,829,353	5,677,631	2,085,568	50,514	15,640
1999.12.31.	16,261,889	5,238,149	10,822,302	32,868	168,570
2006.12.31.	17,739,939	8,604,823	9,086,368	26,991	21,757
2007.12.31.	18,266,742	9,149,209	9,063,143	27,242	27,148
2008.12.31.	18,335,409	9,493,444	8,781,483	27,614	32,868
2009.12.31.	18,623,845	9,866,681	8,679,861	36,368	40,935
2010.12.31.	19,228,875	10,414,780	8,674,492	90,222	49,381
2011.12.31.	19,885,911	10,976,501	8,675,430	171,134	62,846
2012.12.31.	20,329,060	11,464,198	8,568,396	207,890	88,576
2013.12.31.	20,744,780	11,935,759	8,514,434	177,569	117,018
2014.12.31.	21,125,135	12,309,856	8,444,710	202,536	168,033
2015.12.31.	21,568,354	12,805,852	8,302,809	240,582	219,111
2016.12.31.	21,832,524	13,192,436	8,060,199	296,757	283,132
2017.12.31.	21,824,172	13,459,240	7,691,917	327,723	345,292
2018.12.31.	22,313,869	13,817,963	7,694,885	330,422	470,599
2019.12.31.	22,216,229	14,157,574	7,232,063	328,727	497,865
2020.12.31.	22,107,028	14,320,025	6,898,118	362,328	526,557

자료: 국민연금공단 국민연금연구원(2021: 1)

[국민연금공단 국민연금연구원, 2021: 1]. 1988년부터 2020년까지 국민연금 가입자 실태는 다음의 표와 같다(표 4-2).

　2019년 12월 31일 기준, 18-59세 총인구 32,129천 명 중 국민연금 가입자는 21,718천 명이며 특수직역연금 가입자는 1,706천 명인 반면, 현재 공적연금 보험료를 납부하고 있지 않는 비경제활동인구는 8,705천 명, 장기체납자는 1,062천 명, 납부예외자는 3,277천 명으로 총 13,044천 명이다[국민연금공단 국민연금연구원, 2020: 21]. 따라서 18-59세 총인구 32,129천 명 중 13,044천 명, 즉 조사대상 인구의 약 40.6%는 현재뿐만 아니라 향후에도 연금보험료 기여가 불투명하므로 '가입의 사각지대'라고 할 수 있다(그림 6-4).

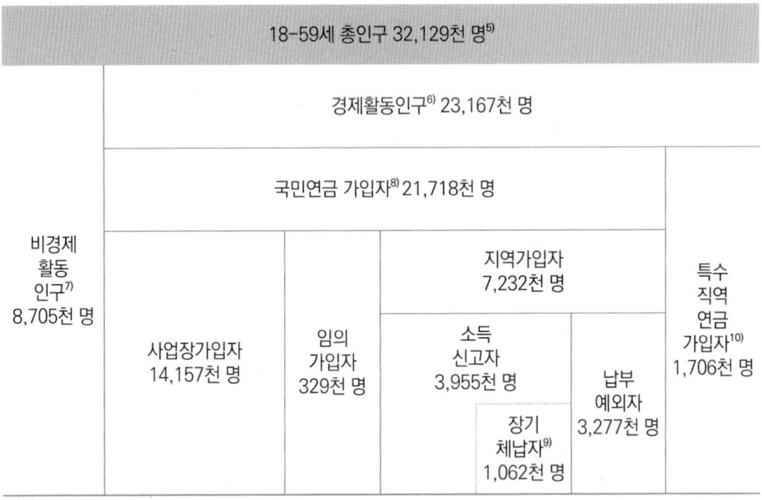

18-59세 총인구 32,129천 명[5]					
비경제활동인구[7] 8,705천 명	경제활동인구[6] 23,167천 명				
	국민연금 가입자[8] 21,718천 명				특수직역연금가입자[10] 1,706천 명
	사업장가입자 14,157천 명	임의가입자 329천 명	지역가입자 7,232천 명		
			소득신고자 3,955천 명	납부예외자 3,277천 명	
			장기체납자[9] 1,062천 명		

자료: 국민연금공단 국민연금연구원(2020: 21)

그림 4-4. **공적연금 가입 실태: 2019년 12월 31일 기준**

국민연금 수급자 실태는 2003년 말 누적 기준 1,169천 명에서 2020년 말 누적 기준 5,588천 명으로 약 5배 증가하였다[국민연금공단 국민연금연구원, 2021: 8]. 2003년부터 2020년까지 국민연금 가입자 실태는 다음의 표와 같다(표 4-3).

표 4-3. 국민연금 수급자 실태 : 2003년~2020년

(기준 : 해당 연도 누계, 단위: 명)

기준시점	계	연금수급자				일시금수급자			
		소계	노령	장애	유족	소계	장애	반환	사망
2003.12.31.	1,169,441	1,052,414	819,800	39,727	192,887	117,027	2,853	108,740	5,434
2004.12.31.	1,533,059	1,424,083	1,156,098	47,260	220,725	108,976	3,609	99,750	5,617
2005.12.31.	1,757,674	1,651,681	1,349,626	54,467	247,588	105,993	4,147	96,078	5,768
2006.12.31.	1,985,502	1,858,769	1,517,649	61,762	279,358	126,733	4,898	115,394	6,441
2007.12.31.	2,244,477	2,110,519	1,731,560	67,091	311,868	133,958	5,167	121,200	7,591
2008.12.31.	2,517,579	2,366,626	1,949,867	72,166	344,593	150,953	4,902	137,654	8,397
2009.12.31.	2,770,344	2,602,630	2,149,168	74,535	378,927	167,714	3,836	154,119	9,759
2010.12.31.	2,975,336	2,820,649	2,330,128	76,280	414,241	154,687	3,447	141,347	9,893
2011.12.31.	3,166,983	3,015,244	2,489,614	75,895	449,735	151,739	3,480	136,628	11,631
2012.12.31.	3,499,522	3,310,211	2,748,455	75,934	485,822	189,311	2,862	175,716	10,733
2013.12.31.	3,633,770	3,440,693	2,840,660	75,041	524,992	193,077	2,993	179,440	10,644
2014.12.31.	3,748,130	3,586,805	2,947,422	75,387	563,996	161,325	2,651	146,353	12,321
2015.12.31.	4,028,671	3,832,188	3,151,349	75,688	605,151	196,483	2,597	179,937	13,949
2016.12.31.	4,362,254	4,135,292	3,412,350	75,497	647,445	226,962	2,577	207,751	16,634
2017.12.31.	4,692,847	4,475,143	3,706,516	75,486	693,141	217,704	2,916	201,278	13,510
2018.12.31.	4,769,288	4,596,690	3,778,824	75,734	742,132	172,598	3,072	157,867	11,659
2019.12.31.	5,163,110	4,961,143	4,090,497	77,872	792,774	201,967	3,028	186,921	12,018
2020.12.31.	5,588,154	5,388,022	4,468,126	78,079	841,817	200,132	2,904	184,342	12,886

자료: 국민연금공단 국민연금연구원(2021: 8)

국민연금 보험료율도 상승해 왔다. 사업장가입자의 경우, 제도 시행 첫해인 1988년부터 1992년까지 3%에서 시작해, 5년마다 3%p 씩 상승했다(1993년-1997년 6%, 1998년 이후 9%)[국민연금공단 국민연금연구원, 2020: 67]. 지난 1998년부터 지금까지 20년간 9%를 유지하고 있는 상황이다(표 4-4).

표 4-4. 국민연금 보험료율: 1988년-현재

(단위: %)

사업장 가입자 (노사 공동 부담)	1988-1992	1993-1997	1998-현재
	3%	6%	9%
지역 가입자 (개인 전액 부담)	1995.7-2000.6	2000.7-2005.6	2005.7 이후
	3%	매년 1%씩 조정	9%

자료: 국민연금공단 국민연금연구원(2020: 67)
주: 임의가입자는 1999년 3월까지 사업장가입자와 동일하게 적용하였음

국민연금을 받고 있는 최고 및 평균 수급금액을 급여 종류별로 살펴보면 다음의 표와 같다. 20년 이상 가입자의 노령연금 최고 수급금액 2,269천 원, 평균 수급금액은 931천 원, 10-19년 가입자의 노령연금 최고 수급금액 1,763천 원, 평균 수급금액은 396천 원이다[국민연금공단 국민연금연구원, 2021: 23](표 4-5).

표 4-5. 국민연금 급여종류별 최고·평균 수급금액

(2020.12월 기준, 당월, 단위: 원)

구분	노령연금							장애연금				유족연금
	계	20년 이상	10~19년	소득활동	조기	특례	분할	계	1급	2급	3급	
최고	2,269,120	2,269,120	1,762,660	2,144,640	1,937,400	1,022,610	1,594,040	1,702,770	1,702,770	1,459,950	1,076,290	1,154,010
평균	541,033	930,890	396,059	914,774	569,097	219,923	206,322	458,236	621,813	495,207	374,180	290,646

자료: 국민연금공단 국민연금연구원(2021: 23)

(3) 퇴직금제도에서 퇴직연금제도로의 변화

2005년 제정된 「근로자퇴직급여 보장법」으로 사업장에서는 퇴직연금제도를 도입하게 되었다. 근로자는 확정급여형 퇴직연금제도(DB; Defined Benefits Retirement Pension), 확정기여형 퇴직연금제도(DC; Defined Contribution), 개인형퇴직연금제도(IRP; Individual Retirement Pension)의 3가지 유형을 선택할 수 있다. 특히 2017년 개인형퇴직연금제도에 기존의 일반 근로자뿐만 아니라 자영업자, 직역연금 가입자 등 소득이 있는 누구나 가입할 수 있게 되었다.

퇴직연금 도입 현황 및 유형은 다음의 표와 같다. 2012년 기준 203,488개소 사업장에서 도입하였는데, 2019년 기준 396,539개소로 약 2배 증가하였다[통계청, 2021](표 4-6).

표 4-6. **퇴직연금 도입 현황 및 유형: 2012년-2019년**

(단위: 개소)

구분	2012	2013	2014	2015	2016	2017	2018	2019
합　계	203,488	254,138	275,547	305,665	334,820	354,018	378,430	396,539
확정급여형(DB)	68,031	80,107	83,643	89,817	105,471	102,967	102,985	98,705
확정기여형(DC)	101,086	131,741	152,904	175,479	179,694	201,093	222,851	244,376
확정급여.기여형(DB&DC)	4,615	6,812	6,954	7,894	23,979	24,446	26,935	27,676
IRP 특례	29,756	35,478	32,046	32,475	25,676	25,512	25,659	25,782

자료: 통계청(2021). 퇴직연금 도입 현황 및 유형(2021년 4월 30일 추출)

사업장 규모별 퇴직연금 도입률은 다음의 표와 같다(표 4-7). 2018년 기준 전체 도입 사업장은 378,430개이며 도입률은 27.3%인데, 300인 이상 사업장의 도입률이 91.4%로 가장 높고, 그 다음으로 100-299인 84.6%, 50-99인 79.5%, 30-49인 71.6%, 10-29인 55.3%, 5-9인 32.0%, 5인 미만 10.3%의 순이다[국민연금공단 국민연금연구원, 2020: 61]. 사업장 규모가 클수록 도입률이 높고, 사업장 규모가 작을수록 도입률이 낮다. 퇴직연금제도는 2005년까지 존재하였던 법정 퇴직금제도를 보완하기 위해 도입하였음에도 불구하고, 퇴직금 체불 가능성이 높은 30인 미만 영세사업장의 도입률은 여전히 절반에 미치지 못하며, 특히 5인 미만 사업장의 경우 도입대상 10개 중 1개소만이 도입한 상황이다. 2022년까지 전 사업장이 퇴직연금제도를 의무 도입해야 하는 상황에서 중소기업 퇴직연금기금 제도 확대 등 다양한 대책이 마련될 필요가 있다.

표 4-7. **퇴사업장 규모별 퇴직연금 도입률: 2018년 기준**

(단위: 개소, %)

구분	5인 미만	5-9인	10-29인	30-49인	50-99인	100-299인	300인 이상	합계
전체도입 사업장	78,480	118,276	117,753	25,650	21,353	12,389	4,529	378,430
(A)도입대상 사업장	687,926	356,025	208,929	35,355	26,533	14,450	4,920	1,334,138
(B)도입 사업장	71,078	113,844	115,612	25,309	21,086	12,218	4,497	363,644
도입률 (B/A,%)	10.3	32.0	55.3	71.6	79.5	84.6	91.4	27.3

자료: 국민연금공단 국민연금연구원(2020: 61)
주 1) 도입률은 가입 대상 근로자가 존재하는 사업장 중 실제 도입한 사업장의 비율을 의미함
　　2) (B)도입사업장은 퇴직연금을 도입한 사업장 전체가 아니라, (A)도입대상 사업장 중에서 퇴직연금을 도입한 사업장임

(4) 노인일자리사업의 다양화

1981년 3월 노인능력은행을 1997년 1월 노인취업알선센터로 확대 개편하면서 2000년대부터 노인취업알선센터가 대한노인회 시·도 연합회 및 시·군·구지회 70개소에서 사업을 시작하였다[보건복지부, 2001: 10]. 이후 「노인복지법」에 따라, 노인의 사회참여를 지원하기 위하여 노인인력개발기관, 노인일자리지원기관, 노인취업알선기관 등의 노인일자리전담기관이 설치되었다. 이 설치규정에 근거하여 각종 노인일자리사업이 시·군·구별 노인종합복지관에서 시행되고 있다.

2011년부터 2019년까지의 노인일자리 창출·제공 건수는 다음의 표와 같다(표 4-8). 2011년 224,655건에 불과하였던 노인일자리는 2019년 기준 684,117건으로 3배 이상 증가하였다[통계청, 2021].

표 4-8. **노인일자리 창출·제공 건수: 2011년-2019년**

(단위: 건)

구분		2011	2012	2013	2014	2015	2016	2017	2018	2019
공익활동		194,480	217,710	227,439	269,244	305,140	290,625	359,932	405,134	504,206
전체		224,655	248,306	261,593	336,431	385,963	429,726	496,200	543,926	684,177
사회서비스형		–	–	–	–	–	–	–	–	23,548
재능나눔		0	0	0	30,609	40,847	40,163	44,714	52,153	47,367
민간형	시장형 사업단	14,967	16,101	17,680	19,764	22,889	77,734	64,573	54,585	66,972
	취업 알선형	10,380	9,349	10,397	10,514	9,730	21,557	17,039	20,067	27,718
	시니어 인턴십	3,643	3,612	4,500	5,103	6,176	6,730	5,268	5,686	7,349
	고령자 친화기업	1,185	1,534	1,577	1,197	1,181	1,917	1,332	1,708	1,344
	기업 연계형	–	–	–	–	–	–	3,342	4,593	5,673

자료: 통계청(2021). 노인일자리 창출·제공 건수(2021년 4월 30일 추출)

3. 노인복지서비스의 변화

1) 노인복지서비스 정책의 변화

노인복지서비스 정책의 변화는 2001년과 2021년 서비스정책의 유무 비교에 기초하여 이해하고자 한다. 2001년과 2021년을 비교한 한국 노인복지서비스의 변화는 다음의 표와 같다(표 4-9). 첫째, 주거서비스의 변화를 볼 때, 제도상 큰 변화는 없으나 20년 전에는 노인공동생활가정(국내에는 2005년부터 농어촌에 노인 그룹홈이 최초로 도입됨)과 노인복지주택이 부재하였음이 확인된다. 그 외 양로시설, 영구임대나 국민임대와 같은 공공임대주택 공급 지원, 국민기초생활수급자 등 주거취약계층에게 제공되는 임차료, 수선유지비 지원은 20년 전부터 계속되고 있다.

둘째, 의료서비스의 변화를 볼 때, 20년 전에 부재했던 제도는 재가급여, 시설급여, 특별현금급여를 제공하는 노인장기요양보험제도, 노인의료복지시설 중 노인요양공동생활가정, 치매 영역에서의 중앙치매센터 및 광역치매센터 운영, 실종노인의 발생예방 및 찾기 사업, 치매공공후견사업, 노인실명예방사업 중 노인 안검진 사업, 노인 개안수술비 지원 사업, 노인 저시력 예방교육·상담·재활 사업, 노인무릎인공관절 수술 지원이라고 할 수 있다. 그 외 노인의료복지시설 중 노인요양시설, 치매관리사업, 치매 안심센터 운영, 치매안심병원 및 공립요양병원 사업, 노인 건강진단은 20년 전과 유사한 사업이라고 할 수 있다.

셋째, 여가서비스를 볼 때, 노인여가복지시설 중 노인복지관과 경로당, 노인일자리 및 사회활동 지원사업, 노인자원봉사 활성화 사업은 20년 전과 유사하다.

넷째, 재가서비스의 변화를 볼 때, 재가노인복지사업의 하위 항목에서는 차이가 있으나 재가노인복지사업이 20여년 전부터 시행되어 왔고, 재가노인복지시설 운영에 대한 지원과 노인복지시설 기능보강도 유사 사업이라고 할 수 있다.

다섯째, 돌봄 및 보호서비스의 변화를 볼 때, 다른 노인복지서비스보다 상당한 변화가 진행된 서비스 영역이라고 할 수 있다. 커뮤니티 케어의 확대, 노인학대 근절, 취약계층 노인 보호를 위해 노인맞춤돌봄서비스 사업, 양로시설 사물인터넷(IoT) 활용, 비대면 돌봄 시범사업, 독거노인 공동생활홈서비스, 노인보호전문기관 설치 운영, 학대피해노인 전용쉼터, 노인학대 예방 교육 및 인권 교육, 결식 우려 노인 무료급식 지원, 폐지수집노인 발굴·보호, 노인복지시설 인권보호 및 안전관리지침(시설 생활 노인 학대예방 및 개입지침, 시설 내 감염병 및 식중독 예방 등 위생관리, 노인복지시설[주거·의료·재가] 입소자 및 직원의 건강검진)이 확대되었다.

여섯째, 고용서비스의 변화를 볼 때, 노인일거리마련사업(노인자원봉사보조), 노인취업알선센터 지원, 노인공동작업장 설치확대 등의 유사 사업이 20년 전부터 시행되어 왔다. 현재는 노인일자리 및 사회활동 지원사업이 공익활동, 재능나눔활동, 사회서비스형, 시장형사업단, 취업알선형, 시니어인턴십, 고령자친화기업으로 세분화되었다는 점이 주목할 만하다.

일곱째, 교육서비스를 볼 때, 경로대학과 같은 노인교실은 유사하다.

여덟째, 이동서비스의 변화를 볼 때, 철도 등의 운임할인을 위한 공영 및 민영 경로우대제는 유사하고, 교통수단, 여객시설, 도로 등에 대한 이동편의시설 설치 사업이 추가되었다.

아홉째, 단체지원서비스의 변화를 볼 때, 대한노인회에 대한 지원은 유사하나 2011년 「대한노인회 지원에 관한 법률」 제정으로 단체에 대한 지원사업이 법적 효력을 갖게 되었다는 점에서 차이가 있다.

표 4-9. 한국 노인복지서비스의 변화: 2001년과 2021년 비교

구분	서비스			
	2001년		2021년	
주거 서비스	노인주거복지지설: 양로시설		노인주거복지지설: 양로시설, 노인공동생활가정, 노인복지주택	
	공공임대주택 공급 지원(영구임대, 국민임대)		공공임대주택 공급 지원(영구임대, 국민임대)	
	임차료, 수선유지비		임차료, 수선유지비	
의료 서비스			노인장기요양보험	재가급여
				시설급여
				특별현금급여
	노인의료복지시설	노인(전문)요양시설	노인의료복지시설	노인요양시설
				노인요양공동생활가정
	치매	치매 · 중풍 등 중증 및 만성퇴행성 질환 노인 관리체계(통합 적 관리체계)	치매	치매관리사업
				중앙치매센터 및 광역치매센터 운영
		보건소 치매상담신고 센터 운영		치매 안심센터 운영
		공립치매전문 예방병원		치매안심병원 및 공립요양병원 사업
				실종노인의 발생예방 및 찾기 사업
				치매공공후견사업
			노인실명예방사업	노인 안검진 사업
				노인 개안수술비 지원 사업
				노인 저시력 예방교 육·상담·재활 사업

구분	서비스		
	2001년		2021년
의료 서비스			노인무릎인공관절 수술 지원
	노인 건강진단		노인 건강진단
여가 서비스	노인여가복지시설	경로당(경로당 활성화 사업, 난방연료비 및 운영비 지원, 모범경로당 선정)	노인여가복지시설	경로당(경로당 활성화 프로그램, 지역 노인복지증진을 위한 경로당의 공공적 역할 강화[독거노인 생활교육 장소 활용, 노인공동생활 장소 활용, 학대노인 지킴이 센터 활용])
		노인복지회관		노인복지관
	노인일거리마련사업(노인자원봉사보조) 노인취업알선센터 지원		노인일자리 및 사회활동 지원사업(공익활동, 재능나눔활동, 사회서비스형. 시장형사업단, 취업알선형, 시니어인턴십, 고령자친화기업) 중 여가에 초점을 둔 서비스	
	노인일거리마련사업(노인자원봉사보조)		노인자원봉사 활성화: 노인자원봉사클럽(봉사단) 운영 지원, 전국 노인자원봉사 대축제 개최	
재가 서비스	주간보호, 노인단기보호, 가정봉사원파견사업, 거동불편 저소득 재가노인 식사배달		재가노인복지사업: 방문요양서비스, 주 · 야간보호서비스, 단기보호서비스, 방문목욕서비스, 재가노인지원서비스, 방문간호서비스, 복지용구서비스	
	재가노인복지시설 운영		재가노인복지시설 운영	
	노인복지시설 기능보강		노인복지시설 기능보강	
돌봄 및 보호 서비스	경로식당 무료급식 노인결연사업		노인맞춤돌봄서비스 사업 양로시설 사물인터넷(IoT) 활용 비대면 돌봄시범사업 독거노인 공동생활홈서비스 노인보호전문기관 설치 운영 학대피해노인 전용쉼터 노인학대 예방 교육 및 인권 교육 결식 우려 노인 무료급식 지원 폐지수집노인 발굴 · 보호 노인복지시설 인권보호 및 안전관리지침(시설 생활 노인 학대예방 및 개입지침, 시설 내 감염병 및 식중독 예방 등 위생관리, 노인복지시설[주거·의료·재가] 입소자 및 직원의 건강검진)	

구분	서비스	
	2001년	2021년
고용 서비스	노인일거리마련사업(노인자원봉사보조) 노인취업알선센터 지원 노인공동작업장 설치확대	노인일자리 및 사회활동 지원사업(공익활동, 재능나눔활동, 사회서비스형. 시장형사업단, 취업알선형, 시니어인턴십; 고령자친화기업) 중 고용에 초점을 둔 서비스
교육 서비스	노인교실	노인교실(경로대학)
이동 서비스	경로우대제(공영 및 민영): 철도 등 운임할인	경로우대제(공영 및 민영): 철도 등 운임할인
		이동편의시설 설치: 교통수단, 여객시설, 도로
단체지원 서비스	대한노인회 지원	대한노인회 지원

자료: 보건복지부(2001), 보건복지부(2021c), 보건복지부(2021d), 관련 법률
주: 공란은 제도가 없다는 의미임

2) 노인복지서비스 제도 및 실태의 변화

(1) 노인주거 시설로부터 지역사회로의 통합

주거취약 노인을 위한 노인주거복지제도는 지속적으로 발전하여 왔다. 2001년 기준 양로시설에 거주하는 국고 지원대상 노인은 4,731명이었고, 지원단가는 1인당 2,875천 원 수준이었다[보건복지부, 2001: 193]. 양로시설은 2006년에 351개소였는데, 2019년에 232개소로 감소하였다[e-나라지표, 2021]. 탈시설화 및 지역사회로의 통합 방향에서 양로시설은 감소한 것으로 이해할 수 있다. 스웨덴에서 처음 시작되었다고 알려진 그룹 홈인 노인공동생활가정은 1992년 한국에 처음으로 도입되었는데, 2008년 21개소에 불과하였으나 2019년 115개로 5배 이상 증가하였고, 노인복지주택도 2006년 15개소에서 2019년 35개소로 2배 이상 증가하였다[e-나라지표, 2021](표 4-10).

표 4-10. 노인주거복지시설의 변화: 2006년-2019년

(단위: 개소)

구분	2006	2007	2008	2009	2010	2011	2012	2013	2014	2015	2016	2017	2018	2019
소계	366	398	347	360	397	414	416	435	443	427	425	404	390	382
양로시설	351	384	306	285	300	303	285	285	272	265	265	252	238	232
노인공동 생활가정	-	-	21	56	75	87	108	125	142	131	128	119	117	115
노인 복지주택	15	14	20	19	22	24	23	25	29	31	32	33	35	35

자료: e-나라지표(2021). 노인복지시설 현황: 노인주거복지시설(2021년 4월 30일 추출)

(2) 장기요양보험제도의 도입과 국가치매관리제의 확대

대부분의 서구 복지국가에서는 노인장기요양급여가 건강보험제도 내에 통합되어 있다. 반면 독일, 일본과 함께 한국은 독립된 사회보험으로 자리하고 있다. 즉 통합형이 아닌 독립형 노인장기요양급여제도이다. 한국은 1988년 9월 5일 실비 노인요양시설 설치 및 관리운영규정을 제정함으로써 장기요양급여의 시작을 알렸고, 1995년 9월 서울시 중계노인복지관이 치매전문요양시설로는 최초 개원하였다[보건복지부, 2001: 192-193].

치매국가관리를 중심으로 지난 20년 간의 장기요양급여의 역사를 이해할 수 있다. 1997년부터 치매상담신고센터 운영이 시작되었는데, 센터에서는 치매노인 등록 및 관리, 치매노인 및 그 보호자에 대한 상담 및 지원, 치매의 예방 및 치매노인의 간병요령 등에 관한 교육의 실시, 재가치매노인에 대한 방문·관리, 치매노인의 노인전문요양시설 등에의 입소안내 기능을 하였다[보건복지부, 2001: 33-36]. 이후 제1차 저출산·고령사회 기본계획(새로마지플랜 2010)에 '치매노인에 대한 종합적 관리·지원 체계 구축'을 제시

표 4-11. 급여종류별 노인장기요양보험 급여이용 수급자 및 제공기관의 변화: 2013년-2019년

(단위: 명, 개소)

구분	2013		2014		2015		2016		2017		2018		2019	
	이용자	제공기관	이용자	제공기관	이용자	제공기관	이용자	제공기관	이용자	제공기관	이용자	제공기관	이용자	제공기관
계	399,591	15,315	433,779	16,001	475,382	16,937	520,043	18,373	578,867	19,361	648,792	20,139	732,181	22,103
방문요양	224,233	7,882	240,392	8,248	260,252	8,796	284,232	9,845	317,195	10,395	357,575	10,809	409,526	12,243
방문목욕	65,509	4,930	62,017	4,846	60,285	4,681	61,812	4,777	68,590	4,859	74,801	4,858	81,345	4,760
방문간호	7,634	349	7,660	388	8,613	374	9,077	381	11,485	429	14,270	469	15,727	552
주야간보호	28,051	1,387	35,089	1,633	45,006	2,007	57,165	2,373	74,081	2,831	94,399	3,270	116,529	4,018
단기보호	7,264	402	7,021	364	6,436	335	5,866	291	5,421	233	4,685	177	3,905	139
복지용구	154,883	1,352	169,896	1,380	194,139	1,407	216,803	1,452	246,960	1,510	275,900	1,480	338,421	1,532
노인요양시설	130,750	2,663	142,382	2,858	153,840	3,035	164,221	3,260	176,041	3,438	189,615	3,579	199,180	3,725
노인요양시설 (구법)	7,913	258	-	-	-	-	-	-	-	-	-	-	-	-
노인전문요양 시설(구법)	21,498	385	-	-	-	-	-	-	-	-	-	-	-	-
노인요양공동 생활가정	26,249	2,467	26,542	2,535	26,317	2,493	25,153	2,402	24,434	2,317	24,160	2,268	23,032	2,141
노인요양시설 (단기보호전환)	8,621	340	-	-	-	-	-	-	-	-	-	-	-	-

자료: 통계청(2021). 장기요양 급여실적 (2021년 4월 30일 추출)

한 이후, 2008년 9월 치매의 종합적·체계적 관리를 위한 1차 치매종합관리대책(2008-2012), 2차 치매종합관리대책(2013-2016), 3차 치매종합관리대책(2017-2020), 4차 치매종합관리대책(2021-2015)이 수립되어 왔다[보건복지부, 2021e: 467-468].

2013년부터 2019년까지 급여종류별 노인장기요양보험 급여이용 수급자 및 제공기관의 변화를 살펴보면 다음의 표와 같다(표 4-11). 방문요양 이용자는 2013년 224,233명에서 2019년 409,526명으로 증가하였고, 방문요양 제공기관은 2013년 7,882개에서 2019년 12,243개로 증가하였다[통계청, 2021]. 주야간보호 이용자는 2013년 28,051명에서 2019년 116,529명으로 증가하였고, 주야간보호 제공기관은 2013년 1,387개에서 2019년 4,018개로 증가하였다[통계청, 2021].

노인의료복지시설도 증가하였는데, 노인요양시설은 2006년 815개소에서 3,595개소로 증가하였고, 노인요양공동생활가정은 2008년 422개소에서 1,934개소로 증가하였다[e-나라지표, 2021](표 4-12).

다음으로 노인 건강진단 사업은 1983년 1월부터 시작되었는데, 2001년 기준 1차 진단수가는 13,360원(심전도검사 외 11항목), 1차 진단수가는 15,346원(정밀안전검사 외 29항목) 수준이었고, 65세 이상 국민기초생활보장대상 노인 중 노인건강진단 희망자가 사업대상이었다[보건복지부, 2001: 41-51]. 이후 노인 건강진단은 지방이양사업으로 2005년부터 전환되었고, 국민건강보험의 건강진단수가를 준용하여, 65세 이상 의료급여 수급권자 노인 중 희망자로

표 4-12. 노인의료복지시설의 변화: 2006년-2019년

(단위: 개소)

구분	2006	2007	2008	2009	2010	2011	2012	2013	2014	2015	2016	2017	2018	2019
소계	898	1,186	1,832	2,712	3,852	4,079	4,352	4,585	4,841	5,036	5,163	5,242	5,287	5,529
노인요양시설	815	1,114	1,332	1,642	2,429	2,489	2,610	2,497	2,707	2,933	3,136	3,261	3,390	3,595
노인요양공동생활가정	-	-	422	1,009	1,346	1,590	1,742	2,088	2,134	2,130	2,027	1,981	1,897	1,934

자료: e-나라지표(2021). 노인복지시설 현황: 노인의료복지시설(2021년 4월 30일 추출)

표 4-13. 노인여가복지시설(노인복지관, 경로당)의 변화: 2006년-2019년

(단위: 개소)

구분	2006	2007	2008	2009	2010	2011	2012	2013	2014	2015	2016	2017	2018	2019
노인복지관	183	211	228	237	259	281	300	319	344	347	350	364	385	391
경로당	55,504	56,480	57,930	59,543	60,737	61,537	62,442	63,251	63,960	64,568	65,044	65,604	66,286	66,737

자료: e-나라지표(2021). 노인복지시설 현황: 노인여가복지시설(2021년 4월 30일 추출)

한정하고 있다[보건복지부, 2021e: 502-503]. 물론 건강보험가입자는 국민건강보험공단의 건강검진으로 수검이 가능하다.

(3) 노인 여가활동 및 사회참여 지원서비스의 확대

노인을 위한 여가서비스 지원도 확대되어 왔다. 1996년 6월 17일 경기도 남양주, 강원도 춘천, 전북 김제, 경북 경산, 경남 진주에 노인복지종합타운을 시범 설치함으로써, 지역의 어르신들이 한 장소에서 보건의료와 돌봄과 같은 필수 서비스 이외에, 체육, 예술, 문화 등 다채로운 서비스를 이용할 수 있게 되었다[보건복지부, 2001: 195]. 1998년 10월 2일 제2회 노인의 날 기념식에서 노인지역봉사지도원 발대식을 거행함으로써, 노인의 자원봉사 참여에도 관심을 기울이게 되었다[보건복지부, 2001: 196].

2007년 「노인복지법」에서의 노인여가복지시설의 재규정과 2015년 「국민여가활성화기본법」의 도입을 통해, 노인을 위한 여가복지시설도 꾸준히 확충되었다. 2006년부터 2019년까지의 노인여가복지시설의 변화를 볼 때, 노인복지관은 2006년 183개에서 2019년 391개로 증가하였다[e-나라지표, 2021]^(표 4-13).

(4) 지역사회통합을 위한 재가복지서비스의 확대

80년대 중반 시작된 탈시설화 흐름에 따라 재가서비스는 노인장기요양보험제도의 도입과 함께 확대되어 왔다고 평가할 수 있다. 1991년부터 가정간호사업, 1992년부터 주간보호사업, 단기보호사업 등 여러 가지 형태의 재가노인복지사업이 시작되었다[보건복지부, 2021c: 120]. 2001년 기준 재가노인복지서비스는 국가 또는 지방자치단체, 사회복지법인, 비영리법인이 65세 이상 국민기초생활보장대상 노인을 대상으로 제공하는 정부지원사업(무료)과 65세이상 저소득 노인을 대상으로 제공하는 실비사업으로 구분되어 있었다[보건복지부, 2001: 59]. 2000년 4월 8일부터 거동불편 저소득 재가 노인을 위한 식사배달사업을 실시하였다[보건복지부, 2001: 196]. 이후 사회보험으로서의 노인장기요양보험급여의 지속적 확대로 현재의 재가복지서비스가 구축되었다.

2007년 「노인장기요양보험법」에서의 재가복지사업에 대한 규정을 통해, 재가노인을 위한 복지서비스 기관도 지속적으로 증가하였다. 2006년부터 2019년까지의 재가노인복지시설의 변화는 다음의 표와 같다(표 4-14). 방문요양서비스 기관은 2006년 523개에서 2019년 1,523개로 증가하였고, 주야간보호서비스 기관은 2006년 409개에서 2019년 1,816개로 증가하였으며, 단기보호서비스 기관은 2006년 113개에서 2019년 78개로 감소하였고, 방문목욕서비스 기관은 2008년 349개에서 2019년 942개로 증가하였고, 방문간호서비스 기관은 2017년 10개에서 2019년 60개로 증가하였으며, 재가지원서비스 기관은 2012년 323개에서 2019년 412개로 증가하였다[e-나라지표, 2021]. 전반적으로 재가노인복지시설은 확충되었다. 다만 지역사회통합 서비스 방향에 따라, 단기보호서비스 기관은 소폭 감소하였다.

(5) 노인맞춤돌봄서비스로의 전환과 노인학대에 대한 법적 대응력 강화

1991년 3월 경로식당 설치 · 운영에 관한 규정을 마련하고 가정형편이 어렵거나 기타 부득이한 사정으로 식사를 거를 우려가 있는 60세 이상 노인을 위하여 사회복지사업기금으로 전국 경로식당에 지원을 시작하였는데, 2001년 기준 1인 1식에 1,520원 수준이

표 4-14. 재가노인복지시설의 변화: 2006년-2019년

(단위: 개소)

구분	2006	2007	2008	2009	2010	2011	2012	2013	2014	2015	2016	2017	2018	2019
소계	1,045	1,408	2,298	2,696	2,496	2,750	3,003	2,832	2,797	3,089	3,168	3,216	3,494	4,821
방문요양서비스	523	767	1,111	1,228	1,118	1,180	1,113	1,042	992	1,021	1,009	1,001	1,051	1,513
방문목욕서비스	-	-	349	466	525	633	633	603	588	617	588	609	650	942
방문간호서비스	-	-	-	-	-	-	-	-	-	-	-	10	21	60
주야간보호서비스	409	504	621	714	786	842	840	848	913	1,007	1,086	1,174	1,312	1,816
단기보호서비스	113	137	217	288	67	95	94	110	96	112	95	80	73	78
재가지원서비스	-	-	-	-	-	-	323	229	208	332	390	342	387	412

자료: e-나라지표(2021). 노인복지시설 현황: 재가노인복지시설(2021년 4월 30일 추출)

었다[보건복지부, 2001: 75, 193]. 노인돌봄서비스는 1987년 가정
봉사원파견 사업으로 시작한 이후, 2007년 독거노인생활지원파견
사업, 노인돌보미바우처사업, 2008년 방문요양(재가노인복지시설,
장기요양보험), 독거노인생활관리사파견사업, 2009년 노인돌봄기
본서비스, 노인돌봄종합서비스, 2010년 재가노인지원서비스 사업,
2019년 지역사회통합돌봄사업, 2020년 노인맞춤돌봄서비스가 시
행되었다[민소영 외, 2021: 43; 보건복지부, 2021d: 93](그림 4-5).

노인학대가 심각한 사회문제로 대두됨에 따라, 노인 돌봄 및 보
호서비스 기관도 증가하였다. 노인보호전문기관은 2008년 20개에
서 2019년 34개로 증가하였으며, 재가지원서비스 기관은 2019년
현재 19개이다[e-나라지표, 2021].

이외에도 다양한 노인 돌봄 및 보호서비스가 확대되었다. 대표
적으로 양로시설 사물인터넷(IoT) 활용 비대면 돌봄시범사업, 독

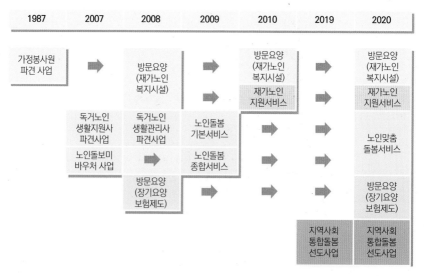

그림 4-5. **노인돌봄서비스의 변화: 1987-2020**(자료: 민소영 외[2021: 43])

거노인 공동생활홈서비스, 노인학대 예방 교육 및 인권 교육, 결식 우려 노인 무료급식 지원, 폐지수집노인 발굴·보호, 노인복지시설 인권보호 및 안전관리지침(시설 생활 노인 학대예방 및 개입지침, 시설 내 감염병 및 식중독 예방 등 위생관리, 노인복지시설[주거·의료·재가] 입소자 및 직원의 건강검진) 등의 서비스가 제공되고 있다[보건복지부, 2021d: 93-228](표 4-15).

(6) 노인능력은행에서 노인일자리지원기관으로 변모

노년기 근로활동 지원을 위한 기관들은 1981년 노인능력은행, 1986년 노인공동작업장, 1997년 노인취업알선센터, 2000년대 이후 노인인력개발기관, 노인일자리지원기관, 노인취업알선기관 등으로 확대, 발전되어 왔다[보건복지부, 2001: 10, 192, 보건복지부, 2021c: 3-17]. 노인일자리지원기관은 2015년 129개에서 2019년 184개로 증가하였다[e-나라지표, 2021](표 4-16).

(7) 노인교실을 통한 평생 교육서비스 확대

노인교실 확대를 통한 노인교육서비스 체계를 구축하고 평생교육을 지향해 왔다. 1990년 10월 30일 노인교실운영지침을 제정한 이후, 2000년 12월말 기준 583개소에서 956,660명의 노인을 대상으로 다양한 학습 프로그램을 제공하고 있다[보건복지부, 2001: 2, 193]. 「노인복지법」 제36조(노인여가복지시설) 제1항의 3에 따르면, '노인교실'을 "노인들에 대하여 사회활동 참여욕구를 충족시키기 위하여 건전한 취미생활·노인건강유지·소득보장·기타 일상생활과 관련한 학습프로그램을 제공함을 목적으로 하는 시설"로 규정하고 있다. 해당 규정에 따라, 노인교실은 지식에 대한 욕구가

표 4-15. 노인 돌봄 및 보호서비스 기관의 변화: 2006년–2019년

(단위: 개소)

구분	2006	2007	2008	2009	2010	2011	2012	2013	2014	2015	2016	2017	2018	2019
노인보호 전문기관	–	–	20	21	24	25	25	25	28	29	29	32	33	34
학대피해노인 전용쉼터	–	–	–	–	–	–	–	–	–	–	–	–	18	19

자료: e-나라지표(2021). 노인복지시설 현황: 노인보호전문기관, 노인일자리지원기관, 학대피해노인 전용쉼터(2021년 4월 30일 추출)

표 4-16. 노인일자리 지원기관의 변화: 2015년–2019년

(단위: 개소)

구분	2006	2007	2008	2009	2010	2011	2012	2013	2014	2015	2016	2017	2018	2019
노인일자리 지원기관	–	–	–	–	–	–	–	–	–	129	136	153	160	184

자료: e-나라지표(2021). 노인복지시설 현황: 노인일자리지원기관(2021년 4월 30일 추출)

표 4-17. 노인교실의 변화: 2006년–2019년

(단위: 개소)

구분	2006	2007	2008	2009	2010	2011	2012	2013	2014	2015	2016	2017	2018	2019
노인교실	1,099	1,082	1,260	1,280	1,464	1,557	1,335	1,413	1,361	1,377	1,393	1,356	1,342	1,285

자료: e-나라지표(2021). 노인복지시설 현황: 노인여가복지시설(2021년 4월 30일 추출)

있는 노인들을 대상으로 교육시설을 확대하여 왔다. 2006년부터 2019년까지의 노인교실의 변화로 볼 때, 노인교실은 2006년 1,099개에서 2019년 1,285개로 증가하였다[e-나라지표, 2021](표 4-17).

(8) 경로우대제도의 포괄성 확대

노인들의 자유로운 이동을 위한 교통서비스 등의 경로우대제도가 꾸준히 확대되어 왔다. 한국에서는 1980년 5월 8일부터 70세 이상 노인을 대상으로 철도, 지하철, 고궁, 목욕, 이발 등 8개 업종에 대한 경로우대제도를 도입하였고, 1982년 2월 10일부터 65세 이상 노인까지 대상을 확대함과 동시에 기존 8개 업종에 시내버스, 시외버스, 사찰, 극장, 여객선까지 5개 업종을 추가 우대업종으로 선정함으로써 경로우대제도를 확대하여 왔다[보건복지부, 2001: 192]. 이동서비스에 한정해서도 지속적으로 제도 확대가 이루어져 왔다. 1990년 1월 노인승차권지급제도 실시, 1990년 4월 담배세의 지방세 전환 재원을 활용함으로써 노인승차권지급제도를 전액 지방비 사업으로 이관, 1996년 1월 노인승차권지급제도를 현금지급제도(노인교통비)로 전환, 1996년 1월 국내 항공기 10% 할인 실시, 1996년 7월 국내 여객선 20% 할인 실시, 1997년 8월 철도 무궁화호 30% 할인 실시 및 수도권전철 국철구간 전액 할인 실시로 확대되어 왔다[보건복지부, 2001: 193-195].

(9) 법적효력을 갖는 단체활동 지원서비스의 등장

다양한 사회단체, 시민단체, 직능단체 등에 대한 국가차원의 지원이 시행되어 왔다. 단체 지원서비스는 노인을 위한 대표 단체라고 할 수 있는 대한노인회에 대한 지원이 제공되어 왔다. 대한노인회는 1969년 1월 15일 전국 노인정 회장을 중심으로 창립한 이후, 1981년 노인능력은행 설치 및 운영, 1997년 노인취업알선센터 개소, 1999년 제1회 전국 노인지역봉사 지도원 교육 및 경진대회, 2001년 11월 제1회 대통령기 전국 노인게이트볼 대회, 2003년 2월 노인권익 보호 및 지원봉사단체, 2004년 252개 노인취업지원센터 개소, 2006년 제1회 전국 노인건강대축제, 2011년 노인자원봉사센터 사업 시작 등 다양한 노인복지사업을 수행해 왔다[대한노인회, 2021].

4. 노인복지정책의 평가

정책평가는 다양한 기준에 의해 시행될 수 있다. 여기에서는 복지국가 발전을 평가하는 4가지 기준인, 복지제도의 포괄성(comprehensiveness), 복지대상의 보편성(coverage), 복지급여의 적절성(adequacy), 복지결과의 재분배성(redistribution)에 기초하여 평가하고자 한다[Flora & Heidenheimer, 1981: 28-32l; Korpi, 1983: 184-185; Pierson, 1991: 115; 김태성, 성경륭, 2014: 111-112, 재인용]. 4가지 기준에 따른 한국 노인복지정책의 평가는 다음과 같다.

첫째, 복지제도의 포괄성, 즉 얼마나 많은 사회적 위험을 제도적으로 보장하고 있는가에 대한 평가이다. 20년 전과 비교할 때, 한국의 노인복지제도는 제도의 포괄성 측면에서 비약적으로 발전하였다고 이해할 수 있다. 2000년 국민기초생활보장제도의 도입을 시작으로 복지국가로 진입한 한국은 노인복지분야에서도 사회보험,

공공부조, 사회서비스 전 영역에 걸쳐 다양한 사회적 위험을 보장하기 위한 노인복지정책을 확대하여 왔다. 소득, 건강, 주거, 돌봄, 주거, 치매, 이동, 소득, 생계곤란, 방임, 학대, 유기 등을 노년기의 사회적 위험으로 규정하고 기존 제도의 급여항목을 확대하거나 신규 제도를 도입함으로써, 제도를 확장하여 왔다.

복지제도의 포괄성을 2000년과 2021년의 노인복지 관련법의 변화표를 통해 확인할 수 있다(표 4-18). 2000년 이전과 비교할 때, 기본법 차원에서는 「노인복지법」이 강화되었고, 「저출산고령사회기본법」이 제정되었다는 점에 주목할 필요가 있다. 사회보험법률에서는 「노인장기요양보험법」, 공공부조법률에서는 「긴급복지지원법」, 「주거급여법」, 「기초연금법」, 사회서비스법률에서는 「주거기본법」, 「장애인·고령자 등 주거약자 지원에 관한 법률」, 「치매관리법」, 「국민여가활성화기본법」, 「교통약자의 이동편의 증진법」, 「대한노인회 지원에 관한 법률」이 추가되었다. 이외에도 「노후준비지원법」이 2015년 6월 제정되었는데, 해당 법률은 "노년기에 발생할 수 있는 빈곤·질병·무위·고독 등에 대하여 사전에 대처하기 위하여 재무·건강·여가·대인관계 등 분야별로 적절한 노후준비를 위하여 제공하는 진단, 상담, 교육, 관계기관 연계 및 사후관리" 등을 제공하는 노후준비서비스를 규정하고 있으며, 국민연금공단 각 지사에서 서비스를 제공하고 있다.

표 4-18. 한국 노인복지 관련법의 변화: 2001년과 2021년 비교

구분		법률명	
		2001년 기준	2021년 기준
기본법		노인복지법	노인복지법, 저출산고령사회기본법
사회보험 법률		국민연금법, 국민건강보험법, 고용보험법, 산재보험법	국민연금법, 국민건강보험법, 고용보험법, 산재보험법, 노인장기요양보험법
공공부조 법률		국민기초생활보장법, 의료급여법	국민기초생활보장법, 의료급여법, 긴급복지지원법, 주거급여법, 기초연금법
사회 서비스 법률	주거서비스	노인복지법	노인복지법, 주거기본법, 주거급여법, 장애인·고령자 등 주거약자 지원에 관한 법률
	의료서비스	노인복지법, 국민건강보험법, 의료급여법	노인복지법, 국민건강보험법, 노인장기요양보험법, 의료급여법, 치매관리법
	여가서비스	노인복지법	노인복지법, 국민여가활성화기본법, 대한노인회 지원에 관한 법률
	재가서비스	노인복지법	노인복지법, 노인장기요양법
	돌봄 및 보호서비스	노인복지법	노인복지법, 노인장기요양법
	고용서비스	노인복지법, 고용상 연령차별금지 및 고령자고용촉진에 관한 법률	노인복지법, 고용상 연령차별금지 및 고령자고용촉진에 관한 법률
	교육서비스	노인복지법, 평생교육법	노인복지법, 평생교육법
	이동서비스	노인복지법, 장애인 노인 임산부 등의 편의증진보장에 관한 법률	노인복지법, 장애인 노인 임산부 등의 편의증진보장에 관한 법률, 교통약자의 이동편의 증진법
	단체지원 서비스	-	대한노인회 지원에 관한 법률

주: 사회서비스 법률의 하위 서비스명은 보건복지부(2021)의 2021년 노인보건복지 사업안내와 관련 법률에서 제공하는 서비스 추가를 통해 구분함

둘째, 복지대상의 보편성, 즉 얼마나 많은 사람들을 급여대상에 포함시키고 있는가에 대한 평가이다. 노후소득보장 측면에서 복지대상의 보편성을 살펴보면, 기초연금 및 국민연금 수급자 규모는 확대되었다. 2001년 노령수당 수급자는 715,108명, 수급비율은 20.0%였는데, 2018년 기초연금 수급자는 5,345,728명, 수급비율은 66.7%로 44.7%p 증가하였다[국민연금공단 국민연금연구원, 2020: 48; 보건복지부, 2001: 131]. 국민연금 수급자 규모도 확대되었다. 2003년 국민연금 수급자는 1,169,441명, 수급비율은 32.8%였는데, 2019년 노령수당 수급자는 5,163,110명, 수급비율은 64.4%로 31.6%p 증가하였다[국민연금공단 국민연금연구원, 2021: 8](표 4-19).

표 4-19. **복지대상의 보편성 변화: 노후소득보장 측면**

(단위: 명, %)

구분	2001년/2003년	2019년	보편성 확대
노령수당과 기초연금 수급자(비율)	715,108명 (20.0%)[1]	5,345,728명 (66.7%)[2]	44.7%p 증가
국민연금 수급자(비율)	1,169,441 (32.8%)[3]	5,163,110 (64.4%)[4]	31.6%p 증가

자료: 국민연금공단 국민연금연구원(2020: 48), 국민연금공단 국민연금연구원(2021: 8), 보건복지부(2001: 131) 자료를 참고하여 재구성함
주 1) 노령수당 수급비율 20%는 2001년 기준 65세 이상 노인인구 3,571,000명 대비 수급자 비율임
   2) 기초연금 수급비율 66.7%는 2019년 기준 65세 이상 노인인구 8,013,661명 대비 수급자 비율임
   3) 국민연금 수급비율 32.8%는 2001년 기준 65세 이상 노인인구 3,571,000명 대비 수급자 비율로 과소 추정됨
   4) 국민연금 수급비율 64.4%는 2019년 기준 65세 이상 노인인구 8,013,661명 대비 수급자 비율로 과소 추정됨

노인복지서비스 측면에서도 복지대상의 보편성은 확대되어 왔다. 노인장기요양보험 급여이용 수급자는 2013년 기준 총 399,591명이었는데, 2019년 기준 총 732,181명으로 1.8배 이상 증가하였고, 노인장기요양보험 급여 제공기관은 2013년 기준 총 15,315개

였는데, 2019년 기준 총 22,103개로 1.8배 이상 증가하였다[통계청, 2021](표 4-20).

표 4-20. **노인장기요양보험 급여이용 수급자 및 제공기관의 변화: 2013년-2019년**

(단위: 개소, 명)

구분	2013	2014	2015	2016	2017	2018	2019
급여이용수급자	399,591	433,779	475,382	520,043	578,867	648,792	732,181
급여제공기관	15,315	16,001	16,937	18,373	19,361	20,139	22,103

자료: 통계청(2021). 장기요양 급여실적(2021년 4월 30일 추출)

셋째, 복지급여의 적절성, 즉 얼마나 높은 급여수준을 보장하고 있는가에 대한 평가이다. 복지급여의 적절성은 만족할 만한 수준으로 발전하지 못하였다. 기초연금액은 20년 전과 비교하여 꾸준히 증가하고 있는 추세이지만, 국민연금 소득대체율은 20년 전과 비교하여 꾸준히 하락하고 있다.

1991년 1월부터 노령수당을 70세 이상 거택보호자 중 가구주 및 시설보호자 76,000명에게 월 1만 원씩 지급하기 시작하였다[보건복지부, 2001: 193]. 이후 1998년 7월부터 노령수당을 폐지한 이후 경로연금을 65세 이상 저소득노인 658,000명에게 월 2만 원에서 5만 원까지 차등적으로 지급하여 왔는데, 2001년 기준 국민기초생활보장수급자 중 80세 이상은 50,000원, 80세 미만은 40,000원이었다[보건복지부, 2001: 6]. 2008년 기초노령연금은 국민연금 가입자 전체평균소득월액(A값)의 5%로서 기초노령연금액은 84,000원이었다[보건복지부, 2008: 83]. 2020년 기초연금의 기준연금액은 보건복지부장관이 만 65세 이상인 사람 중 기초연금 수급자가 100분의 70 수준이 되도록 그 전년도의 기준연금액에 통계청의 전국소비자물가변동률을 반영하여 매년 고시하는데, 2020년 기초연금의 기준연금액은 2020년 기준 기초연금은 300,000원이다[보건복지부, 2021a: 5](표 4-21).

표 4-21. **노령수당, 경로연금, 기초노령연금, 기초연금액의 변화: 1990년-2021년**

(단위: 원)

구분	1991	2001	2008	2021
제도	노령수당	경로연금	기초노령연금	기초연금
금액	10,000	50,000	84,000	300,000

자료: 보건복지부(2001: 6, 193); 보건복지부(2008: 83); 보건복지부(2021a: 5)
주: 제시된 금액은 65세 기준의 단독 수급일 경우의 금액임

반면, 국민연금의 소득대체율은 지속적으로 하락하여 왔다. 1988년 국민연금제도 첫 설계 당시의 40년 가입기준 소득대체율은 70%였으나, 1998년 1차 제도개혁을 통해 소득대체율이 60%로 하락하였고, 2007년 2차 제도개혁을 통해 소득대체율은 2009년부터는 매년 0.5%p씩 낮춰 2028년 40%에 도달하면 이후 40%로 유지하도록 계획되어 있다[국회예산정책처, 2019: 29]. 이에 2021년 기준 40년 가입 국민연금 소득대체율은 33.5%이다. 이와 같이 국민연금 소득대체율의 지속적 하락은 급여수준의 적절성 향상에 역행하는 것이라고 이해할 수 있다(표 4-22).

표 4-22. **국민연금 소득대체율 변화: 1988년-2021년**

(단위: 원)

구분	1988	1998	2008	2009-2028
소득대체율	70%	60%	50%	매년 0.5% 감소로 2028년 40% 도달

자료: 보건복지부(2001: 6, 193); 보건복지부(2008: 83); 보건복지부(2021a: 5)

노인복지서비스 측면에서도 복지급여의 적절성은 소폭 확대되었다. 총급여비용을 총급여이용자 수로 나눈 1인당 연간 급여비용은 2013년 8,818천 원에서 2019년 11,698천 원으로 지난 6년간 1.33배 정도 증가하였을 뿐이다[통계청, 2021](표 4-23).

넷째, 복지결과의 재분배성, 즉 복지를 통해 얼마나 재분배가 잘 되는가에 대한 평가이다. 가계금융복지조사자료를 활용하여 65세 이상 노인인구를 대상으로 지니계수, 소득 5분위 배율, 상대적 빈곤율(중위소득 50%이하 비율)의 변화를 살펴보았다.

먼저, 지니계수를 볼 때, 시장소득 기준 2011년 0.555에서 2019년 0.549로 거의 변화가 없으며, 처분가능소득 기준 2011년 0.457에서 2019년 0.389로 소폭 하락하고 있다[통계청, 2021]. 조세효과를 통한 재분배라고 할 수 있는 시장소득 지니계수와 처분가능소득 지니계수의 차이는 2011년 0.098에서 0.160으로 소폭 증가하여, 지난 10년간 재분배 지향의 성적표를 보였다고 해석할 수 있다.

다음으로 소득 5분위 배율을 볼 때, 시장소득 기준 2011년 38.21배에서 2019년 41.47배로 증가하는 경향인 반면, 처분가능소득 기준 2011년 11.35배에서 2019년 7.32배로 하락하는 경향을 보인다[통계청, 2021]. 즉 시장에서의 소득분배는 악화되고 있지만, 조세를 통한 재분배정책을 통해 시장소득격차를 완화하는 효과를 보이고 있는 경향이다.

마지막으로 상대적 빈곤율을 볼 때, 시장소득 기준 2011년 56.9%에서 2019년 59.0%로 2.1%p 증가한 반면, 처분가능소득 기준 2011년 46.5%에서 2019년 41.4%로 4.1%p 하락하였다[통계청, 2021]. 즉 시장에서의 노인빈곤율은 점점 심각해졌지만, 조세를 통한 재분배정책을 통해 노인빈곤율은 감소하는 효과를 나타내고 있다.

표 4-23. 노인장기요양 1인당 급여비용: 2013년-2019년

(단위: 명, 천원)

항목	2013	2014	2015	2016	2017	2018	2019
총 급여이용자	399,591	433,779	475,382	520,043	578,867	648,792	732,181
총 급여비용	3,523,434,481	3,984,856,108	4,522,613,197	5,005,162,125	5,759,993,829	7,067,041,243	8,565,317,455
1인당 급여비용	8,818	9,186	9,514	9,625	9,950	10,893	11,698

자료: 통계청(2021). 노인장기요양보험통계. : 자격별 1인당 연간 총급여비 크기별 급여이용수급자 및 급여 현황(2021년 4월 30일 추출)
주 1) 증감률은 전년 대비 증감률임. 2) 1인당 급여비용은 총급여비용을 총급여이용자 수로 나눈 수치임

표 4-24. 노인의 분배지표 변화: 2011년-2019년

(단위: 배, 천원)

분배지표	항목	2011	2012	2013	2014	2015	2016	2017	2018	2019
지니계수	시장소득	0.555	0.553	0.553	0.560	0.561	0.561	0.557	0.553	0.549
	처분가능소득	0.457	0.457	0.453	0.447	0.427	0.422	0.416	0.403	0.389
	시장소득-처분가능소득	0.098	0.096	0.100	0.113	0.134	0.139	0.141	0.150	0.160
소득 5분위배율(배)	시장소득	38.21	39.36	38.58	44.77	45.06	46.77	43.82	40.42	41.47
	처분가능소득	11.35	11.53	11.27	10.64	9.35	9.01	8.78	7.92	7.32
상대적 빈곤율(%)	시장소득	56.9	55.4	55.7	55.9	56.6	57.5	56.7	58.5	59.0
	처분가능소득	46.5	45.4	46.3	44.5	43.2	43.6	42.3	42.0	41.4

자료: 통계청(2021). 가계금융복지조사 : 소득분배지표(연령계층별). (2021년 4월 30일 추출)
주 1) 지니계수 : 소득불평등도를 나타내는 지표로서 '0'이면 완전평등, '1'이면 완전불평등을 의미함. 2) 소득 5분위배율: 소득 상위20% 계층의 평균소득을 하위20% 계층의 평균소득으로 나눈 값. 3) 상대적 빈곤율: 전체 인구 중 소득수준이 빈곤선(균등화 처분가능소득의 중위소득 50% 이하) 인구가 차지하는 비율. 4) 시장소득: 근로소득＋사업소득＋재산소득＋사적 이전소득－사적 이전지출. 5) 처분가능소득: 시장소득＋공적 이전소득－공적 이전지출. 6) 공적 이전소득: 공적연금(국민연금 등), 기초연금, 양육수당, 장애수당 등. 7) 공적 이전지출 : 세금, 공적연금 기여금·사회보험료 등. 8) 소득 5분위배율: 소득 상위20% 계층의 평균소득을 하위20% 계층의 평균소득으로 나눈 값

결과적으로 볼 때, 지난 10년간 과거 노인의 분배지표에 비해 최근 노인의 분배지표는 조세를 통한 재분배 정책을 통해 복지결과의 재분배성은 일정하게 향상되고 있다고 해석할 수 있다. 그러나 간과하지 않아야 할 점은 국제비교차원에서 한국 노인의 분배 성적표는 최악의 그룹에 속한다는 것이다. 즉 한국은 복지결과의 재분배성 측면에서 볼 때, 후진적이다(표 4-24).

5. 장수사회를 위한 노인복지정책 방향

한국의 초고령사회를 위한 노인복지정책의 방향은 어떠해야 하는가? 그 방향은 한 마디로 '장수인지적 관점(Longevity Perspective)'의 정립이다. 지능정보사회의 진입과 함께 인류의 과학기술과 의학기술의 퀀텀점프(Quantum Jump)식 발전으로 건강하고도 오래사는 장수인구의 증가를 목도하고 있다. 장수인구가 이 사회에 많아지는 것은 위험과 부담의 증가가 아니라, 경륜의 전수라는 생산적 접근과 생명의 경외감이라는 휴머니즘적 접근으로 승화시킬 필요가 있다.

첫째, 초고령자를 위한 소득보장정책은 추가급여 관점에서 설계할 필요가 있다. 이른바 장수수당이다. 현재의 기초연금은 65세 이상 노인에게 연령별 차등급여가 존재하지 않는다. 그러나 2000년 경로연금 당시 80세 미만에게는 40,000원, 80세 이상에게는 50,000원으로 차등적이었다[보건복지부, 2001: 6]. 이른바 후기노인을 위한 추가급여가 제공된 것이다. 장수수당 조례는 2004년 8월 충남 계룡시에 최초로 도입된 이후 2015년 기준 133개 지역으로 확대되었으나, 2015년 8월 '지방자치단체 유사중복 사회보장사업정비 추진방안'이 발표된 이후, 2016년 5월 59곳으로 급격히 감소한 바 있다[황재원, 2016: 26, 35]. 결국 2021년 현재 장수수당 조례를 채택하고 있는 지방자치단체는 강원도, 단양군, 보은군, 안산시, 안양시, 양평군, 옥천군, 제주특별자치도, 창원시, 청주시, 태백시, 포천시, 하남시, 함안군, 화성시 이상 15개뿐이다[국가법령정보센터, 2021]. 기초연금과의 유사중복 사업이 아닌 추가급여라는 접근법을 통해 장수수당에 대한 관점 전환이 요청된다고 하겠다. 영아수당으로 시작하여 아동수당, 청년수당, 기초연금을 거쳐 장수수당으로 종료하는 생애주기별 맞춤형 소득보장정책이 요청된다. 장수수당을 통해 경로효친의 사회적 분위기 확산과 평안한 노후생활을 위하여 의미있는 소득지원정책이 될 수 있다.

이와 함께 백세인을 돌보는 노인자녀와 그 가족을 위해 효도수당을 지급하는 것도 국가적 차원에서 고려할 수 있다. 현재 거창군, 김해시, 나주시, 단양군, 보은군, 상주시, 수원시, 양양군, 영동군, 옥천군, 익산시, 제천시, 진주시, 청주시, 포항시, 함안군에서 효도수당 조례를 시행하고 있다[국가법령정보센터, 2021]. 3세대 이상 또는 4세대 이상 가정을 기준으로 하고 있는데, 백세인 부양에 대한 사회적 감사의 의미로 현금을 지급함으로써, 효(孝) 문화 확산에 기여할 수 있을 것이다.

둘째, 초고령자를 위한 맞춤형 장수서비스를 도입할 필요가 있다. 2020년 10월 「제4차 치매관리종합계획('21~'25)」을 발표하고, 치매가족휴가제 이용한도를 6일에서 12일로 확대하고, 치매가족 상담수가 도입 등을 계획하였다[보건복지부, 2021e: 467-468]. 1987년 가정봉사원 파견서비스 시작과 현재를 비교하면 실로 고령자에 대한 서비스는 급변하였다고 평가할 수 있다. 그러나 초고령자를 위한 맞춤형 장수서비스는 여전히 부족하다. 일찍이 초고령 노인인구의 증가를 경험한 일본에서는 노인 의료·개호 시스템 붕괴의 미래를 예측한 바 있다. 2013년 11월에 예상한 '2025년의 쇼크'에 관한 것인데, 초고령사회인 일본의 고령자와 그 가족들은 고령자의 생명유지를 위한 영양지원정책인 위루술의 한계, 삶의 보람을 상실함으로써 얻는 '가면 우울증'과 신체적 통증 등을 겪을 것이라고 예상하였다[이흥림, 2018: 2]. 85세 이상의 초고령 노인이 겪는 사회적 위험은 '젊은' 노인이 겪는 문제와는 차원이 다른 문제라는 것이다. 사회서비스 측면에서 볼 때, 초고령 노인을 둘러싼 이슈는 영양섭취, 일상적 통증, 삶의 보람상실의 내재화, 요양시설 입소와 퇴소의 반복, 돌봄제공자의 소진, 죽음과 장례식에 대한 장기화된 준비 등이라고 할 수 있다. 이에 대응하는 초고령 노인을 위한 장수서비스는 영양서비스, 주치 요양보호사 제도, 생애사 회고를 위한 말벗서비스, 돌봄제공자를 위한 치료와 여가서비스, 가족나무지원과 같은 장례서비스 등에서 맞춤형으로 변모할 필요가 있다.

셋째, 초고령 노인들의 사회참여를 지원할 수 있다. 사회참여가 가능한 초고령 노인들은 말 그대로 '자립생활'이 가능하며 나아가 사회적 자원이 될 수 있다. 건강하게 살아가는 초고령 노인의 사회참여를 통해 의존이 아닌 자립생활을 향상하는 방향으로의 지원정책을 생산할 필요가 있다. 일본에서는 80대를 경이로운 회복이 가능한 시기이므로 어르신이 주요한 사회적 자원이 될 수 있다고 간주하면서, 88세에 노인돌보미로 데뷔한 사례를 제시하기도 한다[이흥림, 2018: 2]. 초고령 노인이 참여가능한 사회참여는 무병장수

기원을 담은 노노장수사진 촬영 서비스, 초고령 요양보호사 양성과정과 데뷔, 백세인 식생활 실시간 동영상 서비스, 초고령 장례지도사, 초고령 호스피스 등 새로운 사고로 전환될 필요가 있다. 특히 노인의 사회적 기여와 참여의 방식을 장려하기 위해 사회참여 실적을 적립하여, 추후 사회적 상속과 기부 등의 다양한 방식으로 사회적 환원이 될 수 있도록 유인이 필요하다.

넷째, 초고령사회에서의 산업변화에 따른 미래사회를 상상해 보고자 한다. 영유아용 기저귀의 판매가 감소하고 노인용 기저귀의 생산이 증가할 수 있다. 구매력을 갖춘 초고령층이 집단 거주하는 수도권 근교도시가 형성될 수 있다. 그 도시는 노인친화적 건물, 상가, 표지판, 교통망, 여가시설이 들어서 있다. 신규건축물뿐만 아니라 구건축물도 '장벽 없는 건축 설계(barrier free design)'를 전면 도입하는 마을이 출현할 수 있다. 85세 생일이 되면 국가로부터 마더박스가 아닌 미들에이지박스(노인을 케어하는 중년)를 받는 세상을 상상할 수 있다. 미들에이지박스에는 돋보기, 지팡이, 휠체어, 여가쿠폰, 사진첩이 들어 있다. 베이비박스 개수보다 엘더리박스 개수가 증가하는 미래를 목도할 수 있다. 저출산으로 인해 초등학교가 폐교되고 고령화로 인해 폐교된 초등학교가 요양병원으로 변화할 수 있다. 초등학교에서 유년시절을 보내고 요양병원에서 노년시절을 보낸다. 유년시절과 노년시절의 운동장은 같다. 이러한 산업 변화에 따라 경제력을 갖춘 노인과 경제력을 갖추지 못한 노인 간 격차가 발생할 것이며, 산업 생산물의 접근성에 대한 차이가 발생할 것이다. 우리는 그 격차를 줄이기 위한 노인복지정책에 주목해야 할 것이다.

지난 20년 동안 한국의 노인복지정책은 노년기 사회적 위험을 해결하기 위한 '제도확대의 역사'라고 할 수 있다. 20년 전 노인을 위한 복지정책은 왜소하였다. 이른바 '작은 복지국가'였다. 2000년 국민기초생활보장법의 시행과 함께 복지국가의 시대로 진입하면서, 지난 20년 동안 노인복지분야에서도 다양한 사회보장법률들이 제정되었다. 기본법 차원에서 「저출산·고령사회기본법」(2005년), 사회보험 영역에서 「노인장기요양보험법」 (2007년), 공공부조 영역에서 「긴급복지지원법」(2005년), 「주거급여법」 (2014년), 「기초노령연금법」(2007년), 사회서비스 영역에서 「주거기본법」 (2015년), 「장애인·고령자 등 주거약자 지원에 관한 법률」(2012년), 「치매관리법」(2011), 「국민여가활성화기본법」(2015년), 「교통약자의 이동편의 증진법」(2005년), 「대한노인회 지원에 관한 법률」(2011년), 「노후준비지원법」 (2015년) 등의 제정을 통해 지난 20년간 노인복지분야는 실로 비약적으로 발전하였다. 먼 훗날 한국의 2000년대와 2010년대를 회상해 볼 때, 노인복지정책은 퀀텀점프의 역사로 기억될 만하다.

　노인복지정책은 노후소득보장 영역과 노인복지서비스 영역으로 크게 구분할 수 있다. 먼저 노후소득보장 영역에서 지난 20년을 돌아본다. 한국의 노후소득보장체계는 2001년과 2021년을 비교했을 때, '형식적 다층 노후소득보장체계에서 실질적 다층 노후소득보장체계로의 변화'라고 평가할 수 있다. 2001년 노후소득보장체계는 5개의 층으로 형성되었기는 하나, 많은 노인을 제도 속에 포괄시키지 못하였고, 급여의 적절성 측면에서도 그 기능이 취약하였다. 2021년 노후소득보장체계도 마찬가지로 5개의 층으로 형성되었는데, 그것들은 0층의 기초연금, 1층의 국민연금, 2층의 퇴직연금, 3층의 개인연금, 4층의 근로소득이다. 그 실체적 기능은 20년 전에 비하여 비약적으로 발전하였다. 경로수당에서 기초노령연금으로, 기초노령연금에서 기초연금으로의 변화, 국민연금제도의 도입과 급속한 제도 확대, 퇴직금제도에서 퇴직연금제도로의 변화, 노인일자리지원사업이 노인인력개발기관, 노인일자리지원기관, 노인취업알선기관으로 다양화되었다는 대약진을 목도하여 왔다.

한국의 노인복지서비스의 발전도 노후소득보장 영역에 뒤쳐지지 않았다. 노인주거 시설로부터 지역사회로의 통합, 장기요양보험제도의 도입과 국가치매관리제의 확대, 노인 여가활동 및 사회참여 지원서비스의 확대, 지역사회통합을 위한 재가복지서비스의 확대, 노인맞춤돌봄서비스로의 전환과 노인학대에 대한 법적 대응력 강화, 노인능력은행에서 노인일자리 지원기관으로 변모, 노인교실을 통한 평생 교육서비스 확대, 경로우대제도의 포괄성 확대, 법적효력을 갖는 단체활동 지원서비스의 등장을 마을에서 그리고 지역사회에서 확인하고 있다.

그렇다면 지난 20년간 한국의 노인복지정책에 대한 평가는 어떠한가? 그 성적표를 살펴보자. 첫째, 복지제도의 포괄성, 즉 얼마나 많은 사회적 위험을 제도적으로 보장하고 있는가에 대한 평가이다. 20년 전과 비교할 때, 한국의 노인복지제도는 제도의 포괄성 측면에서 비약적으로 발전하였다고 이해할 수 있다. 소득, 건강, 주거, 돌봄, 주거, 치매, 이동, 소득, 생계곤란, 방임, 학대, 유기 등을 노년기의 사회적 위험으로 규정하고 기존 제도의 급여항목을 확대하거나 신규 제도를 도입함으로써, 제도를 확장하여 왔다. 둘째, 복지대상의 보편성, 즉 얼마나 많은 사람들을 급여대상에 포함시키고 있는가에 대한 평가이다. 20년 전과 비교할 때, 저소득 노인을 위한 연금 수급자 수는 확대되었고, 재가서비스 이용노인도 확대되었다. 2001년 노령수당 수급자는 715,108명, 수급비율은 20.0%였는데, 2018년 기초연금 수급자는 5,345,728명, 수급비율은 66.7%로 44.7%p 증가하였다. 노인장기요양보험 급여이용 수급자는 2013년 기준 총 399,591명이었는데, 2019년 기준 총 732,181명으로 1.8배 이상 증가하였다. 셋째, 복지급여의 적절성, 즉 얼마나 높은 급여수준을 보장하고 있는가에 대한 평가이다. 복지급여의 적절성은 만족할 만한 수준으로 발전하지 못하였다. 기초연금액은

20년 전과 비교하여 꾸준히 증가하고 있는 추세이지만, 국민연금 소득대체율은 20년 전과 비교하여 꾸준히 하락하고 있다. 1988년 국민연금제도 첫 설계 당시의 40년 가입기준 소득대체율은 70%였으나, 1998년 1차 제도개혁을 통해 소득대체율이 60%로 하락하였고, 2007년 2차 제도개혁을 통해 소득대체율은 2009년부터는 매년 0.5%p씩 낮춰 2028년 40%에 도달하면 이후 40%로 유지하도록 계획되어 있다. 넷째, 복지결과의 재분배성, 즉 복지를 통해 얼마나 재분배가 잘 되는가에 대한 평가이다. 65세 이상 노인인구를 대상으로 지니계수, 소득 5분위 배율, 상대적 빈곤율(중위소득 50% 이하 비율)의 변화를 살펴보면 그 결과는 만족할 만한 수준은 아니다. 지난 10년 간 과거의 노인의 분배지표에 비해 최근의 노인의 분배지표는 조세를 통한 재분배 정책을 통해 일정하게 향상되고 있다고 해석할 수 있다. 그러나 간과하지 말아야 할 점은 국제비교차원에서의 한국 노인의 분배 성적표는 최악의 그룹에 속한다는 것이다. 즉 한국은 복지결과의 재분배성 측면에서 볼 때 후진적이다.

지난 20년간 한국 노인복지의 성적표를 총평하자면, 복지제도의 포괄성은 비약적인 증가, 복지대상의 보편성도 의미 있는 증가를 보인 반면, 복지급여의 적절성은 시대의 흐름을 따라가지 못하거나 오히려 쇠퇴하였고, 복지결과의 재분배성은 후진적이다.

한국의 초고령 노인을 위한 노인복지정책의 방향은 어떠해야 하는가? 그 방향은 한마디로 '장수인지적 관점(Longevity Perspective)'의 정립이라고 할 수 있다. 장수인구가 이 사회에 많아지는 것은 위험과 부담의 증가가 아니라, 경륜의 전수라는 생산적 접근과 생명의 경외감이라는 휴머니즘적 접근으로 승화시킬 필요가 있다. 그 접근은 곧 모든 법률과 정책 영역에서의 장수인지적 관점의 확산이라고 할 수 있다. 그러한 관점을 장착한 신규 노인복지정책을 상상해 볼 수 있다. 초고령자를 위한 소득보장정책을 추가급여 관점에서 설계하는 전국적 차원에서의 장수수당 도입, 초고령자를 위한 맞춤형 장수서비스로서 영양서비스, 주치 요양보호사 제도, 생애사 회고를 위한 말벗서비스, 돌봄제공자를 위한 치료와 여가서비스, 가족나무지원과 같은 장례서비스 도입, 초고령 노인의 사회참여로서 무병장수 기원을 담은 노노장수사진 촬영 서비스, 초고령 요양보호사 양성과정과 데뷔, 백세인 식생활 실시간 동영상 서비스, 초고령 장례지도사, 초고령 호스피스 도입 등이다. 초고령사회의 미래는 경제영역에서도 지각변동을 초래할 것이다. 노인용 기저귀의 대량 생산, 구매력을 갖춘 초고령층이 집단 거주하는 수도권 근교도시의 형성, 장벽 없는 건축 설계의 법제화, 마더박스가 아닌 돋보기, 지팡이, 휠체어, 여가쿠폰, 사진첩이 들어 있는 미들에이지박스, 폐교된 초등학교를 요양병원으로 변모시키는 상상할 수 있다. 산업 변화에 따라 경제력을 갖춘 노인과 경제력을 갖추지 못한 노인 간 격차가 발생할 것이며, 산업 생산물의 접근성에 대한 차이가 발생할 것이다. 우리는 그 격차를 줄이기 위한 노인복지정책에 주목해야 할 것이다.

■■ 참고문헌

- 국가법령정보센터(2021). 장수수당. (2021년 4월 30일 검색). 서울: 국가법령정보센터.
- 국민연금공단 국민연금연구원(2013). 2012 국민연금 생생통계 Silver Book. (https://institute.nps.or.kr/jsppage/research/resources/resources_05.jsp) (2021년 4월 30일 검색). 전주: 국민연금공단 국민연금연구원.
- 국민연금공단 국민연금연구원(2020). 2019 국민연금 생생통계 Facts Book. (https://institute.nps.or.kr/jsppage/research/resources/resources_05.jsp) (2021년 4월 30일 검색). 전주: 국민연금공단 국민연금연구원.
- 국민연금공단 국민연금연구원(2021). 국민연금 공표통계(2020년 12월말 기준). (https://institute.nps.or.kr/jsppage/research/resources/resources_05.jsp) (2021년 4월 30일 검색). 전주: 국민연금공단 국민연금연구원.
- 국회예산정책처(2019). 2019~2060년 국민연금 재정전망. 서울: 국회예산정책처.
- 대한노인회(2021). 대한노인회 설립목적/연혁. (http://www.koreapeople.co.kr/Info/history) (2021년 4월 30일 검색). 서울: 대한노인회.
- 민소영, 김형선, 성은미, 주경희, 이유진, 최효선, 신서우, 박지윤, 장영지(2021). 지역사회 공공부문 사례관리 연계협력 활성화 방안 연구. 서울: 사회보장정보원, 수원: 경기대학교 산학협력단.
- 보건복지부(2001). 2001년도 노인보건복지 국고보조사업 안내. 세종: 보건복지부.
- 보건복지부(2008). 2001년 기초노령연금사업 안내. 세종: 보건복지부.
- 보건복지부(2021a). 2021년 기초연금 사업안내. 세종: 보건복지부.
- 보건복지부(2021b). 기초연금 제도안내. (https://institute.nps.or.kr/jsppage/research/resources/resources_05.jsp) (2021년 4월 30일 검색). 세종: 보건복지부.
- 보건복지부(2021c). 2021년도 노인보건복지 사업안내 I. 세종: 보건복지부.
- 보건복지부(2021d). 2021년도 노인보건복지 사업안내 II. 세종: 보건복지부.
- 보건복지부(2021e). 2021 치매정책 사업안내. 세종: 보건복지부.
- 이홍림(2018). 일본에서 늙어 죽는다는 것: 2025년 노인 의료·개호 붕괴로 일어나는 일. 제주대학교 통번역대학원 석사학위논문.
- 통계청(2021). 가계금융복지조사: 소득분배지표(연령계층별), 노인일자리 창출·제공 건수, 노인장기요양보험통계: 자격별 1인당 연간 총급여비 크기별 급여이용수급자 및 급여비 현황, 장기요양급여실적, 퇴직연금 도입 현황 및 유형. (https://kosis.kr) (2021년 4월 30일 검색). 대전: 통계청.
- 황재원(2016). 정책대상집단과 정책확산: 지방자치단체의 장수수당 제도를 중심으로. 고려대학교 대학원 석사학위논문.
- e-나라지표(2021). 노인복지시설 현황. (https://www.index.go.kr/search/search.jsp) (2021년 4월 30일 검색). 대전: 통계청.
- Flora, P. & Alber, J.(1981). Modernization, democratization, and the development of welfare states in western europe. In P. Flora & A. J. Heidenheimer(eds). The Development of Welfare States in Europe and America. New Brunswick, New Brunswick, New Jersey: Transaction Books.

- Korpi, W.(1983). The democratic class struggle. London: Routledge and Kegan Paul.
- Pierson, C.(1991). Beyond the welfare state. Cambridge: Polity Press.

백세인의
건강과
삶의 변화

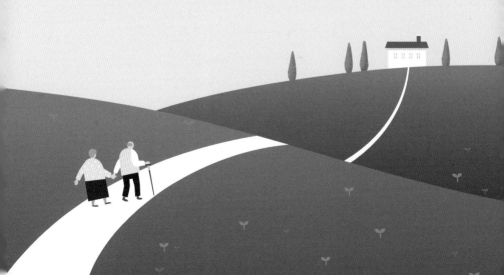

구곡순담 장수벨트 백세인의 특성

저자 **이정화, 오영은**

1. 우리나라 백세인의 인구학적 특성

100세 이상의 한 세기를 살아냈다는 것은 삶의 다양한 도전과 굴곡을 이겨낸 결과라는 의미에서 영웅이라고 할 수 있다. Beard [1991]는 100세 이상을 살았다고 하는 것은 성공적인 삶을 산 것이라고 하였으며 Katata [1992]는 일본 오키나와에서는 오래 사는 것을 모든 사람들이 반드시 얻을 수 있는 것이 아닌 특별한 성취 (achievement)로 생각한다고 하였다. 인간이 얼마나 오래 살 수 있는가에 대해 최대 110살, 120살로 보고 있는 가운데 현재 기네스북이 인정한 세계 최고령자는 잔 칼망(Jeanne Calment, 1875-1997)으로 122년을 살았다. 100세 이상 초고령 노인은 65세 이상 다른 어떤 노인연령집단보다도 증가율이 높은 것이 세계적인 현상이라고 할 수 있다. 우리나라도 예외는 아니어서 100세 이상 인구가 급격하게 증가하고 있다. 본 연구에서 백세인은 만 100세 이상 연령의 노인을 총칭하는 의미로 사용한다.

1) 우리나라 백세인 현황

고령사회를 맞이한 우리나라는 아주 빠른 속도로 초고령사회, 백세시대를 향해 가고 있다. 2019년 기준 우리나라 백세인의 수는 4,819명이고 인구 10만 명당 9.6명에 이르고 있다. 백세인은 1990년 459명, 1995년 494명, 2010년 1,835명, 2015년 3,159명에 이어 그 수가 점점 증가하고 있다. 백세인의 남녀비율은 여성의 비율이 지속적으로 높은 가운데 남성의 비율이 점점 증가하여 전체 백세인 중 남성의 비율은 2005년의 12.2%, 2010년 16.1%, 2015년 15.7%, 2019년 19.4%에 이르고 있다(표 5-1)(그림 5-1).

표 5-1. **우리나라 백세인 인구 현황**

년도	백세 이상 인구 수	남자	여자
2005	960	104	856
2010	1,835	255	1,580
2015	3,159	428	2,731
2016	3,486	445	3,041
2017	3,908	550	3,358
2018	4,232	592	3,640
2019	4,819	783	4,036

자료: 통계청, 인구주택총조사, 각년도

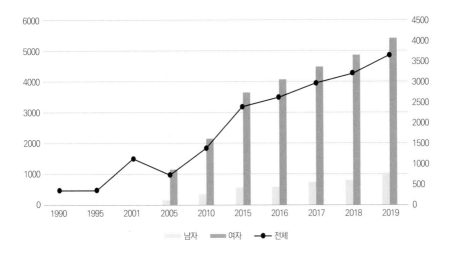

그림 5-1. **우리나라 백세인 인구 현황**

2) 시도별 100세인 분포

우리나라 시도별 인구 10만 명당 100세 이상 고령자는 제주가
18.7명으로 가장 많았으며 다음으로 강원 16.4명, 전북 15.5명,
전남 15.4명 순으로 나타나 우리나라 백세인은 보통 농어촌 분포비
율이 높은 것을 알 수 있다[통계청, 2019]. 우리나라 백세인의 남
성비율이 높게 나타난 지역은 강원(25.0%)과 서울(23.9%)이고,
여성비율이 높은 지역은 울산(95%)과 제주(94.7%)로 나타난다.
이정재[2007]의 연구에서도 남성 백세인 비율은 강원이, 여성 백세
인 비율은 제주가 높다고 밝힌 사실과 유사한 것으로 나타났다. 강
원도는 산간지역의 자연환경이 깨끗하고 산나물, 약초 등 건강식
에 대한 접근성이 높으며, 농사를 평생 업으로 삼을 수 있고 이를
통해 남성들의 생산성과 건강을 유지할 수 있는 환경적 이점을 가
지고 있는 것으로 보인다. 앞서 2001년 연구진들은 강원의 남성들

은 농작물을 끊임없이 가꾸고 있는 모습을 관찰한 바 있다. 제주의 여성 백세인 또한 독립적인 성향을 바탕으로 신체적 기능이 허락하는 한 논밭 또는 바다에 나가 끊임없이 일하는 모습을 관찰해볼 수 있었다[박상철, 2002; 한경혜, 2007]. 백세인은 깨끗한 자연환경에서 살고 있음과 동시에 자신의 신체를 지속적으로 움직여 생산

표 5-2. **시도별 백세인 수 및 10만 명 당 100세 이상 고령자 수**

	100세 이상 고령자			남성 비율	10만 명당 백세인 수
	전체	남자	여자		
전국	4,819	783	4,036	19.4	9.6
서울	758	146	612	23.9	8.2
부산	270	40	230	17.4	8.2
대구	146	19	127	15.0	6.1
인천	269	50	219	22.8	9.0
광주	125	10	115	8.7	8.6
대전	113	21	92	22.8	7.7
울산	42	2	40	5.0	3.8
세종	21	2	19	10.5	6.4
경기	1138	219	919	23.8	9.0
강원	245	49	196	25.0	16.4
충북	175	24	151	15.9	11.2
충남	295	45	250	18.0	14.2
전북	274	43	231	18.6	15.5
전남	267	34	233	14.6	15.4
경북	341	41	300	13.7	13.2
경남	221	31	16.3	16.3	6.8
제주	119	7	112	6.3	18.7

자료: 통계청, 인구주택총조사, 2019

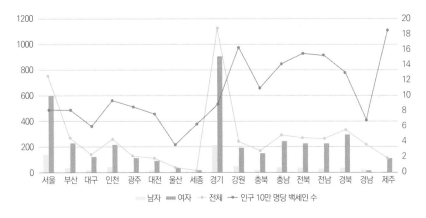

그림 5-2. **시도별 백세인 수 및 10만 명 당 100세 이상 고령자 비율**

성을 유지하고 신체적 기능과 심리적 건강을 유지한다. 이러한 독립성과 생산성을 유지하게 하는 환경적 이점은 장수하게 하는데 큰 몫을 하는 것을 알 수 있다(표 5-2)(그림 5-2).

2. 구례·곡성·순창·담양(구곡순담) 장수벨트의 특성

1) 구곡순담 장수벨트

대부분의 사람들은 인간의 수명이 생활환경과 연관되어 있을 것이라고 믿는다. 오랫동안 장수지역에 관한 연구가 진행되어 온 것도 사실이다. 대부분의 장수지역 조사에서는 주로 장수촌으로 알려진 지역의 자연환경적 특성과 함께 식습관, 생활습관 등에 따른 원인을 규명하려고 했는데 그 결과 이들 지역의 공통적인 요소는 맑고 건조한 공기를 갖는 고산지대의 기복이 심한 지형이었다. 이곳에는 희박한 공기와 함께 생활을 지속하기 위해 많은 신체 활동량이 필요한 지역이라는 점과 신선한 과일과 야채를 연중 섭취할 수 있는 지역임이 알려져 있다[이정재, 2002].

박상철[2002]에 따르면 우리나라에서 장수지역을 선정한 바 있으며 그 기준은 인구 10만 명당 백세 이상 인구가 20명 이상, 장수지수 6% 이상인 지역이었다. 그 당시 선정된 지역은 전남의 곡성, 구례, 담양, 보성, 전북의 순창, 경북 예천 등 전국의 6곳이었다. 그 중 백세 이상 인구 수와 노인인구 중 85세 이상 인구비율인 장수지수를 기준으로 구례·곡성·순창·담양을 한국의 대표적 장수지역으로 선정하여 구곡순담 장수벨트로 명명하였다. 이 장수벨트 지역은 최근까지도 장수지역으로서의 명맥을 유지하고 있어서 본 연구는 이 지역의 백세인을 대상으로 하였다.

2) 구곡순담 장수벨트의 인구학적 특성

구곡순담 장수벨트는 전라남도와 전라북도에 걸쳐 있다. 먼저 이 지역의 고령자 특성을 살펴보기로 한다. 2019년 전국 시도별 노인인구비율은 전남이 22.9%, 전북이 20.3%로 나타나 이미 초고령사회에 진입한 상황이다. 2019년 우리나라 전체 노인인구비율인 15.5% 대비 고령지역이며 2001년 장수벨트지역이 포함되어 있다. 전라남북도 지역의 노인인구비율이 높은 이유는 출산율이 낮고 인구유입 규모가 작기도 하지만 다른 측면으로 보았을 때, 노인이 오래 사는 장수지역이기 때문이다.

구곡순담 지역은 2019년을 기준으로 노인인구비율이 구례 35.2%, 곡성 34.7%, 순창 34.3%, 담양 30.8%를 기록하였다. 즉 모든 지역에서 노인인구비율 30% 이상이며 장수지수 역시 12-14에

표 5-3. **구곡순담 장수벨트의 고령화 특성**[1]

지역명	총인구(명)		노인인구(명)		노인인구비율(%)		노령화지수		장수지수	
	2000년	2019년	2000년	2019년	2000년	2019년	2000년	2019년	2000년	2019년
전남	1,994,287	1,739,765	270,708	398,822	13.6	22.9	68.5	188.1	5.8	11.5
전북	1,887,239	1,763,463	211,579	358,682	11.2	20.3	55.4	167.1	5.4	11.5
구례군	28,652	23,499	5,874	8,276	20.5	35.2	124.4	426.6	6.8	13.4
곡성군	37,960	27,151	7,987	9,428	21.0	34.7	140.2	473.3	6.3	14.2
순창군	30,447	26,115	7,231	8,946	23.8	34.3	155.6	336.2	6.4	13.0
담양군	54,424	42,345	9,702	13,054	17.8	30.8	124.4	373.4	6.6	12.4

자료: 통계청, 인구주택총조사
1) 노인인구비율: 65세 이상 인구/전체인구*100
2) 노령화지수: 65세 이상 인구/15세 미만 인구*100
3) 장수지수: 85세 이상 인구/65세 이상 인구*100

이를 정도로 노인인구 중에서도 85세 이상 고령인구 비율이 높은 것으로 나타나고 있다(표 5-3).

구곡순담 지역의 장수지수의 변화 및 이 지역 고령화 특성을 좀 더 살펴보기로 한다. 전국의 장수지수는 2005년 5.3에서 2015년 7.9로 증가하였다. 전라남도는 2005년 5.7에서 2015년 9.4로 증가하였고, 전라북도는 2005년 5.9에서 2015년 9.1로 증가하였다. 구곡순담 장수벨트 지역은 2005년부터 2015년까지 꾸준히 높은 장수지수를 보이고 있다. 구례군은 2005년 6.4에서 2015년 11.0으로, 곡성군은 2005년 6.3에서 2015년 10.9로, 순창군은 2005년 6.6에서 2015년 10.0로, 담양군은 2005년 6.6에서 2015년 11.0으로 각각 증가하였다. 구곡순담 지역은 장기적으로 보았을 때에도 장수지수가 높은 지역적 특성을 갖고 있다고 할 수 있다(그림 5-3).

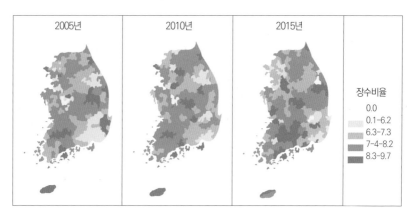

| | 2005년 | 2010년 | 2015년 | 장수비율 |

그림 5-3. **시·군·구 장수지수의 변화**

3) 구곡순담 장수벨트의 백세인

구곡순담 지역 백세인 현황은 아래 표 5-4와 같다. 본 백세인 연구 조사가 이루어진 2018년을 기준으로 살펴보면, 전국의 백세인은 4,232명이며, 인구 10만 명당 8.5명이다. 인구 10만 명당 백세인 수는, 전북 13.8명, 전남이 14.6명으로 나타났고, 남녀 비율을

표 5-4. **구곡순담 장수벨트의 백세인**

지역명	100세 이상 고령자수(명)	남성비율(%)	인구 10만 명당 백세인 수(명)
전국	4,232	16.3	8.5
전라북도	246	17.1	13.8
전라남도	256	12.3	14.6
구례군	8	15.4	27.6
곡성군	10	26.7	32.0
순창군	11	15.8	37.6
담양군	16	10.7	33.2

(통계청, 인구총조사, 2018)

보면 전북이 17.1%, 전남이 12.3%로 나타났다. 인구대비 백세인 수는 전남이 전북보다 더 많았고, 백세인 남성 비율은 전북이 전남보다 높았다. 구곡순담 지역의 인구 10만 명당 백세인 수는 구례 27.6명, 곡성 32.0명, 순창 37.6명, 담양 33.2명으로 나타나 모두 전체 인구 중 백세인의 비율이 높았다. 백세인 수는 순창, 담양, 곡성, 구례 순으로 많았고 전체 45명이었다.

노인의 평균수명이 증가하고 특히 초고령 노인의 규모가 증가하면서 거주 지역, 가족동거여부, 건강, 라이프 스타일, 경제수준, 소비패턴 등 생활모습은 매우 다양해졌다. 따라서 거대한 노인인구를 연령집단을 구분해서 분석하는 경향이 증가하고 있다[Newgarten, 1974; Harris et al. 1978; Treas & Bengston, 1982]. 이는 노인의 삶의 모습이 다양한 만큼 이들을 같은 집단으로 볼 것이 아니라 연령집단에 따라 다르게 접근해야 함을 의미한다. 이 연구에서는 노인연령집단 중 100세 이상 초고령 노인 집단에 초점을 두고자 한다.

'초고령 노인'의 개념은 1984년 American Association for the Advancement of Science Meeting에서 처음 사용되었다[Gonyea, 2010; 이상우 · 최재성, 2018]. 초고령 노인에 관한 용어는 oldest old, the very old, centenarian 등 다양하게 표현되는데, 보통 역연령으로 80세 또는 85세 이상의 노인을 의미하며 일부 연구에서는 75세부터 포함시키기도 한다[Blazer, 2000; Dunkle, Roberts & Haug, 2001; Gonyea, 2010; 고정국 외, 2019]. 백세 이상 노인을 지칭하는 대표적인 용어는 백세인(centenarian)인데 연령에 따라 구분할 수 있다. 즉, 백세인(centenarian), 준초백세인(semi-super centenarian, 105-109세), 초백세인(super-centenarian, 110세 이

상)으로 구분하고 그에 따른 연구들이 시도되고 있다. 본 연구에서
는 이러한 초고령 노인에 대한 용어를 참고하여 백세인을 준백세인
(semi-centenarian, 95-99세)을 포함한 백세인(centenarian)으로 정
의하고 이들의 특성을 분석하고자 한다.

2025년 우리나라는 초고령사회 진입을 앞두고 있다. 구곡순담
장수벨트는 우리나라에서 초고령사회를 거의 가장 먼저 맞이하고
적응하고 있다고 할 수 있다. 현재 초고령 노인의 삶을 다룬 연구
들이 많이 이루어지지 않은 상황에서 구곡순담 지역(구례, 곡성,
담양, 순창)에 거주하는 백세인의 사회인구학적, 의학적 특성과 함
께 이들의 생활환경을 포함한 전반적인 삶을 이해할 필요가 있다.
이 지역 백세인에 대한 연구를 통해 미래 사회에 필요한 준비와 대
응방안에 대한 혜안을 얻을 수 있을 뿐만 아니라 미래사회 선제적
모델을 제시할 수 있을 것이다.

3. 구곡순담 장수벨트 백세인 연구

1) 연구목적

구곡순담 지역 백세인의 신체적 건강 및 정신적, 사회적 건강을
살펴보고 이러한 특성이 2001년 한국의 백세인 자료와 비교했을 때
어떤 차이를 보이는지, 이러한 차이의 원인은 무엇인지 살펴보는
것을 연구목적으로 하였다.

2) 연구방법

(1) 조사과정 및 윤리적 고려

본 백세인 조사는 IRB심의 및 승인를 거쳐 분야별 연구자 미팅을 통해 연구세부계획을 수립하였고 사전조사는 2018년 7월에, 본 조사는 8월과 9월에는 구곡순담 장수벨트 지역 내 백세인을 조사하였다. 백세인 조사는 백세인을 직접 만나 조사를 진행하는 것을 원칙으로 하되 건강이나 인지상태로 인하여 인터뷰가 불가능한 경우에는 백세인을 돌보는 가족이나 요양보호사의 도움을 받아 조사를 실시하였다. 설문조사 전 미리 대상자와 보호자에게 연구에 대

〈 구곡순담 백세인 연구 혈액 검사 결과지 〉

혈액 검사 결과를 다음과 같이 알려드리니 귀하의 건강관리에 참고하시기를 바랍니다.
검사자: 성명 : _____ 성별: __남성__ 검사일시: __8/13/2018__
주소: _____
＊검사 결과

검사종류	검사항목	정상범위	검사 결과	판정
당뇨검사	당화혈색소(%)	6.5 이하	5.2	정상
고지혈증검사	총콜레스테롤(mg/dL)	240 이하	112	정상
	중성지방(mg/dL)	150 미만	96	정상
	고밀도지방(mg/dL)	40 이상	34	감소
	저밀도지방(mg/dL)	160 미만	59	정상
간기능검사	에이에스티(U/L)	50 이하	16	정상
	에이엘티(U/L)	45 이하	5	정상
	감마지티피(U/L)	남:77 이하, 여:45 이하	14	정상
	총빌리루빈(mg/dL)	1.2 이하	0.48	정상
	직접빌리루빈(mg/dL)	0.4 이하	0.2	정상
신장검사	크레아티닌(mg/dL)	1.5 이하	1.68	증가
	BUN(mg/dL)	26 이하	18.6	정상
	요산(mg/dL)	7.0 이하	5.7	정상
염증검사	C반응성단백(mg/L)	3 이하	0.5	정상
기타검사	알부민(g/dL)	3.1-5.2	3.7	정상
	총단백(mg/dL)	6.0-8.3	6.3	정상

- 신장검사 수치가 증가되어 있습니다.
- 고지혈증 검사 수치 좋은 콜레스테롤 수치가 낮습니다. 일상생활에서의 신체활동을 늘리십시오.

그림 5-4. 혈액검사 결과지

한 동의를 얻었다. 백세인 조사를 위해서는 백세인의 거주지를 방문하여 연구조사 목적과 방법에 대해 조사대상자 본인 혹은 법정대리인에게 설명을 하고 동의를 받아 시행하였다. 동의서는 연구참여동의서 및 인체유래물 등의 기증동의서를 각각 받았다. 조사대상자 중 혈액채취에 동의를 하지 않는 경우는 혈액채취를 제외하고 조사를 시행하였고 대변을 이용한 장내미생물조사는 분변채취기를 사전에 배포하였는데 실제 수거하지 못하는 경우가 많아 수거가 가능한 샘플만 확보하였다. 연구 참여자들에게는 조사 후 답례품을 전달하였고 혈액검사 결과인 혈액 검사지를 연구 참여자의 주소지로 개별 발송하였다(그림 5-4).

(2) 조사대상

연구대상은 95세 이상 초고령 노인으로 하되, 주민등록상 구례, 곡성, 순창, 담양 거주 100세 이상 노인은 전수조사를 원칙으로 하였고 95-99세 준백세인은 접근 및 협조가 가능한 범위에서 조사가 이루어졌다. 조사과정에 행정기관의 협조를 구하였고 백세인과 보호자가 동의한 대상자에 대하여 약속한 시간에 연구진이 방문하여 조사가 이루어졌다.

백세인 조사를 위해 구곡순담 지역 해당 군청에서 각각 백세인의 명단을 확보하였다. 구례 8명, 곡성 15명, 순창 12명, 담양 25명으로 총 60명이었다. 이는 통계청 자료의 이 지역 백세인 현황 45명에 비해 더 많은 숫자이다. 실제 백세인이 지역사회에 더 많이 분포하고 있을 가능성과 함께 실제 백세인을 가려내는 작업이 중요하다고 여겨지는 부분이다. 따라서 백세인의 주민등록상의 연령과 실제 연령이 맞는지 확인하는 작업이 중요했다. 이를 위해 첫째,

출생연도의 간지를 확인하였고, 둘째, 백세인의 자녀관계 및 자녀 연령 확인, 셋째, 가족과의 면담 등을 통하여 상호 연령관계를 확인하였다. 백세인의 연령 확인 후 의료팀, 가족학 팀이 각각 직접 면담조사를 시행하였다. 95-99세의 준백세인(Semi-centenarian)은 구례 20명, 곡성 35명, 순창 32명, 담양 47명으로 총 134명의 명단을 확보하였다. 조사대상자 중 사전에 전화로 본 연구에 대해 설명을 하고 구두로 동의를 받는 과정을 거쳤다.

- 백세인(Centenarians)

구곡순담 100세 이상 전체 대상자는 60명이었다. 지역별로 살펴보면, 구례의 경우 100세 이상 대상자 8명 중 5명(남 1명, 여 4명)을 조사 완료하였고, 곡성은 100세 이상 대상자 15명 중 9명(남 1명, 여 8명), 순창 100세 이상 대상자 12명 중 6명(남 1명, 여 5명), 담양 100세 이상 대상자 25명 중 17명(남 3명, 여 14명)을 조사하였다(표 5-5).

- 준백세인 포함 백세인(Semi-centenarians & Centenarians)

95-99세 준백세인을 포함한 백세인의 전체 대상자 수는 194명이었다. 지역별로 살펴보면, 구례의 95세 이상 대상자 28명중 14명(남 3명, 여 11명), 곡성 95세 이상 대상자 50명 중 26명(남 3명, 여 23명), 순창 95세 이상 대상자 44명 중 27명(남 6명, 여 21명), 담양 95세 이상 대상자 72명 중 31명(남 4명, 여 27명)을 조사하였다(표 5-5).

표 5-5. **조사대상 백세인과 준백세인**

지역명	100세 이상 백세인	95-99세 준백세인	95세 이상 준백세인 포함 백세인
구례군	5	9	14
곡성군	9	17	26
순창군	6	21	27
담양군	17	14	31
계	37	61	98

(3) 조사방법

장기적인 종적관찰연구는 노화연구의 가장 기본적이고도 핵심적인 연구이다. 세계 각국의 여러 민족은 환경적, 유전적, 사회문화적 측면이나 식습관 등에 있어서 노화과정도 각기 다른 양상을 보일 수 있다. 따라서 지역별 노화연구를 위한 장기적인 대규모 코호트를 구축하는데 심혈을 기울이고 있다. 본 백세인 조사는 시간차이연구디자인(time lag design)으로 계획된 것으로서 2001년 한국의 백세인 연구와 비교분석하고자 한다. 시간차이 연구디자인은 동일한 연령집단에 대하여 시간차이를 두고 조사하는 것으로서, 연령효과를 배제하고 사회문화적 변화를 관찰하는데 적합한 연구방법이다[한경혜 외, 2019].

(4) 자료 분석

수집된 자료는 SPSS Win 20.0을 이용하여 분석하였다. 대상자의 사회 인구학적 특성, 사회적 특성 및 심리적 특성 등에 대하여 기술통계분석을 하였으며, 이때 2001년 자료결과와 비교하여 그 변화를 분석하였다.

〈참고〉 **2001년 백세인 조사**

- 연구 대상자   100세 이상으로 확인된 노인 72명
- 조사 지역   주민등록상 장수인구가 많은 지역을 순위별로 추출, 구례, 곡성, 담양, 보성, 함평, 영광, 거창, 상주, 예천, 제주 10개 지역
- 조사방법   선정된 백세노인의 집을 방문, 12간지상의 '띠'와 결혼당시 연령, 자녀연령, 가족과 이웃 등의 확인, 외모, 행동, 낱말이해 수준 등 연령을 재확인하는 과정을 거친 후 100세 이상 노인을 대상으로 사회인구학적 특성, 사회적 관계 및 활동, 경제생활, 건강 및 의료적 특성, 생활습관, 심리적 특성, 장수에 대한 태도를 조사함

4. 백세인의 사회인구학적 특성

백세인의 사회 인구학적 특성을 분석하였다. 구체적으로, 성별 및 연령분포, 결혼상태 및 사별기간, 생존자녀, 가족구조 및 주 부양자(수발자), 교육수준, 경제상태 등을 살펴보았다. 2001년 조사는 100세 이상이 조사 대상이었고, 본 연구대상은 95-99세의 준백세인을 포함한 백세인이기 때문에 정확한 비교를 위해 연구대상을 95세 이상, 100세 이상으로 구분하여 제시하였다.

1) 백세인의 성과 연령

2001년의 백세인은 남성 7%, 여성 93%였으며 2018년 백세인은 남성 16.2%, 여성 83.8%로 나타났다. 이는 준백세인을 포함해도 큰 차이가 없었다. 백세인 중 여성이 많은 가운데 2001년에 비해 2018년 남성 백세인의 비율이 2배 이상 증가했다는 사실을 알 수 있다(표 5-6).

표 5-6. **백세인의 성별**

단위: N(%)

		2001	2018	
		100세 이상(N=72)	100세 이상(N=37)	95세 이상(N=98)
성	남성	5(7.0)	6(16.2)	16(16.3)
	여성	67(93.0)	31(83.8)	82(83.7)

2001년 백세인의 평균연령은 102.3세(100-112세 범위), 2018년
100세 이상 백세인의 평균연령은 101.8세(100-107세 범위)로 나
타났다. 2001년 110세 이상의 초백세인이 있었던 반면, 2018년에
는 최고령자가 107세 인 것으로 나타났다. 백세인 성별 평균연령은
2001년과 2018년 모두 남성과 여성에 따른 차이가 나타나지 않았
고 성별 평균연령도 유사하였다(표 5-7).

표 5-7. **백세인 연령(성별 비교)**

	2001			2018					
	100세 이상(N=72)			100세 이상(N=37)			95세 이상(N=98)		
	전체	남	여	전체	남	여	전체	남	여
평균연령 (연령범위)	102.3 (100-112)	101.8	102.4	101.8 (100-107)	102	101.7	98.2 (95-107)	98.13	98.20

2) 결혼상태 및 사별기간

결혼 상태는 2001년의 경우 사별 97%, 기혼 3%이었고, 미혼은
없었다. 2018년 조사에서 사별 97.1%, 기혼 2.9%, 미혼이 없었

다. 대부분 배우자와 사별하고 배우자 없이 살고 있었는데 이들의 배우자와의 사별연령을 비교해보면, 2001년 남성이 68세, 여성이 62세, 2018년에는 남성 96.0세, 여성 63.4세로 나타났다. 18년 전과 비교하면 여성 백세인이 남편과 사별한 나이는 큰 차이가 없지만 남성백세인의 경우 부인과의 평균사별연령은 매우 증가하였다. 이는 남성 백세인의 경우 대부분 부인과 최근까지 함께 살다가 부인이 먼저 사망했음을 알 수 있다(표 5-8).

표 5-8. 백세인의 결혼상태 및 사별 당시 연령

단위: N(%)

	2001	2018	
	100세 이상(N=72)	100세 이상(N=37)	95세 이상(N=98)
기혼	2(3.0)	1(2.9)	7(7.7)
미혼	0(0.0)	0(0)	1(1.1)
사별	70(97.0)	36(97.1)	90(91.2)
배우자 사별 당시 연령(평균)	남: 68세, 여: 62세	남: 96.0세 여: 63.4세	남: 92.4세 여: 60.4세

3) 생존자녀 수

생존자녀 수는 2001년은 평균 2.9명, 2018년에는 5.1명으로, 2001년에 비해 2018년 생존자녀수가 더 증가한 것으로 나타났다. 이러한 결과는 우리나라 평균수명의 증가로 인해 백세인 자녀의 생존율 및 평균수명도 함께 높아졌기 때문으로 보인다(표 5-9).

표 5-9. **백세인의 생존자녀 수**

단위: 명

	2001	2018	
	100세 이상(N=72)	100세 이상(N=37)	95세 이상(N=98)
평균 생존 자녀 수	2.9	5.1	5.2
Range	0-7	2-11	1-11

4) 가족구조

2001년에는 백세인과 가족 동거비율이 94.5%, 독거 5.6%였던 반면, 2018년은 가족동거 52.8%, 독거 25%, 요양기관(시설) 거주 19.4%로 나타났다. 18년 동안 백세인의 거주유형이 눈에 띄게 변화된 모습을 볼 수 있는데 가족동거가 현저하게 줄었고 대신 독거와 요양기관 거주 비율이 증가했다. 이는 백세인 거주유형의 다양화 현상으로 볼 수 있는데 2001년의 백세인은 주로 가족과 동거하면서 수발을 받았다면 2018년의 백세인은 여전히 많은 수가 가족과

표 5-10. **백세인의 가족구조**

가족형태		2001	2018	
		100세 이상 (N=72)	100세 이상 (N=37)	95세 이상 (N=98)
가족 동거	배우자동거	2(2.8)	1(2.8)	7(7.3)
	노인+자녀+며느리+손주+형제동거	65(90.3)	19(52.8)	39(40.6)
	노인+친척이나 남과 동거	1(1.4)	0(0)	1(1.0)
	소계	68(94.5)	20(55.6)	47(48.9)
독거		4(5.6)	9(25.0)	39(40.6)
요양기관 거주		0	7(19.4)	10(10.4)

동거하지만, 혼자 살고, 요양기관에서 사는 백세인이 많이 증가하였다(표 5-10).

5) 교육수준

백세인의 교육수준은 전반적으로 향상되었는데 특별히 한글가독 백세인이 2배 이상 증가했다. 정규교육을 받은 노인의 비율도 함께 늘어났는데, 서당 5.7%, 초졸 2.9%, 고졸 5.4%로 나타났다(표 5-11).

표 5-11. **백세인의 교육수준**

		2001	2018	
		100세 이상(N=72)	100세 이상(N=37)	95세 이상(N=98)
무학	한글가독	9(13.0)	8(27.5)	24(30.8)
	한글읽기불가능	63(88.0)	21(72.4)	54(69.2)
	계	72(100)	29(82.9)	79(86.8)
서당		0(0)	2(5.7)	2(2.2)
초졸		0(0)	1(2.9)	5(5.5)
중졸		0(0)	1(2.9)	1(1.1)
고졸		0(0)	2(5.4)	2(2.2)
대졸		0(0)	0(0)	2(2.2)

* 무응답으로 인한 결측치 있음

6) 경제적 특성

백세인의 경제적 특성은 과거 직업과 주관적 생활수준을 살펴보았다. 먼저, 가장 오래 해온 일(과거 직업)을 보면, 과거 대다수의 백세인은 농업에 종사했던 반면 현재 백세인의 과거 직업은 보다 다양해졌다. 남녀차이를 살펴보면, 남녀 모두 농업에 종사하는 비율이 높은 가운데 남성은 여성에 비해 공무원, 목수, 선생님 등 보다 다양한 직업을 가졌던 것으로 나타났다(표 5-12).

표 5-12. **백세인 연령(성별 비교)**

	2001	2018					
	100세 이상 (N=72)	100세 이상(N=37)			95세 이상(N=98)		
		전체	남	여	전체	남	여
농업	63(87.0)	29(78.4)	4(66.7)	25(80.6)	73(74.5)	10(62.5)	63(76.8)
밭일	2(3)	0(0)	0(0)	0(0)	0(0)	0(0)	0(0)
길쌈	2(3)	1(2.7)	0(0)	1(3.2)	1(1.0)	0(0)	1(1.2)
장사	1(1)	1(2.7)	0(0)	1(3.2)	7(7.1)	1(6.3)	6(7.3)
기타	11(15.0)	2(5.4)	1(16.7)	1(3.2)	5(5.1)	3(18.8)	2(2.4)
무응답	0	4(10.8)	1(16.7)	3(9.7)	12(12.2)	2(12.5)	10(12.2)

* 기타: 바느질, 공무원, 목수, 선생님, 은행원, 종교인
* 무응답으로 인한 결측치 있음

주관적 생활수준은 주관적 생활수준이 낮거나 높다고 여기는 백세인의 비율이 더 증가하였다. 주관적 생활수준이 중하에 속한 백세인에 비해 상, 중상, 하에 속한 백세인이 증가한 것으로 나타났다. 남녀차이를 살펴보면, 남성은 여성보다 주관적 생활수준이 높다고 지각하는 것으로 나타났는데 남성의 주관적 생활수준은 '중상'의 비율이 높았고 여성은 남성에 비해 상대적으로 '하'에 속한 비율이 더 높았다(표 5-13).

표 5-13. **주관적 생활수준**

| | | 2001 | 2018 | | | | | |
| | | 100세 이상 (N=72) | 100세 이상(N=37) | | | 95세 이상(N=98) | | |
			전체	남	여	전체	남	여
주관적 생활 수준	상	1(1.0)	2(6.3)	0(0)	2(7.7)	4(4.3)	1(6.3)	3(3.9)
	중상	23(32.0)	14(43.8)	4(66.7)	10(38.5)	37(40.2)	7(43.8)	30(39.5)
	중하	42(58.0)	11(34.4)	2(33.3)	9(34.6)	43(46.7)	8(50.0)	35(46.1)
	하	6(8.0)	5(15.6)	0(0)	5(19.2)	8(8.7)	0(0)	8(10.5)

* 무응답으로 인한 결측치 있음

7) 백세인의 생활습관

백세인의 건강 및 생활습관을 수면시간, 음주·흡연으로 살펴보았다. 백세인의 수면시간은 하루 평균 8.88시간으로 나타났다. 백세인들은 비교적 규칙적인 생활을 하는 것으로 파악되고 있다. 이는 2001년 9시간과 크게 차이가 나타나지 않았으며, 남녀 차이도 나타나지 않아 충분한 수면을 취하는 것이 백세인이 되는데 중요하다는 점을 보여주고 있다고 해석할 수 있다(표 5-14).

표 5-14. **백세인의 수면시간**

(단위: 평균시간)

| | 2001 | 2018 | | | | | |
| | 100세 이상 (N=72) | 100세 이상(N=37) | | | 95세 이상(N=98) | | |
		전체	남	여	전체	남	여
수면시간	9.00	8.88	8.40	9.00	8.63	8.08	8.76

백세인의 흡연율과 음주율은 2001년에 비해 감소하였다. 현재 흡연을 하고 있는 백세인은 한 명(2.8%)으로 2001년 13%에 비해 크게 적었다. 흡연 유경험율도 4명당 1명으로 2001년의 3명당 1명에 비해 그 비율이 감소하였다. 2018년 흡연경험 비율을 성별 비교한 결과 흡연경험률은 남성이 83.3%, 여성 13.3%로 나타나 남성이 여성보다 높은 것으로 나타났다.

백세인의 음주율도 크게 낮아졌다. 2018년 기준 현재 음주를 하고 있는 백세인은 6.1%에 불과한 것으로 나타나 2001년 85%에 비해 크게 감소하였다(표 5-15).

표 5-15. **백세인의 음주, 흡연**

| | | 2001 | 2018 | | | | | |
| | | 100세 이상 (N=72) | 100세 이상(N=37) | | | 95세 이상(N=98) | | |
			전체	남	여	전체	남	여
흡연	흡연경험 무	48(66.0)	27(75.0)	1(16.7)	26(86.7)	68(70.8)	4(25.0)	64(80.0)
	흡연경험 유	24(34.0)	9(25.0)	5(83.3)	4(13.3)	28(29.2)	12(75.0)	16(20.0)
	현재 흡연	9(13.0)	1(2.8)	0(0)	1(3.3)	5(5.2)	0(0)	5(6.3)
	현재 금연	15(21.0)	8(89.0)	5(83.3)	3(10.0)	23(24.0)	12(75.0)	11(13.7)
음주	현재 음주	12(85.0)	2(6.1)	1(16.7)	1(3.7)	9(9.7)	5(31.3)	4(5.2)
	현재 금주	2(15.0)	31(93.9)	5(83.3)	26(96.3)	84(90.3)	11(68.8)	73(94.8)

* 무응답으로 인한 결측치 있음

8) 백세인의 사회적 특성

2018년에는 백세인의 사회적 특성으로 활동범위/시간, 사람들과 어울리는 정도, 어울리지 않는 이유, 모임참여 정도와 종류에 대해서 알아보았다.

　　백세인의 활동범위는 2001년 방안에 머무는 경우가 가장 많았었던 것(37.5%)에서 2018년조사에서는 방안에 머무는 비율은 백세인 21.2%, 준백세인 포함하면 16.3%로 낮아졌다. 대신 집안, 이웃집이나 마을 내, 마을 안 멀리까지 혹은 밭일이 가능한 경우가 증가하였다. 구체적으로 살펴보면, 활동하지 않거나 방안에만 있는 백세노인(2001년 37.5%→2018년 21.2%)의 비율이 줄어들었고, 집안(2001년 25.0%→2018년 33.3%), 이웃집 및 마을 내(2001년 20.8%→2018년 24.2%), 마을 안 멀리까지 밭일을 간다(2001년 16.7%→2018년 21.2%)는 백세노인이 증가하였다. 2018년 자료로 남녀차이를 살펴보면, 남성백세노인은 여성백세노인에 비해 활동범위가 더 넓었다(표 5-16).

표 5-16. 백세인의 활동범위

| | 2001 | 2018 | | | | | |
| | 100세 이상 (N=72) | 100세 이상(N=37) | | | 95세 이상(N=98) | | |
		전체	남	여	전체	남	여
방안	27(37.5)	7(21.2)	1(16.7)	6(22.2)	15(16.3)	1(6.3)	14(18.4)
집안	18(25.0)	11(33.3)	2(33.3)	9(33.3)	33(35.9)	6(37.5)	27(35.5)
이웃집 및 마을 내	15(20.8)	8(24.2)	1(16.7)	7(26.0)	27(29.3)	4(25.0)	23(30.3)
마을 안 멀리까지 / 밭 일	12(16.7)	7(21.2)	2(33.3)	5(18.5)	17(18.5)	5(31.3)	12(15.8)

* 무응답으로 인한 결측치 있음

　　2018년에 추가 조사된 활동시간, 사람들과 어울리는 정도 및 모임에 관하여 살펴보고자 한다. 활동시간에서는 백세인 중 가장 많은 수가 30분-1시간 미만 활동을 하는 것으로 나타났다. 백세인 10명 중 약 7명 정도가 30분 이상 활동하는데 준백세인을 포함했을 때 활동시간은 더 증가하는 것으로, 성별비교에서는 남성이 여성보다 좀 더 활동을 오래 하는 경향이 있는 것으로 나타났다(표 5-17).

표 5-17. **백세인의 활동범위**

		2018					
		100세 이상(N=37)			95세 이상(N=98)		
		전체	남	여	전체	남	여
활동 시간	거의 안함	12(33.3)	1(16.7)	11(36.7)	23(24.0)	1(6.3)	22(27.5)
	30분 미만	6(16.7)	1(16.7)	5(16.7)	27(28.1)	5(31.3)	22(27.5)
	30분-1시간 미만	13(36.1)	3(50.0)	10(33.3)	29(30.2)	5(31.3)	24(30.0)
	1-2시간 미만	4(11.1)	0(0)	4(13.3)	16(16.7)	4(25.0)	12(15.0)
	2-3시간 미만	0(0)	0(0)	0(0)	0(0)	0(0)	0(0)
	3시간 이상	1(2.8)	1(16.7)	0(0)	1(1.0)	1(6.3)	0(0)

* 무응답으로 인한 결측치 있음

백세인이 다른 사람들과 어울리는 정도를 살펴보면 백세인의 절반은 자주 혹은 특별할 때 잘 어울리고, 절반은 잘 어울리지 않는 것으로 나타났다. 성에 따른 차이는 크게 나타나지 않았다(표 5-18).

표 5-18. **사람들과 어울리는 정도**

	2018					
	100세 이상(N=37)			95세 이상(N=98)		
	전체	남	여	전체	남	여
자주 어울림	16(44.4)	3(50.0)	13(43.3)	36(37.5)	7(43.8)	29(36.3)
특별할 때 어울림	2(5.6)	0	2(6.7)	5(5.2)	0(0)	5(6.3)
잘 어울리지 않음	18(50.0)	3(50.0)	15(50.0)	55(57.3)	9(56.3)	46(57.5)

* 무응답으로 인한 결측치 있음

사람들과 잘 어울리지 않는다고 응답한 백세인에게 그 이유에 대해서 살펴본 결과, 가장 많은 이유가 '몸이 불편해서'였다. 어울리는 것을 '좋아하지만 기회나 상대가 없다'는 응답도 있었다(표 5-19).

표 5-19. **사람들과 잘 어울리지 않는 이유**

	2018					
	100세 이상(N=37)			95세 이상(N=98)		
	전체	남	여	전체	남	여
좋아하지만 기회/상대가 없어 못 함	3(17.6)	1(33.3)	2(14.3)	5(9.4)	2(25.0)	3(6.7)
귀찮아서 안 함	1(5.9)	0(0)	1(7.1)	3(5.7)	0(0)	3(6.7)
몸이 불편해서 못 함	9(52.9)	1(33.3)	8(57.1)	35(66.0)	4(50.0)	31(68.9)
기타	4(23.5)	1(33.3)	3(21.4)	10(18.9)	2(25.0)	8(17.8)

* 기타: 말수가 없음, 흥미가 없음, 이사 와서 등

다음으로 백세인의 모임참여 정도를 살펴보았는데, 100세 이상은 과반수가, 95세 이상은 약 40%가 모임에 참여하는 것으로 나타났다. 40%라고 하더라도 백세인이 아직 모임에 참여하고 있다는 것, 사회활동을 한다는 것은 매우 고무적인 일이라고 할 수 있다. 과거에 참여했으나 지금은 참여하지 않는 경우도 상당수 있었다. 이는 앞에서 살펴본, 건강문제나 참여할 모임이 없어진 경우라고 할 수 있다.

모임에 참여한다는 응답자를 중심으로 모임의 장소를 살펴보면 경로당(노인당)이 절반 이상이었고 요양원, 주간보호센터, 이웃집, 종교기관 등 다양하게 나타났다. 경로당, 노인당이 노인들이 모일 수 있는 매우 중요한 장소임을 다시 확인하게 하는 결과라고 할 수 있다(표 5-20).

표 5-20. **모임참여 정도와 모임 장소**

		2018					
		100세 이상			95세 이상		
		전체	남	여	전체	남	여
모임 참여 정도[1]	모임 참여함						
	과거참여, 지금 안 함	8(33.3)	3(75.0)	5(25.0)	37(46.8)	8(61.5)	29(43.9)
	원래 참여 안 함	1(4.2)	0(0)	1(5.0)	10(12.7)	0(0)	10(15.2)
모임 장소[2]	경로당(노인당)	8(53.3)	1(100.0)	7(50.0)	22(68.8)	4(80.0)	18(66.7)
	종교기관	1(6.7)	0(0)	1(7.1)	2(6.3)	0(0)	2(7.4)
	요양원	3(20.0)	0(0)	3(21.4)	4(12.5)	0(0)	4(14.8)
	주간보호센터	1(6.7)	0(0)	1(7.1)	2(6.3)	1(20.0)	1(3.7)
	이웃집	2(13.3)	0(0)	2(14.3)	2(6.3)	0(0)	2(7.4)

[1] 모임참여정도 응답자: 100세 이상 24명, 95세 이상 79명
[2] 모임장소 응답자: '모임 참여함'에 응답한 100세 이상, 15명, 95세 이상 32명

5. 맺음말

우리나라 백세인, 초고령 노인은 노인인구집단 중에서 가장 빠르게 증가하는 연령군이다. 시도별로 비교해볼 때, 우리나라 백세인은 인구가 밀집되어 있는 수도권에 가장 많이 거주하지만 인구 10만 명당 백세인 수는 전남 전북 강원 충남 등 농촌지역에서 더 높았다. 특히 2001년 장수벨트로 선정된 구례 곡성 순창 담양지역은 여전히 장수지수가 높고 인구 10만 명당 백세인 수도 많은 것으로 나타나 장수벨트로서의 위상을 유지하고 있는 것으로 나타났다.

2001년 백세인과 비교했을 때, 약 20년의 시간이 지난 시점에서 백세인의 사회인구학적 특성은 어떻게 변화했는지 살펴보았다. 큰 틀에서 보았을 때, 과거보다 훨씬 더 많은 노인들이 백수를 누

리고 있고, 백세인의 성비도 변화했다. 과거에 백세인은 주로 여성이었는데 이제 남성 백세인의 비율이 과거보다 두 배 이상 높아졌다. 또한 과거에 혼자 사는 백세인은 모두 여성이었는데 이제는 남성 독거노인이 새롭게 등장하였다. 이는 과거에 비해 남성의 생존율과 독립적인 생활능력이 커졌다는 것을 의미한다. 백세까지 살아남은 남성 백세인의 증가, 혼자 사는 남성백세인의 등장은 스스로 건강관리능력이 있고, 일상생활을 온전히 책임질 수 있는, 여성의 힘을 빌지 않아도 되는 남성노인이 증가했다는 것으로서 의미가 크다.

과거와 다른 백세인의 특성을 살펴보고자 한다. 첫째, 우리가 주목하는 특성은 교육수준의 증가이다. 한글을 읽을 줄 아는 백세인은 2001년에 비해 2배 이상 증가했고 정규교육을 받은 백세인은 0%에서 20%로 증가하였다. 교육수준의 증가는 단순히 교육을 받은 햇수를 의미하지 않는다. 교육수준은 사람이 흡수할 수 있는 정보처리 수준과 비례한다. 한글을, 숫자를 읽을 수 있는지 여부와 정규교육을 받은 경험은 그 이후 삶에 있어서 그 사람이 행동반경을 얼마나 넓힐 수 있는지, 다양한 채널에서 얻게 되는 정보를 해석하고 적용하는 능력이 얼마나 있는지를 가늠하는 바로미터가 된다. 2001년에 비하여 높아진 교육수준은 백세인으로 하여금 건강관리능력을 키우고 삶을 살아가는 지혜를 더하게 했으리라고 여겨진다.

둘째, 경제적인 상황의 개선이다. 2001년과 2018년 백세인이나 백세인 부양자가 지각하는 주관적인 경제수준을 비교하는 것보다 더 객관적인 지표는 백세인을 둘러싼 제도의 변화라고 할 수 있다. 4장 노인복지정책의 변화에서 언급되었듯이 2001년에는 노후소득보장이라는 말이 무색할 정도로 소액의 '경로연금'이 지급되었고, 이는 노인의 삶에 큰 영향을 미치지 못하였다. 그러다 2007년 기초 노령연금법, 2014년 기초연금법 개정으로 2018년 현재 1인당 25만 원 정도의 기초연금이 제공되었고 조사대상자인 백세인의 대부분은 기초연금의 수혜자였다. 기초연금의 체감효과는 도시노인보다 농촌노인에게 훨씬 크다. 2008년 9만 원 수준이던 기초연금이 해를 거듭하면서 조금씩 늘어나게 되었는데 이러한 기초연금의 혜택은 농촌지역 백세인의 삶에 눈에 띄는 변화를 가져왔다. 이 수급액이 충분한 정도는 아니라고 하더라도 최소한의 생계와 어느 정도의 문화생활을 가능하게 하면서 기본적인 경제적인 안정이 이루어졌다고 해도 과언이 아니다. 2001년 많은 백세인이 가족과 함께 살면서 부양을 받고 있었다고 하지만 그 중에는 부양의무자인 자녀 없이 기초생활보장수급자로 생활하는 것이 더 나을 것 같다고 여겨지는 백세인도 상당수 있었다. 그에 비하면 2018년에는 주거환경이나 생활수준에 있어서 극히 빈곤하다고 여겨지는 백세인은 거의 눈에 띄지 않았다. 이는 우리나라 국민소득의 전반적인 향상과 함께 노후소득보장제도가 역할을 했기 때문이라고 생각한다.

셋째, 백세인의 생활습관이 매우 건강한 방식으로 변화하였다. 2001년과 2018년 모두 평균 9시간 정도의 규칙적인 수면을 취하고 있었고 음주 및 흡연 비율은 현저하게 낮아졌다. 활동하는 범위도 증가하여 과거 활동반경이 방안에만 머물러 있던 백세인이 다수였다면 2018년에는 마을 주변은 물론 마을 내이지만 멀리까지 활동범위가 넓은 백세인이 상당수 나타났다. 활동시간에 있어서도 과거 30분 이내가 대부분이었는데 2018년의 경우 1-2시간 활동하는 백세인이 매우 증가하였다. 이는 그만큼 건강수준이 높다는 것을 의미한다. 또한 사람들과 어울리는 것을 좋아하는 백세인이 반 수를 차지하였고 잘 어울리지 않는다는 백세인도 과거에는 잘 어울렸으나 건강상의 이유로 혹은 마땅히 어울릴 만한 사람이 없어서 어울리지 못하는 것으로 나타났다. 특히 농촌마을의 경로당이 이러한 사회적 모임의 장소가 되고 있음을 확인하였다. 백세인은 과거보다, 그리고 현재에 있어서도 기대보다 더 많은 사회적 관계를 유지하고 생활하는 것으로 나타나 이러한 사회적 관계가 백세인의 심리적 안정이나 정신건강에 기여하는 바가 클 것이라는 해석이 가능하다.

넷째, 생존자녀는 증가했으나, 노인동거부양 비율은 현저히 낮아졌다. 과거 백세인은 대부분 지역사회에서 가족과 함께 살고 있었고 소수 여성 백세인만이 혼자사는 모습을 보였는데 2018년의 경우 가족과 동거하는 백세인 비율은 55.6%로 낮아졌고 대신 혼자 사는 백세인이 25%, 요양원 및 요양병원 등 시설에 거주하는 백세인은 약 20%에 이르는 것으로 나타났다. 백세인 거주유형에 있어서 대 변화가 나타난 것이다. 이러한 변화의 배경에는 복합적인 측면이 있지만 단순하게 부양자원인 자녀수의 변화를 살펴보면, 2001년 백세인에 비하여 2018년 백세인은 생존자녀가 많았다. 백세인의 자녀 역시 70대, 80대 노인인 경우가 대부분인데, 과거에는 백세인보다 자녀의 수명이 짧아서 생존자녀가 평균 2.9명에 불과했다. 반면, 2018년 백세인의 경우 생존자녀가 5.1명이었다. 평균수명, 기대여명의 증가로 백세인이 증가했지만 그 자녀세대의 수명도 길어진 것이다. 부양할 자녀의 수는 많아졌지만 이러한 생존자녀의 증가가 백세인의 가족동거 비율로 이어지지 않았다. 그럼에도 불구하고 생존자녀가 많다는 것은 백세인의 거주유형과 상관없이 부양행동을 하는 자녀수를 확보할 가능성을 높여주었다. 많은 수의 자녀는 백세인이 어느 자녀와 함께 살아도, 혼자 살아도, 시설에서 살아도 상황이나 형편에 따라 백세인을 찾아오고 돌봄행동을 하는 자원이 되었다. 한국의 베이비붐세대의 평균 자녀수는 2.1명이고 그 후 세대의 평균 자녀수는 그보다 적다. 10년 후, 20년 후, 백세인은 성인자녀의 부양을 기대할 수 있을까? 많은 수의 자녀를 출산했던 백세인이 자녀의 부양행동을 기대할 수 있다면 미래의 백세인은 적은 수의 자녀를 낳아(혹은 낳지 않아) 생존자녀 수는 더 감소할 수밖에 없다. 자녀 없이 혼자 남은 백세인도 증가할 것이다. 이렇듯 변화하는 백세인의 가족환경과 생활환경으로 인하여 우리사회의 법과 제도는 백세인의 삶의 질을 높이는 방향으로 지속적으로 변화해야 할 것이다. 가족이 중요하지 않아서가 아니라, 변화하는 사회에서도 가족이 제 기능을 할 수 있도록 제도가 이를 뒷받침해주어야 하며 사회서비스는 백세인의 독립성과 자기 결정권을 고려하여 보다 세심하게 마련되어야 할 것이다.

📝 **요약문**

    이 장에서는 2001년 백세인과 비교했을 때, 약 20년의 시간이 지난 시점의 백세인은 어떤 변화를 보이고 있는가에 초점을 두어 살펴보았다. 과거보다 훨씬 더 많은 노인들이 백수를 누리고 있고, 남성백세인의 수가 증가하고 남성 독거 백세인이 새롭게 등장하였다. 이는 과거에 비해 남성의 생존율과 독립적인 생활능력이 커졌다는 것을 의미한다.

    과거와 다른 백세인의 특성은 교육수준의 증가이다. 한글을 읽을 줄 아는 백세인은 2001년에 비해 2배 이상 증가했고 정규교육을 받은 백세인은 0%에서 20%로 증가하였다. 2001년에 비하여 높아진 교육수준은 백세인으로 하여금 건강관리능력을 키우고 삶을 살아가는 지혜를 더하게 했으리라고 여겨진다. 또한 경제적인 상황도 개선되었다. 노인복지정책의 변화로 2018년기준 1인당 25만 원 정도의 기초연금이 대부분의 백세인에게 제공되었다. 기초연금 수급액이 충분한 정도는 아니라고 하더라도 경제적인 안정에 일조를 하였고 과거에 비해 주거환경이나 생활수준 등 객관적인 삶의 질이 눈에 띄게 향상되었다. 기본적인 생활수준의 향상과 제도 및 서비스 증가가 백세인의 객관적인 삶의 모습을 더 긍정적으로 변화시킨 것이라고 할 수 있다. 한편, 과거 백세인은 대부분 지역사회에서 가족과 함께 살고 있었고 소수 여성 백세인만이 혼자 사는 모습을 보였는데 2018년의 경우 가족과 동거하는 백세인 비율은 55.6%로 낮아졌고 대신 혼자 사는 백세인이 25%, 요양원 및 요양병원 등 시설에 거주하는 백세인은 약 20%에 이르는 것으로 나타났다. 백세인 거주유형에 있어서 대 변화가 나타난 것이다. 이러한 변화의 배경에는 복합적인 여러 측면이 있지만 단순하게 부양자원인 자녀수의 변화를 살펴보면, 2001년 백세인에 비하여 2018년 백세인은 생존자녀가 많았다. 과거에는 백세인보다 자녀의 수명이 짧아서 생존자녀가 평균 2.9명에 불과했던 반면, 2018년 백세인의 경우 생존자녀가 5.1명이었다. 부양할 자녀의 수는 많아졌지만 생존자녀의 증가가 백세인의 가족동거 비율로 이어지지 않았다. 그럼에도 불구하고 백세인의 거주유형과 상관없이 부양행동을 하는 자녀수 확보 가능성을 높여주었고 이들은 상황에 따라,

형편에 따라 백세인을 찾아오고 돌봄행동을 하는 자원이 되고 있다. 백세인의 가족환경과 생활환경이 변화함에 따라 우리사회의 법과 제도 역시 백세인의 삶의 질을 높이는 방향으로 지속적으로 변화해야 할 것이다.

■■ 참고문헌

- 고정국, 이정화, 오영은(2019). 농촌노인의 신체적 건강이 우울에 미치는 영향. 한국지 역사회생활과학회지, 30(1), 83-100.
- 박상철(2002). 한국의 백세인. 서울대학교 출판부.
- 박상철, 최성재, 이정재, 한경혜, 이미숙, 곽충실, 송경언, 정은진(2007). 한국의 장수 인과 장수지역: 변화와 대응. 서울대학교 출판부.
- 이상우, 최재성(2018). 초고령 노인의 삶의 변화와 안녕감에 관한 연구: 80대 노인을 중 심으로. 한국노인복지학회, 73(1), 81-109.
- 이정재(2002). 지리정보시스템을 이용한 장수지역의 공간적 분석. 박상철 편. 한국의 백세인. 서울대 출판부.
- 통계청(2018). 인구주택 총 조사.
- 통계청(2019). 인구주택 총 조사.
- 한경혜, 이정화, 김주현(2004). 한국 백세노인들의 오래 삶의 의미에 대한 질적 연구. 한국지역사회생활과학회지, 15(3), 121-135.
- 한경혜, 최혜경, 안정신, 김주현(2019). 노년학. 신청.
- Beard BB(1991). Centenarians : The Generation. NY: Greenwood Press.
- Blazer, D. G.(2000). Psychiatry and the oldest-old. American Journal of Psychiatry, 157, 1915-1924.
- Bury, M. & Halme A(1991). Life after Ninety. NY: Chapman and Hall Inc.
- Dunkle, R. E., Roberts, B., & Haug, M. R.(2001). The Oldest-Old in Everyday Life: Self Perception, Coping With Change, and Stress. New York: Springer.
- Gonyea, J. G.(2010). The policy challenges of a larger and more diverse oldest old population (in press). In Hudson, R. B. (Ed.) The New Politics of Old Age Policy, 3rd edition. MD: Johns Hopkins University Press.
- Harris, T., Kovar, M. G., Suzman, R., Kleinman, J. C., & Feldman, J. J.(1989). Longitudinal study of physical ability in the oldest-old. American Journal of Public Health, 79(6), 698-702.
- Katata J(1992). Longivity culture in Okinawa. Japan, 한국노년학연구, 1, 45-51.
- Neugarten, B.(1974). Age groups in American society and the rise of the young-old. p.187-198 in F. Eisele (ed.), Political Consequences of Aging. Annals of the American Academy of Political and Social Science, 415. Philadelphia: American Academy of Political and Social Sciences.
- Poon LW, Sweaney AL, Clayton GM, Marriams SB, Martin P(1992). Georgia Cen-tenarian Study. International Journal of Aging and Human Development 34(1), 1-17.
- Treas, J., & Bengtson, V.(1982). The demography of mid-and late-life transitions. Annals of the American Academy of Political and Social Science, 464(Nov.), 11-21.

백세인의 건강:
더 건강해졌는가?

저자 **박광성, 윤경철, 신민호**

한국은 2000년에 고령화사회에 진입을 하였고 2018년에 고령사회에 진입을 했으며 2025년에는 초고령사회에 진입할 것으로 예측이 되고 있다. 2000년의 평균 기대수명이 75.9세인 반면 2018년의 기대수명은 82.6세로 약 7년 정도의 차이를 보여 백세인의 건강상태도 지난 20여년 사이에 차이를 보일 것으로 생각된다[통계청, 2020].

백세인 조사는 장수노인들의 건강상태를 파악하고 식습관과 생활태도 등을 조사하여 장수요인을 분석하고 그 가족, 친구, 이웃 등의 사회적 관계와 사회복지서비스 이용과 관련한 공적인 사회적 관계 변수들을 파악 연구하여 건강 및 장수에 있어서 개인적 특성과 생활환경 인자가 어떠한 관련성을 알아보고자 하는 연구이다.

우리나라의 백세인 조사는 장수벨트지역으로 알려진 구곡순담

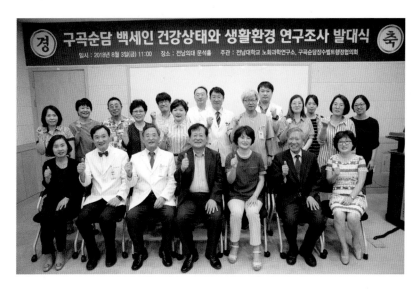

그림 6-1. 2018년 구곡순담 백세인 연구조사 발대식

(김경근 전남의대학장, 이삼용 전남대병원장, 박상철 석좌교수, 박광성 교수, 이정화 교수를 비롯한 전남대 노화과학 연구소 참여교수, 구례군 김형옥 과장을 비롯한 구곡순담 장수벨트행정협의회 관계자 등)

지역에서 2000년 초에 처음 시작되었는데 추적조사가 이루어지지 않아 약 20년이 지나면서 어떠한 변화가 있었는지 알아보고자 2000년 초기에 참여했던 일부 조사팀과 함께 2018년 구곡순담 지역에서 백세인 조사가 이루어졌다(그림 6-1).

　저자는 신체 및 정신건강측면에서 한국백세인의 20년간의 변화를 알아보고자 호남장수벨트를 중심으로 2001년 및 2003년에 이루어진 백세인 조사연구와 2018년 백세인 연구 결과를 비교해 보았다. 이때 2015년에 통계청에서 진행된 전국의 만 100세 이상 고령자를 대상으로 조사한 결과도 참고해 보았다.

1. 기대수명의 증가가 건강수명 증가의 결과인가?

30년 전만 해도 동네 어른이 환갑이 되면 환갑잔치를 크게 했던 것 같다. 1990년의 기대수명이 71.7세인 것으로 보면 환갑을 지내는 것이 경사로운 일이었을 것으로 생각된다. 통계청 조사에 의하면 한국인의 기대수명은 2011년 80.2세로 선진국의 수준에 도달했고 2019년 83.3세로 증가를 했는데 반해 건강수명은 73.1세로 약 10년을 질병 또는 장애를 가지고 있는 상태로 지내는 것으로 조사되었다[통계청, 2020].

지난 20년간 한국인의 기대수명과 건강수명의 변화를 보면 2000년에 기대수명은 75.9세일 때 건강수명은 67.4세로 8.5년의 차이가 있었는데 2019년에는 기대수명이 83.3세일 때 건강수명은 73.1세로 10.2년의 차이가 났다[통계청, 2020]. 20년 동안 기대수명의 증가와 건강수명의 증가의 차이를 보면 기대수명이 7.4년 증가를 할 때 건강수명은 5.7년 증가를 하였다. 이는 지난 20년 동안 기대수명과 건강수명은 각각 증가를 하였으나 기대수명의 증가속도만큼 건강수명이 증가하지 못한 결과이다. 이러한 변화는 스웨덴 노화연구에서도 보고되었는데 의료수준의 발달로 만성질환이나 장애가 있는 노인의 생존율이 더 높아져 아픈 생존자의 비율이 더 높아진 것으로 해석되고 있다. 따라서 21세기에 건강수명을 증가시키려면 일차적으로 질환예방이 필요하다고 하였다[Rosén, 2005]. 일본의 경우는 2000년의 기대수명이 81.2세일 때 건강수명은 71.7세로 9.5세의 차이가 있는 반면 2019년의 기대수명이 84.2세일 때 건강수명은 74.1세로 10.1세의 차이를 보여 기대수명의 증가와 건강수명의 증가가 거의 비슷하게 나타나고 있다. 이러한 기대수명과 건

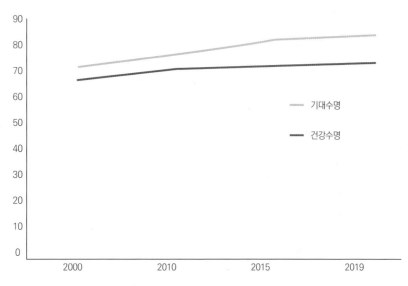

그림 6-2. **한국인의 연도별 기대수명과 건강수명 추이**
출처: 통계청, 「생명표」,* 자료 : 통계청, 「생명표」 2020 [단위 : 세]

강수명의 증가는 일본 건강보험의 영향으로 해석이 되고 있는데 기
대수명과 건강수명의 차이를 줄이기 위한 노력이 필요하다고 하였
다[Tokudome, 2016].

2. 기대수명이 증가하면서 백세인의 건강도 좋아지고 있는가?

불로장생을 꿈꾸는 사람들은 기대수명의 증가뿐만 아니라 기대
수명과 건강수명이 거의 같아지기를 바랄 것으로 생각된다. 그래
서 99세까지 팔팔하게 살다 이틀만 아프고 3일째 죽으면 좋겠다고
하는 '구구팔팔 이삼사'라고 하는 신조어가 생긴 것 같다. 그렇지만

나이가 들면서 고혈압과 당뇨병과 같은 만성질환이 생기고 노쇠나 치매의 유병률이 높아지면서 요양원이나 요양병원에 대한 수요가 증가하고 있는 것이 현실이다. 건강수명을 증가시키면 기대수명도 더 증가할 것으로 생각되는데 백세인은 기대수명을 넘어서 적어도 15년 이상을 살고 있는 사람들이다. 따라서 백세인이 되는 데 중요한 기여 요인을 알 수 있다면 건강수명을 늘리면서 백세건강장수의 꿈을 이룰 수 있을 것으로 생각된다.

기대수명의 증가는 건강을 잘 관리하고 질환의 예방을 통해 건강한 사람들의 비율이 증가한 결과이지만 의료기술의 발달로 생명에 위협을 주는 주요 질환의 치료가 조기사망률을 낮추기 때문으로 해석되고 있다. 특히 심혈관질환 치료기술의 발달과 고령환자들에게 치명적인 고관절골절의 치료기술, 암의 조기발견과 치료 등도 기대수명의 증가에 영향을 주는 요소로 알려져 있다[Cao, 2018].

따라서 본 단원에서는 지난 20년간 기대수명이 증가를 했는데 백세인의 건강도 좋아졌을까 하는 의문을 풀기 위해 구곡순담 지역에서 실시된 2001년 및 2003년과 2018년의 백세인 조사 중 건강상태를 비교해 보았다.

3. 백세인의 건강은 어떻게 측정을 하는가?

백세인의 건강은 일반적으로 신체적인 건강상태로 평가하는 경향이 있는데 성공적인 노화를 위해서는 신체건강뿐만 아니라 인지기능, 정신건강, 사회적 건강도 보존이 되어야 한다[Jopp, 2016; Sala, 2019]. 백세인의 사회적 건강에 대해서는 앞 단원에서 다뤘기 때문에 이 장에서는 백세인의 신체건강과 인지기능을 포함한 정신건강으로 나누어서 살펴보기로 한다.

1) 신체건강(physical health)

신체적 건강은 질환유무, 주관적 건강상태, 신체기능 등으로 평가되는데 질환의 경우 고혈압, 당뇨병, 만성폐질환, 만성신장염, 뇌졸중, 암 등의 질환을 치료받았거나 현재 있는 경우로 평가를 하였다. 주관적 건강상태는 현재 건강상태에 대해 5단계로 구분하여 건강을 자가평가하는 것으로 백세인을 포함한 초고령인 연구에서 많이 쓰이고 있는 평가이다[Park, 2008]. 신체기능은 일상생활수행능력에 대해 기본적인 생활과 도구를 사용한 생활능력에 대해 평가를 하였다[Jang, 2019].

2) 정신건강(mental health)

정신건강은 인지기능에 대한 평가와 우울증에 대한 평가가 있는데 인지기능의 평가는 한국형간이정신상태검사(K-MMSE) 설문을 주로 이용하고 치매정도측정도구인 전반적퇴화척도(Global Deterioration Scale)를 이용하기도 한다. 우울증에 대한 평가는 15문항의 노인우울척도(Geriatric Depression Scale)를 사용하고 삶의 만족도는 5문항의 삶의 만족척도(Satisfaction with Life Scale)를 사용한다[Jeong, 2016].

4. 2000년대 초 백세인과 2018년 백세인의 의학적 특성

2001년 백세인 조사에서 장수지역 장수인의 건강상태와 일상생활기능에 대한 조사와 분석은 서울대학교 박상철 교수를 비롯하여 최윤호, 김지혜, 김철호 교수, 권인순 교수가 참여하였고 그 결과를 '한국장수인의 개체적 특성과 사회적 환경요인: 호남지방 장수벨트를 중심으로'와 '한국의 백세인'이라는 책으로 각각 출간하였다. 2003년 한국의 지역적 장수도차이를 비교하기 위한 백세인 조사에서 2003년과 2004년 사이에 구곡순담 지역을 포함한 지역에서 박삼옥 교수를 비롯하여 박상철, 최성재, 이정재, 한경혜, 이미숙, 곽충실, 송경언, 정은진 교수가 참여하여 연구결과를 '한국의 장수인과 장수지역: 변화와 대응'이라는 책으로 출간하였다[박상철, 2005, 2007].

2018년 백세인 조사는 전남대학교 노화과학연구소에서 수행을 했는데 전남대학교 박상철 석좌교수를 비롯하여 전남대학교 의과대학 비뇨의학과 박광성 교수, 예방의학교실 신민호교수, 순환기내과 김계훈교수, 안과 윤경철 교수, 가정의학과 김연표교수, 간호대학 김정선 교수, 생활과학대학 이정화 교수가 참여하였다. 약 20년의 시차를 두고 장수지역의 백세인 조사결과를 비교하는 것은 한계가 있지만 같은 설문지를 사용하여 가능한 객관성을 확보하려고 노력을 했다.

2018년의 백세인 조사를 살펴보고 비교가 가능한 지표에 대해 2001년과 2018년의 차이점을 분석해 보았다. 일부 2001년의 자료와 비교가 힘든 영역에 있어서 2003년 조사와 2018년 조사를 비교를 했다. 2001년과 2003년의 조사는 90대와 100대로 구분한 반면 2018년 조사는 95세 이상과 100세 이상으로 구분한 점이 차이가 있다.

　백세인 및 초고령인의 조사연구의 지역과 연구방법에 대해서는 제5장에서 자세히 설명을 하였기 때문에 본 단원에서는 가능한 중복성을 피하여 백세인의 신체건강에 대해 필요한 자료를 중심으로 기술하였다. 또한 앞의 5장에서 기술된 백세인의 데이터와 통계수치가 본 6장에서 약간의 차이가 있는데, 2001년의 경우는 인용된 백세인 연구의 대상 차이에 따른 것이고 2018년의 경우 본 단원에서는 임상검사가 가능한 백세인을 대상으로 했기 때문이다. 백세인 조사는 백세인의 건강상태와 생활환경을 조사하기 위해 사진과 같이 의학 및 가족학 연구자들이 팀을 이루어서 구곡순담 지역을 찾아 직접 면담조사를 시행하였다(그림 6-3).

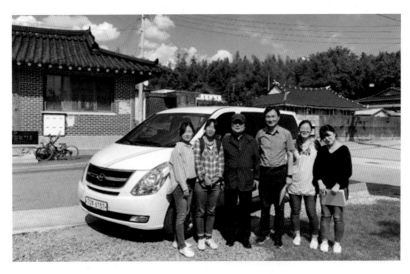

그림 6-3. **구곡순담 지역 백세인 조사팀**
(좌측에서 3번째가 박상철 석좌교수, 네 번째가 박광성 교수)

1) 구곡순담 백세인의 신체건강

(1) 조사 대상자 분포

2001년 백세인 조사는 총 103명으로 남자가 13명, 여자가 90명이었다. 이때 평균연령은 102.4세 였으며 나이범위는 100-109세였는데 남녀의 비율은 1:7로 남자의 비율이 낮은 반면에 전반적인 건강상태는 남자가 좋은 경향을 보였다. 2003년 백세인 조사는 44명으로 남자가 3명 여자가 41명으로 나이범위는 100-108세, 평균나이는 102.5세였는데 조사 당시의 다른 지역 데이터와 비교해 볼 때 남자의 비율이 낮았다[박상철, 2005, 2007]. 2018년 백세인 조사는 총 60명의 백세인이 대상이었는데 조사에 참여한 백세인은 36명으로 평균 101.8세로 나이범위는 100-107세였으며 남자가 6명 여자가 30명으로 1:5의 비율로 남성이 2001년에 비해 증가하였다(표 6-1). 미국과 같은 선진국에서 백세인의 남녀 비율은 약 1:4-5 정도로 보고되고 있어 2000년대 초보다 2018년의 구곡순담 백세인의 비율은 선진국형으로 변화하고 있음을 나타냈다.

백세인의 남녀비율에서 여자가 남자보다 많은 것에 대한 설명은 성호르몬 차이, 염색체 차이와 같은 생물학적인 특성의 차이뿐만 아니라 생활습관, 사회적역할, 행동 등의 차이가 영향을 주는 것으

표 6-1. **2000년대 초와 2018년 구곡순담 백세인 연구대상자 분포**

구분	2001년*	2003년**	2018년
인원(명)	103	44	36
남/녀(명)	13/90	3/41	6/30
연령(세)	102.4	102.5±2.0	101.8±1.8
범위(세)	100-109	100-108	100-107

* 한국장수인의 개체적 특성과 사회적 환경요인: 호남지방 장수벨트를 중심으로
** 한국의 장수인과 장수지역: 변화와 대응

로 알려졌다. 여성호르몬인 에스트로겐은 면역기능을 향상시키고, 혈관내피보호기능이 있어 폐경전에는 혈관질환이나 만성질환의 이환을 늦추는 역할을 하는 것으로 알려졌다. 염색체의 경우 여성은 남성에 비해 X 염색체가 하나 더 있어서 염색체에 문제가 있는 경우 보완하는 역할을 한다는 학설이 있다. 일상생활습관에 있어서 남성이 여성보다 술과 담배 소비량이 많고 스트레스에 더 많이 노출되어 심혈관질환이나 만성질환의 이환율이 더 높은 것으로 알려졌다[Ostan, 2016].

(2) 백세인의 신체적 특성

백세인의 신체적 특성은 2003년과 2018년을 비교했다. 다만 2018년의 경우, 신장 측정 시 허리가 굽어 있는 경우에도 서 있는 자세에서 바닥부터 머리끝까지의 높이를 측정했기 때문에 실제의 신장의 길이보다 작게 측정되었으며 이로 인해 2018년의 신장이 2003년보다 약 10 cm 작은 것으로 나타났으므로 신장을 반영하는 체질량지수도 해석에 주의가 필요하다. 그렇지만 몸무게를 비교했을 때는 남자는 비슷했지만 여자는 2003년에 비해 2018년에 약 4.7 kg 늘어난 것으로 나타났다. 근력을 평가하는 악력의 경우 실제 몇 명을 측정했는지 데이터가 없어서 비교하기 힘들었지만 2018년 백세인의 악력을 살펴보면 예상했던 것과 같이 여자의 악력이 남자에 비해 현저히 약했다. 혈압의 경우 2018년 백세인에서 남자와 여자 모두에서 2013년의 백세인에 비해 높게 나타났는데 백세인 질환의 과거력을 보면 고혈압의 병력의 경우 2003년에는 2.3%였는데 2018년에는 44.4%인 것으로 나타나 고혈압환자가 더 많은 경향을 보였다(표 6-2).

표 6-2. **2003년과 2018년 백세인 신체적 특성 비교**

	2003년* (N=44)		2018년 (N=36)	
	남자 (n=3)	여자 (n=41)	남자 (n=6)	여자 (n=30)
체중, kg	52.4 (0.0)	35.8 (8.1)	52.0 (11.5)	40.5 (9.4)
신장, cm	153.0 (0.0)	142.1 (8.2)	141.8 (25.1)**	131.7 (12.3)**
체질량지수, kg/m^2	22.3 (0.0)	12.3 (9.1)	20.9 (9.3)	23.9 (8.2)
수축기혈압, mmHg	140.0 (0.0)	144.7 (17.5)	152.3(34.0)	151.7 (15.7)
이완기혈압, mmHg	90.0 (0.0)	84.01 (0.9)	71.7 (13.0)	78.8 (13.0)
악력, kg	22.0 (0.0)	7.9 (4.1)	10.9 (2.7)	3.3 (4.3)
보행속도, 걸음/초			1.1 (3.1)	1.1 (0.3)

수치는 평균(표준편차)
* 2003년 결과는 박삼옥저 "한국의 장수인과 장수지역"에서 발췌함.
** 신장측정은 서있는 자세에서 머리끝까지 길이를 측정하여 실제 신장보다 작게 측정됨

(3) 백세인의 신체적 건강 소견

① 만성질환의 과거력

나이가 들면 만성질환의 빈도가 높아지는데 허혈성심장질환, 당뇨병, 암, 만성신장질환, 간질환, 퇴행성신경질환 등의 만성염증성질환은 수명에 영향을 주어 사망원인의 50% 이상을 차지하고 있는 것으로 알려져 있다. 전염되지 않는 질병중에 심혈관질환, 암, 만성호흡기질환, 당뇨병이 조기사망률의 대부분인 82.7%를 차지한다는 보고가 있다. 이는 이러한 질환이 있을 경우 백세인이 될 가능성이 낮아진다는 의미로 해석될 수 있는데 실제로 한국 백세인 연구에서는 어떠한 결과가 나왔는지 궁금하였다.

백세인의 과거질환병력에 대한 비교에서 2003년의 조사를 보면 당뇨병환자가 한사람도 없었으나 2018년의 경우 2명에서 당뇨병 병력이 있어 5.6%로 여전히 백세인은 당뇨병이 낮은 비율을 차지했

고 암과 치매도 각각 5% 미만으로 나타났다. 고혈압의 경우 2003년에는 2.3%였으나 2018년에는 44.4%로 현저히 증가하였는데 관절염이나 관절통의 경우는 2003년 백세인에서 약 50% 정도에서 호소한 반면 2018년에는 10% 이하로 낮게 나타났다.

　백세인에 있어서 심혈관질환이나 암, 만성질환의 이환율이 비교적 높지 않게 나타난 것은 백세인은 질환의 이환에 있어서 생존형, 지연형, 회피형 중의 하나로 설명이 되는데 생존형의 경우 80세 이전에 질환에 이환되었으나 생존한 경우로 남자의 24%, 여자의 43%가 이에 해당한다고 한다. 지연형의 경우 80세 이후에 질환에 이환이 된 경우로 남자의 44%, 여자의 42%가 이에 해당한다. 회피형의 경우 100세에 이르기까지 나이와 관련한 질환에 이환되지 않은 경우로 남자의 32%, 여자의 15%가 이에 해당한다고 한다[Evert, 2003]. 조지아 백세인 연구에서 만성질환과 백세인의 관계에 대한 연구에서 백세인이 60대일 때 암에 이환될 가능성이 높고 70대에서 심혈관질환, 80대에 치매가 발생할 위험성이 높다고 한다. 이 연구에서 17%의 백세인이 회피형이었고 36%가 지연형, 43%가 생존형으로 분석되었다고 한다[Arnold, 2010]. 구곡순담 백세인의 경우 만성질환병력을 살펴보면 2001년의 경우 고혈압, 심장병, 치매와 같은 질환의 이환률이 10% 정도밖에 안 되었던 것으로 보아 회피형인 경우가 많았던 것 같고 2018년의 경우 고혈압 44.4%를 제외하고는 당뇨 5.6%, 암 2.8%, 치매 5.6%로 지연형, 회피형, 생존형이 혼재한 것으로 생각된다. 기타 질환으로 구곡순담 지역이 농촌 산간지역이어서 관절염과 관절통은 다른 질환에 비해 발생률이 높았다(표 6-3).

표 6-3. 2003년과 2018년 백세인 만성질환병력 비교

	2003년* (N=44)	2018년 (N=36)
당뇨병	0 (0.0)	2 (5.6)
고혈압	1 (2.3)	16 (44.4)
뇌졸증	0 (0.0)	0 (0.0)
심장병	2 (4.6)	0 (0.0)
암	0 (0.0)	1 (2.8)
치매	2 (4.6)	2 (5.6)
관절염	11 (25.0)	3 (8.3)
관절통	36/73 (49.3)	
골다공증		1 (2.8)
골절		5 (13.9)
신장병		1 (2.8)
기타		10 (27.8)

② 백세인의 혈액화학적 소견

백세인의 임상적인 특성으로 혈액검사에서 2001년 백세인의 혈청 알부민치는 남녀 모두 3.9 g/dL, 총 콜레스테롤이 남자 170.1 mg/dL, 여자 174.6 mg/dL, 중성지방 남자 94.2 mg/dL, 여자 107.3 mg/dL, 고밀도콜레스테롤(HDL-C)은 남자 49.4 mg/dL, 여자 47.6 mg/dL인 반면 2018년 백세인에서는 혈청 알부민치는 남자 3.8 g/dL, 여자 3.6 g/dL로 감소되었고 총콜레스테롤이 남자 154.7 mg/dL, 여자 163.7 mg/dL로 감소된 반면에 중성지방은 남자 132.5 mg/dL, 여자 105.7 mg/dL로 약간의 증가 혹은 비슷한 수치를 보였으며 고밀도콜레스테롤(HDL-C)은 남자 38.8 mg/dL, 여자 45.6 mg/dL로 상대적으로 감소한 경향을 보였다(표 6-4). 이는

표 6-4. **2001년과 2018년 백세인 임상검사결과 비교**

	2001년*		2018년	
	남자	여자	남자	여자
총콜레스테롤, mg/dℓ	170.1	174.6	154.7	163.7
고밀도콜레스테롤(HDL-C), mg/dℓ	49.4	47.6	38.8	45.6
중성지방, mg/dℓ	94.2	107.3	132.5	105.7
총단백, g/dℓ			6.6	6.4
알부민, g/dℓ	3.9	3.9	3.8	3.6
크레아티닌, mg/dℓ			1.4	1.0
HbA1c, %			5.7	5.4
요산, mg/dℓ			5.5	5.4

* 2001년 결과는 박상철저 "한국장수인의 개체적 특성과 사회 환경적 요인"에서 발췌함.

7장의 그림 7-1에서와 같이 가족형태의 변화에 따라 요양시설에 거주하는 경우가 2001년에는 없었는데 2018년에는 17%로 증가한 영향으로 생각된다. 백세인의 일상생활수행능력을 보여주는 표 6-5, 6-6에서도 요양시설에 거주하는 백세인의 건강이 영향을 미치고 있음을 나타내고 있다.

(4) 주관적 건강상태

백세인의 주관적인 건강상태는 대체로 좋은 것으로 보고되고 있다. 주관적인 건강상태는 신체적인 질병상태, 정신적인 건강상태뿐만 아니라 사회경제적인 상태를 반영하기도 하기 때문에 백세인에서는 주관적인 건강상태는 객관적인 건강상태를 그대로 반영하지는 않는다고 한다[Araújo, 2018]. 백세인은 세상을 바라보는 눈이 대체로 긍정적이고 성공적인 노화의 결과이기도 하기 때문이라고 생각한다.

일본 오키나와 백세인 연구보고에 의하면 백세인의 주관적인 건강상태가 좋은 것으로 나타났다. 이는 오키나와의 날씨가 따뜻해 연중 야외활동을 할 수 있고 이웃이나 분가한 자녀들과 교류가 많은 것이 주관적인 건강상태가 높은 원인으로 분석되고 있다[Araújo, 2017].

　　2018년 백세인의 주관적 건강 상태는 '매우 좋음' 6.1%, '좋음' 57.6%, '나쁨' 24.2%, '보통' 9.1% 순으로 나타났는데, 매우 좋았거나 좋다고 한 경우가 63.6%로 일반적인 백세인 조사와 비슷하게 높게 나타났고 2001년 조사 결과와 비교했을 때도 비슷한 결과를 보였다(그림 6-4).

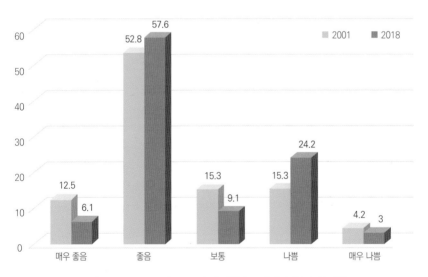

그림 6-4. **2001년과 2018년 백세인의 주관적건강수준의 변화**

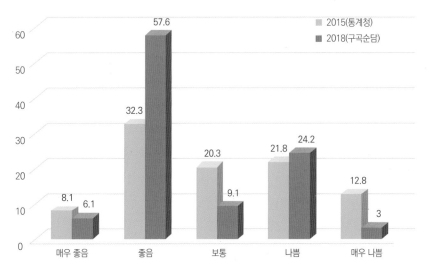

그림 6-5. **2015년 전국을 대상으로 한 통계청조사와
2018년 구곡순담 백세인의 주관적건강수준 비교**

2015년 통계청 조사 결과와 비교했을 때 구곡순담 지역의 백세인의 주관적 건강상태가 '좋음'이 전국 32.3%에 비해 57.6%로 높고, '매우 나쁨'이 전국 12.8%에 비해 3%로 낮았다. 이는 구곡순담 지역이 지리산 주변으로 비교적 도심과 떨어져 있고 대부분 농사를 지으면서 마을 공동체생활을 하고 자녀들과 동거를 하고 있는 경우가 많은 영향도 있을 것으로 해석된다(그림 6-5).

(5) 일상생활수행능력으로 살펴보는 신체기능

노년기에는 노쇠나 인지장애 등으로 신체기능이 저하가 되어 점차 일상생활을 혼자 수행하기가 어렵게 되고 주변 사람의 도움을 필요로 하는 경우가 생기게 된다. 일상생활수행능력은 노인이 자립적인 생활을 할 수 있는 능력을 가지고 있는지 평가할 수 있는 도구로 노인기능 수준평가에 많이 활용이 되고 있다. 일상수행능력 평가 설문은 한국형 일상생활 측정도구(K-ADL)와 한국형 도구적 일상생활활동 측정도구(K-IADL)가 있는데 한국형 일상생활 측정 도구는 목욕하기, 옷갈아입기, 화장실 이용하기, 실내이동하기, 식사하기, 대소변조절하기와 같은 개인의 일상적으로 자기 육체를 돌보고 유지하는데 필요한 개인기본 활동능력을 평가하는 도구이 다. 한국형 도구적 일상생활활동 측정도구는 물건사기, 전화걸기, 교통수단이용하기, 가벼운 집안일하기, 식사차려먹기, 빨래하기, 몸단장하기, 외출하기 등과 같이 사회생활에 필요한 도구적 일상 생활활동을 독립적으로 할 수 있는지를 평가한다.

2001년의 백세인 조사에서 일상생활수행능력을 보면 혼자서 화 장실 이용 77.9%, 식사하기 73.6%, 옷갈아입기 72.3%, 이동하기 63.9%, 목욕하기 45.8% 순으로 비교적 개인의 기본적인 활동이 가능하였는데 2018년에는 혼자서 식사하기 82.9%, 화장실 이용하 기 65.7%, 이동하기 57.1%, 옷갈아입기 43.9%, 목욕하기 22.9% 로 식사하기를 제외하고는 모두 2001년보다 일상생활수행능력이 감소한 것으로 나타났다(표 6-5). 이러한 결과는 저자를 포함한 참여 연구진들이 예상하지 못했던 결과로 이러한 차이의 원인에 대한 검 토에 들어갔는데 20여년 전인 2001년의 백세인 연구 때는 대부분의 백세인이 독거이거나 가족동거를 하고 있었고 시설거주노인이 없 어서 가구유형별로 재분석을 해보았다(표 6-6). 그 결과 시설거주노 인의 경우 전적인 도움을 필요로 한 경우가 많아 통계분석에 영향 을 준 것으로 나타났다.

사회생활에 필요한 도구적 일상생활수행능력의 경우는 앞의 일 상생활수행능력의 결과와 달리 2018년의 백세인에서 2001년 백세

표 6-5. **백세인의 일상생활수행능력**

		2001			2018		
		100세 이상 노인 72명			100세 이상 노인 36명		
		전적도움 필요	약간도움 필요	혼자 가능	전적도움 필요	약간도움 필요	혼자 가능
A D L	목욕하기	31(43.1)	8(11.1)	33(45.8)	21(60.0)	6(17.1)	8(22.9)
	옷 갈아입기	15(20.8)	5(6.9)	52(72.3)	12(34.3)	8(22.9)	15(42.9)
	화장실 이용	17(23.7)	12(16.7)	56(77.9)	7(20.0)	5(14.3)	23(65.7)
	이동하기	17(23.6)	9(12.5)	46(63.9)	8(22.9)	7(20.2)	20(57.1)
	식사하기	6(8.3)	5(6.9)	53(73.6)	2(5.7)	4(11.4)	29(82.9)
	대소변 흘리지 않기				7(20.0)	1(2.9)	27(77.1)
	세수,양치질,머리감기				9(25.7)	8(22.9)	18(51.4)

표 6-6. **가구유형별 일상생활수행능력**

		2001			2018								
		100세 이상 노인 72명			100세 이상 독거노인 9명			100세 이상 가족동거노인 20명			100세 이상 시설주거노인 7명		
		전적 도움 필요	약간 도움 필요	혼자 가능	전적 도움 필요	약간 도움 필요	혼자 가능	전적 도움 필요	약간 도움 필요	혼자 가능	전적 도움 필요	약간 도움 필요	혼자 가능
A D L	목욕하기	43.1	11.1	45.8	33.3	11.1	55.6	65.0	20.0	15.0	83.3	16.7	0
	옷 갈아입기	20.8	6.9	72.3	22.2	11.1	66.7	30.0	30.0	40.0	66.7	16.7	16.7
	화장실 이용	23.7	16.7	77.9	0	22.2	77.8	15.0	15.0	70.0	66.7	0	33.3
	이동하기	23.6	12.5	63.9	0	11.1	88.9	15.0	30.0	55.0	83.3	0	16.7
	식사하기	8.3	6.9	73.6	0	0	100	5.0	15.0	80.0	16.7	16.7	66.7

인과 비교할 때 모든 영역에서 혼자 가능한 경우가 더 많았고(표 6-7) 가구유형별로 나누어 분석을 했을 때 독거노인에서 가족동거 혹은 시설거주노인보다 모든 영역에서 혼자 가능한 경우가 많은 결과를 보였다(표 6-8). 그렇지만 독거노인에서 전적으로 도움을 필요한

표 6-7. 백세인의 도구적 일상생활수행능력

<table>
<thead>
<tr><th rowspan="3"></th><th colspan="3">2001</th><th colspan="3">2018</th></tr>
<tr><th colspan="3">100세 이상 노인 72명</th><th colspan="3">100세 이상 노인 37명</th></tr>
<tr><th>전적
도움
필요</th><th>약간
도움
필요</th><th>혼자
가능</th><th>전적
도움
필요</th><th>약간
도움
필요</th><th>혼자
가능</th></tr>
</thead>
<tbody>
<tr><td>물건사기</td><td>58(80.6)</td><td>10(13.9)</td><td>4(5.6)</td><td>28(80.0)</td><td>3(8.6)</td><td>4(11.4)</td></tr>
<tr><td>전화걸기</td><td>60(83.3)</td><td>11(15.3)</td><td>1(1.4)</td><td>11(31.4)</td><td>21(60.0)</td><td>3(8.6)</td></tr>
<tr><td>교통수단이용하기</td><td>59(81.9)</td><td>13(18.1)</td><td>0(0)</td><td>30(85.7)</td><td>3(8.6)</td><td>2(5.7)</td></tr>
<tr><td>가벼운 집안일 하기</td><td>39(54.2)</td><td>2(2.8)</td><td>2(2.8)</td><td>22(62.9)</td><td>4(11.4)</td><td>9(25.7)</td></tr>
<tr><td>가게, 병원,관공서일보기</td><td></td><td></td><td></td><td>23(65.7)</td><td>3(8.6)</td><td>9(25.7)</td></tr>
<tr><td>식사 차려 먹기</td><td></td><td></td><td></td><td>19(54.3)</td><td>8(22.9)</td><td>8(22.9)</td></tr>
<tr><td>집중력 있는 집안일 하기</td><td></td><td></td><td></td><td>28(80.0)</td><td>5(14.3)</td><td>2(5.7)</td></tr>
<tr><td>빨래하기</td><td></td><td></td><td></td><td>25(71.4)</td><td>5(14.3)</td><td>5(14.3)</td></tr>
<tr><td>정해진 시간 약 먹기</td><td></td><td></td><td></td><td>20(57.1)</td><td>7(20.0)</td><td>8(22.9)</td></tr>
<tr><td>돈계산 및 관리하기</td><td></td><td></td><td></td><td>21(60.0)</td><td>5(14.3)</td><td>9(25.7)</td></tr>
<tr><td>몸단장하기</td><td></td><td></td><td></td><td>9(25.7)</td><td>2(5.7)</td><td>24(68.6)</td></tr>
<tr><td>외출하기</td><td></td><td></td><td></td><td>13(37.1)</td><td>9(25.7)</td><td>13(37.1)</td></tr>
</tbody>
</table>

I
A
D
L

표 6-8. 가구유형별 도구적 일상생활수행능력

<table>
<thead>
<tr><th rowspan="3"></th><th colspan="3">2001</th><th colspan="9">2018</th></tr>
<tr><th colspan="3">100세 이상
노인 72명</th><th colspan="3">100세 이상
독거노인 9명</th><th colspan="3">100세 이상
가족동거노인 20명</th><th colspan="3">100세 이상
시설거주노인 7명</th></tr>
<tr><th>전적
도움
필요</th><th>약간
도움
필요</th><th>혼자
가능</th><th>전적
도움
필요</th><th>약간
도움
필요</th><th>혼자
가능</th><th>전적
도움
필요</th><th>약간
도움
필요</th><th>혼자
가능</th><th>전적
도움
필요</th><th>약간
도움
필요</th><th>혼자
가능</th></tr>
</thead>
<tbody>
<tr><td>물건사기</td><td>80.6</td><td>13.9</td><td>5.6</td><td>66.7</td><td>11.1</td><td>22.2</td><td>80.0</td><td>10.0</td><td>10.0</td><td>100</td><td>0</td><td>0</td></tr>
<tr><td>전화걸기</td><td>83.3</td><td>15.3</td><td>1.4</td><td>11.1</td><td>66.7</td><td>22.2</td><td>40.0</td><td>55.0</td><td>5.0</td><td>33.3</td><td>66.7</td><td>0</td></tr>
<tr><td>교통수단
이용하기</td><td>81.9</td><td>18.1</td><td>0</td><td>66.7</td><td>22.2</td><td>11.1</td><td>90.0</td><td>5.0</td><td>5.0</td><td>100</td><td>0</td><td>0</td></tr>
<tr><td>청소 등
가벼운
집안일하기</td><td>54.2</td><td>2.8</td><td>2.8</td><td>44.4</td><td>11.1</td><td>44.4</td><td>65.0</td><td>15.0</td><td>20.0</td><td>83.3</td><td>0</td><td>16.7</td></tr>
</tbody>
</table>

I
A
D
L

경우가 물건사기 66.7%, 교통수단 이용하기 66.7%, 집안일하기 44.4%, 전화걸기 11.1% 등으로 나타나 지자체나 공공영역에서 돌봄의 필요성을 일깨어 주고 있다(표 6-8).

2) 백세인의 정신건강

노화가 되면서 신체건강뿐만 아니라 정신건강에 변화가 온다 [Araújo, 2018]. 백세인에서 인지장애는 34-80%로 다양하게 보고가 되고 있는데 심한 인지장애의 경우 10-40% 정도에서 발생한다고 한다. 우울증의 경우는 13-25% 정도로 보고되고 있다[Jopp, 2016]. 우울증은 백세인의 거주형태에 따라 영향을 받는데 가정보다는 기관에서 기거를 할 때 더 높게 나타난다고 한다. 시드니 백세인 연구에 의하면 젊은 연령군보다 백세인에서 생활만족도가 더 높게 나왔는데 이는 백세인에서 기왕에 감소한 신체기능의 약화에 잘 적응한 결과인 것 같다고 하였다[Cheng, 2019].

(1) 백세인 인지능력

백세인의 인지능력은 한국형간이정신상태검사(K-MMSE)라고 하는 설문지로 평가를 하였는데 30점 만점으로 K-MMSE는 점수가 높을수록 인지능력이 좋은 것으로 평가한다. 2018년 백세인의 인지능력 점수는 남자 13.5점, 여자 8.5점으로 남자가 높았다. 이는 일반적으로 여성이 남성보다 치매 유병률이 높다고 알려진 결과와 비슷한 경향을 보이나 설문평가에 의한 인지능력의 점수는 학력수준이나 청력상태 등에 영향을 받기 때문에 실제 인지장애의 유병률과 차이가 있을 것으로 생각된다. 그렇지만 같은 설문지를 사용한

2001년 백세인의 인지능력 점수와 비교했을 때 남자(14.7점)와 여자(7.5점)는 2018년 조사와 비교했을 때 거의 비슷한 결과를 보였다(그림 6-6).

　2018년 백세인 인지능력을 정도에 따라 분석을 해 보면 정상이 7.4%, 경도의 인지장애가 22.2%, 중등도의 인지장애가 70.4%로 대부분 치매평가가 필요한 것으로 나타났다. 이는 병력조사에서 치매로 진단을 받았거나 치료를 받고 있는 백세인의 비율이 5.6%인 것으로 보면 어느 정도 인지장애가 있지만 노화의 과정으로 받아들이면서 적극적인 진단이나 치료를 받고 있지 않고 있다는 것을 시사한다. 외국의 경우 백세인에서 인지장애가 있는 경우가 34-80%로 보고되고 있고 심한 인지장애는 10-40% 정도로 보고되고 있다[Jopp, 2016].

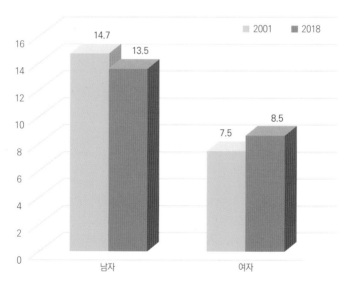

그림 6-6. **2001년과 2018년 백세인 인지능력 변화**

(2) 백세인 우울증 척도점수(GDS-K) 변화

한국판 노인우울척도(GDS-K)는 총 15개의 문항으로 구성되어 있고 최저 0점에서 최고 15점으로 이루어져 있다. 점수가 높을수록 우울의 정도가 높은 것으로 알려졌다. 2018년 백세인의 우울증 평균점수는 2.8점으로 2001년 백세인의 우울증 평균점수인 8.3점에 비해 현저하게 낮게 나타나 우울증상의 정도가 상대적으로 낮았다(그림 6-7). 우울척도를 세부적으로 분석해보면 2018년 백세인 조사의 우울증척도점수에서 정상범위를 보인 백세인은 80%였고 13.3%는 경도의 우울증상, 6.7%는 중등도의 우울증상이 있는 것으로 나타났다. 이렇게 우울증 척도에서 정상범위를 보인 백세인이 많은 것은 주관적 건강상태가 비교적 높게 나타난 결과와 일치하는 소견이다.

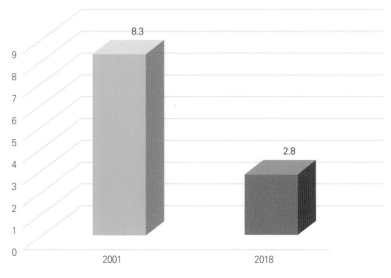

그림 6-7. **2001년과 2018년 백세인 우울증 척도점수의 변화**

초고령인의 우울증은 일반적인 우울증과 차이를 보이며 이는 나이가 들면서 생기는 신체적인 변화와 사회적 관계적인 변화와 관련이 있다. 나이가 들면서 육체적인 질환이 생기거나 요양기관에 입소를 하거나 가족 및 친구들과의 사별 등에 의한 외로움 등이 영향을 주기 때문이다. 또한 초고령인의 우울증은 인지장애나 일상생활 수행능력의 감소와 관련이 있다. 조지아 백세인 연구에서 백세인은 노쇠로 인한 신체의 기능적제한과 인지장애가 미래에 더 회복될 수 없다는 사실에 절망하여 젊은 사람들보다 더욱 우울증에 빠질 수 있다고 하였다[Scheetz, 2017].

3) 백세인의 건강관련 생활습관

2020년 12월에 발표된 통계청 자료에 의하면 2019년 출생아의 기대수명은 남녀 전체 83.3년으로 나타났다. 2018년의 백세인은 지금부터 100년 전인 1919년경에 태어나서 1945년 해방과 한국전쟁을 치르고 1960년대는 현재의 1/200의 수준의 국민소득을 가진 가난한 나라를 거쳤다. 이렇게 어려운 시기를 지내고 백세인이 될 수 있었던 것은 건강했기 때문으로 생각되는데 백세인은 어떠한 생활습관을 가지고 살았는지 궁금하였다. 따라서 백세인의 생활습관에 대해서 5장에서 이미 다루었지만 백세인의 건강에 미치는 영향에 대한 평가를 위해 일부의 결과를 분석해 보았다.

2018년 구곡순담 지역 백세인의 75.0%는 평생 동안 흡연을 하지 않았고, 2001년 조사결과(66.0%)에 비해 평생 비흡연자의 비율이 높았다. 과거 흡연자는 22.2%로 2001년(21.0%)과 비슷하였고, 현재 흡연자는 2.8%로 2001년(13.0%)에 비해 낮았다(그림 6-8).

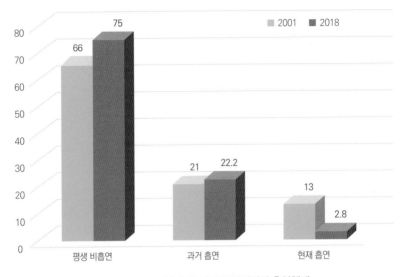

그림 6-8. **2001년과 2018년의 백세인의 흡연행태**

백세인의 음주행태를 살펴보면 2001년도 조사에서 백세인 중 음주자는 20.0%에 불과했는데 2018년도 조사에서는 현재 음주하고 있는 백세인이 6.1%로, 직접 비교할 수는 없었지만 음주를 하는 비율은 낮았다. 음식물을 섭취 시에 치아 때문에 음식물 섭취가 불편하였다는 대상자가 2001년에는 48.4%였고 틀니는 대부분(82.4%) 없었다. 반면에 2018년 조사에서는 저작에 불편한 경우가 52.9%였지만 틀니를 사용한 경우가 45.7%로 2001년에 비해 틀니를 사용하는 빈도가 현저히 높았다(표 6-9). 이는 지난 20년 동안 의료기술의 발달과 의료근접성이 나아진 것으로 해석된다. 백세인의 평균 수면 시간은 9.0시간으로 2001년 백세인 평균 수면 시간과 비슷했는

표 6-9. 백세인의 식습관과 일상생활패턴의 변화

		2001 (%)	2018 (%)
흡연여부	예	20.9	25.0
	아니오	79.1	75.0
음주여부	예	20.0	6.1*
	아니오	80.0	93.9
틀니여부	예	17.6	45.7
	아니오	82.4	54.3
치아에 의한 음식섭취 불편 여부	예	48.4	52.9
	아니오	51.6	47.1
수면시간	<9	27.5	46.2
	≥9	72.5	53.8
활동상태	4	37.5	21.2
		25.0	33.3
		37.5	45.5

* 최근 1년 이내 음주

데 수면 시간이 9시간 이상인 비율끼리 비교를 해보면 2001년에는 72.5%인 반면 2018년에는 53.8%로 여전히 절반 이상이 9시간 이상 충분한 수면을 취하는 것으로 나타났다. 일상생활에서 집밖으로 활동하는 백세인이 2001년에는 37.5%인 반면 2018년에는 45.5%로 다소 증가를 했고 방안에서 활동하는 경우는 2001년에 37.5%인 반면 2018년에는 21.2%로 약간 감소하였다. 이러한 차이는 20년 전에 비해 의료 및 복지서비스의 향상으로 백세인이 비교적 활동적인 삶을 영위하고 있다는 것을 시사한다.

5. 맺음말

2018년에 구곡순담 장수벨트지역에 백세인 연구조사를 다녀와서 결과를 정리하면서 느낀 점은 백세인의 비율은 남자와 여자 중 여자가 더 많은 반면 건강상태는 남자가 더 좋았고 생존해 있는 백세인 부부가 거의 없었다는 점이었다. 또한 20년 전인 2000년대 초의 백세인 연구결과와 비교를 하면서 그 당시의 조사데이터가 없어서 통계처리를 할 수 없었고 출판된 서적에 있는 표와 내용을 바탕으로 간접적인 비교를 해야 했기 때문에 이십 년의 변화를 알아보는 데 한계점이 있었다. 이러한 한계점에도 불구하고 다음과 같은 변화를 찾을 수 있었다.

지난 20년간 백세인의 건강상태는 어떠한 변화가 있었는가?

첫째, 지난 20년 동안 백세인의 남녀 성비의 차이가 있었다.

2000년 초의 백세인 연구에서 남녀의 비율이 1:7 정도였는데 2018년에는 1:5로 남녀의 차이가 좁아졌다. 즉 백세인 남성의 비율이 선진국 수준으로 높아진 것이다.

둘째, 백세인의 질환패턴이 변화하였다.

2001년의 백세인은 과거 질환을 앓거나 현재 질환도 거의 없는 질환회피형 장수가 많았는데 2018년 백세인은 고혈압과 같은 만성질환의 이환율이 상대적으로 높았다.

셋째, 백세인의 정신건강의 변화가 있었다.

백세인의 인지능력은 지난 20년간 별다른 차이가 없었는데 우울증상은 2001년에 비해 2018년조사에서 현저하게 낮게 나타났다. 우울증 척도에서 정상범위를 보인 백세인이 많은 것은 주관적 건강상태가 비교적 높게 나타난 결과와 일치하였다.

넷째, 백세인의 건강에 대해 공통점을 찾을 수 있었다.

백세인은 주관적인 건강상태가 좋았고 흡연이나 음주를 하는 경우가 드물었으며 저작기능을 유지하고 있었고 만성질환의 이환빈도가 낮았다. 또한 비교적 활동적인 삶을 영위하고 있었으며 충분한 수면을 취하고 있었다.

향후 백세인 연구의 방향은?

현재 우리나라 백세인 인구비율은 일본이나 미국보다 낮지만 2030년에는 한국이 세계에서 가장 기대수명이 높은 나라가 될 것으로 전망되고 있어 백세를 넘어서 수퍼백세인(110세 이상)연구를 준비를 해야 한다. 또한 구곡순담 백세인 연구를 기반으로 한국백세인 종적코호트 구축사업을 통해 기대수명 연장, 기대수명과 건강수명 차이 최소화연구, 남녀간 수명 차이 최소화연구, 한국장수유전체발굴사업 등으로 미래건강장수사회를 대비한 준비가 필요하다고 본다.

구곡순담 지역은 지리산 주변에 위치하여 산이 좋고 물이 좋아 우리나라의 대표적인 장수벨트지역이다. 2001년 서울대 박상철 교수님이 이끄는 백세인 조사팀이 처음으로 구곡순담 지역에서 백세인의 건강상태와 일상생활기능에 대한 조사와 분석을 한 결과를 '한국장수인의 개체적 특성과 사회적 환경요인: 호남지방 장수벨트를 중심으로'와 '한국의 백세인'이라는 책으로 출간하였다. 또한 2003년 한국의 지역적 장수도 차이를 비교하기 위한 백세인 조사에서 2003년과 2004년 사이에 구곡순담 지역을 포함한 지역에서 추가적인 연구를 하여 그 결과를 '한국의 장수인과 장수지역: 변화와 대응'이라는 책으로 출간하였다. 20년이 지나 박상철 교수님은 전남대학교 석좌교수로 부임을 하면서 필자를 포함한 전남대 노화과학연구소 팀과 같은 지역에서 백세인 조사를 시행하였다. 약 20년의 시차를 두고 다른 기관의 백세인 조사결과를 비교하는 것은 한계가 있지만 같은 설문지를 사용하여 가능한 객관성을 확보하려고 노력을 했다.

2018년에 구곡순담 장수벨트지역에 백세인 연구조사를 다녀와서 결과를 정리하면서 느낀 점은 백세인 남자와 여자의 비율에서 여자가 더 많았는데 건강상태는 남자가 더 좋았고 백세를 넘겨서 해로한 부부가 드물었다는 점이었다. 백세인 조사에서 20년 전과 별로 차이가 없었던 점으로는 백세인의 주관적인 건상상태가 비교적 좋았다는 점이다. 건강이 매우 좋거나 좋다고 대답을 한 백세인이 약 2/3 정도 되었다는 것은 일본 오키나와 백세인 연구결과와 비슷하여 백세인의 세상을 바라보는 시각이 대체로 긍정적이라는 점이다. 생활습관을 보면 예상했던 대로 흡연이나 음주를 하는 경우가 드물었으며 음식을 섭취하는데 필수적인 저작기능을 유지하고 있었고 심혈관질환이나 만성질환을 가지고 있는 빈도가 일반 성인에 비해 낮았다. 또한 비교적 활동적인 삶을 영위하고 있었으며 하루 9시간 정도의 충분한 수면을 취하고 있었고 외국의 백세인 연구조사 결과에 비해서 우울증상의 빈도가 낮았다. 그렇지만 사회생활을 영위할 수 있는 도구적 일상생활활동은 떨어져 있어 지자체나 공공영역에서 돌봄의 필요성을 일깨워 주었다. 또한 인지장애의 정도와 비율이 상대적으로 높아 치매에 대한 평가가 필요하다고 생각되었다.

그렇다면 이 단원의 주제인 백세인이 더 건강해졌는가에 대해 지난 20년간 백세인의 건강상태는 어떠한 변화가 있었는가 살펴보면 다음과 같다. 첫째, 지난 20년 동안 백세인의 남녀구성의 차이가 1:7에서 1:5로 남녀의 수명의 차이가 줄었다. 둘째, 백세인의 질환패턴이 변화하였는데 2001년의 백세인은 과거 심혈관질환이나 암, 대사성질환을 앓았던 병력도 거의 없었던 반면에 2018년 백세인은 약 50% 정도에서 고혈압과 같은 만성질환을 가지고 있었다. 셋째, 백세인의 정신건강의 변화가 있었다. 백세인의 인지능력은 지난 20년간 유의한 차이가 없었는데 우울증상은 2001년에 비해 2018년 조사에서 현저하게 낮게 나타났다.

본 단원에서 지난 20년간 백세인의 건강의 변화를 살펴보았다. 경제력과 의료기술이 발달을 하고 있어 앞으로 백세인의 숫자가 늘어나겠지만 신체적으로 정신적으로 건강한 백세인이 되기 위해서는 건강수명의 증진과 기대수명을 넘어서 백세인이 되기까지 어떠한 준비를 해야 할지에 대해 알아보고자 미래건강장수를 위한 체계적인 한국 백세인 연구가 필요하다고 본다.

■ 참고문헌

- 박상철(2002) 한국의 백세인. 서울대학교 출판부.
- 박상철(2005) 한국 장수인의 개체적 특성과 사회환경 변인: 호남 장수벨트지역을 중심으로. 서울대학교 출판부.
- 박상철(2007) 한국의 장수인과 장수지역; 변화와 대응. 서울대학교 출판부.
- 보건복지부, 2019 국민건강통계.
- 질병관리본부 국가건강정보포털(http://health.kdca.go.kr/).
- 통계청(2020), 「2019 생명표」, 보도자료.
- 통계청,「생명표, 국가승인통계 제101035호」.
- Ailshire JA, Beltrán-Sánchez H, Crimmins EM. Becoming centenarians: disease and functioning trajectories of older US Adults as they survive to 100. J Gerontol A Biol Sci Med Sci. 2015;70(2):193–201.
- Arai Y, Sasaki T, Hirose N. Demographic, phenotypic, and genetic characteristics of centenarians in Okinawa and Honshu, Japan: Part 2 Honshu, Japan. Mech Ageing Dev. 2017;165(Pt B):80–85.
- Araújo L, Teixeira L, Ribeiro O, Paúl C. Objective vs. Subjective Health in Very Advanced Ages: Looking for Discordance in Centenarians. Front Med (Lausanne). 2018;5:189.
- Arnold J, et al. Predicting successful aging in a population-based sample of georgia centenarians. Curr Gerontol Geriatr Res 2010;2010:989315.
- Bradley J. Willcox, Donald Craig Willcox, Makoto Suzuki, Demographic, phenotypic, and genetic characteristics of centenarians in Okinawa and Japan: Part 1—centenarians in Okinawa, Mechanisms of Ageing and Development, 2017;165:75–79.
- Cao B, Bray F, Ilbawi A, Soerjomataram I. Effect on longevity of one-third reduction in premature mortality from non-communicable diseases by 2030: a global analysis of the Sustainable Development Goal health target. Lancet Glob Health. 2018;6(12):e1288–e1296.
- Cheng A, Leung Y et al. The psychological health of 207 near-centenarians (95–99) and centenarians from the Sydney Centenarian Study. Aust N Z J Psychiatry. 2019;53(10):976–988.
- Evert J, Lawler E, Bogan H, Perls T. Morbidity profiles of centenarians: survivors, delayers, and escapers. J Gerontol A Biol Sci Med Sci. 2003 Mar;58(3):232–7.
- Freedman VA, Kasper JD. Cohort Profile: The National Health and Aging Trends Study (NHATS). Int J Epidemiol. 2019;48(4):1044–1045g.
- Furman D, Campisi J, Verdin E, et al. Chronic inflammation in the etiology of disease across the life span. Nat Med. 2019;25(12):1822–1832.

- Huang Y. Is centenarian rate independent from economy? Arch Gerontol Geriatr. 2021;93:104312.
- Jang SN, Kawachi I. Why Do Older Korean Adults Respond Differently to Activities of Daily Living and Instrumental Activities of Daily Living? A Differential Item Functioning Analysis. Ann Geriatr Med Res. 2019;23(4):197−203.
- Jeong JG, Song JA, Park KW. A Relationship between Depression and Wandering in Community−Dwelling Elders with Dementia. Dement Neurocogn Disord. 2016 ;15(1):1−6.
- Jopp DS, Park MK, Lehrfeld J, Paggi ME. Physical, cognitive, social and mental health in near−centenarians and centenarians living in New York City: findings from the Fordham Centenarian Study. BMC Geriatr. 2016;16:1.
- Martin P, Gondo Y, Arai Y, et al. Cardiovascular health and cognitive functioning among centenarians: a comparison between the Tokyo and Georgia centenarian studies. Int Psychogeriatr. 2019;31(4):455−465.
- Meyer AC, Drefahl S, Ahlbom A, Lambe M, Modig K. Trends in life expectancy: did the gap between the healthy and the ill widen or close? BMC Med. 2020 ;18(1):41.
- Olshansky SJ. From Lifespan to Healthspan. JAMA. 2018;320(13):1323−1324.
- Ostan R, et al. Gender, aging and longevity i humans: an update of an intriguing/ neglected scenario paving the way to a gender−specific medicine. Clin Sci (Lond) 2016;130(19):1711−25.
- Park SC, Lee MS, Kwon IS, Kwak CS, Yeo EJ. Environment and gender influences on the nutritional and health status of Korean centenarians. Asian J Gerontol Geriatr 2008; 3: 75−83.
- Poon LW, Martin P, Bishop A, Cho J, da Rosa G, Deshpande N, Hensley R, Macdonald M, Margrett J, Randall GK, Woodard JL, Miller LS. Understanding centenarians' psychosocial dynamics and their contributions to health and quality of life. Curr Gerontol Geriatr Res. 2010;2010:680657.
- Rosén M, Haglund B. From healthy survivors to sick survivors−−implications for the twenty−first century. Scand J Public Health. 2005;33(2):151−5.
- Sala G, Jopp D, Gobet F, et al. The impact of leisure activities on older adults' cognitive function, physical function, and mental health. PLoS One. 2019;14(11):e0225006.
- Scheetz, Laura T., Peter Martin, and Leonard W. Poon. Do centenarians have higher levels of depression? Findings from the Georgia Centenarian Study. Journal of the American Geriatrics Society 60, no. 2 (2012): 238−242.

- Tokudome S, Hashimoto S, Igata A. Life expectancy and healthy life expectancy of Japan: the fastest graying society in the world. BMC Res Notes. 2016;9(1):482.
- Willcox DC, Willcox BJ, Hsueh WC, Suzuki M. Genetic determinants of exceptional human longevity: insights from the Okinawa Centenarian Study. Age (Dordr). 2006;28(4):313–332. doi:10.1007/s11357-006-9020-x.

알림 | 본 단원은 2018년 구곡순담 백세인 연구조사에 건강조사팀으로 활동을 했던 비뇨의학과 박광성 교수, 예방의학교실 신민호 교수, 안과 윤경철 교수, 순환기내과 김계훈 교수, 가정의학과 김연표 교수, 그리고 간호대학 김정선 교수를 대표해서 저자가 기술한 것으로 참여교수님들의 헌신적인 도움에 감사드립니다. 또한 통계처리에 도움을 주신 오영은 교수와 조사에 참여한 이현숙, 이미나 연구원에게 감사드립니다.

백세인의 가족과 지역사회: 더 행복해졌는가?

저자 **이 정 화**

1. 백세인의 거주유형과 가족

초고령 노년기는 생애주기로 보았을 때 건강악화와 관계망의 축소로 의존도가 크게 증가하는 시기이다. 백세인의 독립성 감소와 의존성 증가에 따른 다양한 필요를 채워줄 수 있는 자원으로 성인 자녀는 이들의 삶의 질에 가장 큰 영향을 미친다고 할 수 있다. 그러나 과거에 비해 노인 자녀세대의 규모가 축소되고 있다. Popenoe [1993]는 자녀규모가 축소되면서 가족해체와 재구성이 보다 활발하고 노부모와 자녀관계 또한 약화되었다는 세대관계 약화설을 주장하였다. 반면에 Hagestad & Herlofson [2007]은 인간의 수명이 증가

본 장의 내용 중 일부는 『농촌초고령 노인의 거주유형과 삶에 관한 질적연구』 가족과문화 2021년 제 33집 3호에 게재되었음.

하고 4세대, 5세대가 공존하는 다세대 가족이 증가하면서 세대 간 결속도가 강해진다고 하였다. 다세대 가족 모델은 평균수명 연장으로 인해 부모이면서 자녀 지위를 가진 이들이 세대 내에 여럿이 존재하는데 이런 세대 관계가 오히려 관계를 강하게 결속하게 한다고 주장한다.

자녀의 수나 세대관계의 수 등 초고령 노인의 인구학적 특성은 초고령 노인의 거주유형을 결정하는 요인으로 작용한다. 노부모와 성인자녀의 동거를 결정하는 것은 각 세대의 필요와 자원에 따라 결정되는데, 노인이 건강하고 경제적으로 독립적인 생활이 가능한 경우 혼자 사는 삶을 택할 가능성이 높은 반면 노인이 건강상, 경제적 여건상 독립이 불가능한 상황에서는 자녀와 동거 또는 요양시설 거주를 선택하게 된다. 이때 성인자녀의 부양규범과 여러 가지 여건이 영향을 미치게 되는데 초고령 노인이 누구와 사는 지는 노인의 안녕감과 삶의 질을 결정하는 중요한 요인이 된다. Chen & Short [2008]는 혼자 사는 노인의 주관적 안녕감이 동거노인보다 낮다고 하였으며 아들보다는 딸과 동거하는 경우에 주관적 안녕감이 더 높다고 하였다. 또한 노인이 가족원과 동거하는 경우보다 혼자 사는 경우 심리적복지감이 낮고 고독감이 높으며 삶의 질도 낮다고 보고하고 있다[김주희 · 정영미, 2002; 이정숙 · 이인숙, 2005; 오영은 · 이정화, 2011; 오영은 · 이정화, 2012]. 다수의 연구에서 가족과 동거하는 노인의 삶의 질이 더 높다고 하였다.

한편, 2008년 노인장기요양보험제도가 시작된 이후 확산된 요양시설은 노인들이 생애말기에 거주하는 장소가 되고 있다. 노인의 시설거주 과정을 다룬 연구들은 이들의 거주선택과정에 자녀가 처한 상황이 중요한 배경이 되지만[강군생 · 김정선, 2017; 민기채,

2011], 노인이 자발적으로 홀로 살기를 선택하고 그에 따라 자녀들과 새로운 관계를 구축하는 모습을 보이기도 한다고 함으로써 노인과 성인자녀의 상황에 따라 시설입소 결정이 이루어지는 것을 알 수 있다[황소연·하정화, 2016]. 시설입소 노부모와 성인자녀 간 상호작용이 다양하게 나타나고 있지만 시설입소 백세인이 가족과 어떻게 상호작용하는지 아는 바가 거의 없다.

이러한 배경에서 본 연구에서는 구곡순담 장수벨트에 거주하는 초고령 노인과 그의 가족을 중심으로 이들의 거주유형을 중심으로 한 노인의 가족관계와 지역사회와의 관계에 대해서 살펴보고자 한다. 이 연구는 백세인의 삶에 관한 질적연구로서 2001년 '한국 백세인의 가족관계와 삶의 질'의 후속연구의 성격을 가지고 있다. 2001년 연구가 우리나라가 고령화사회로 진입한 시점에서 백세인의 가족관계와 삶에 대한 탐색적인 연구였다면 2018년에 이루어진 이 연구는 그로부터 약 20년이 지난, 우리나라가 고령사회에 진입한 시점에서 백세인의 삶이 어떻게 변화되었는지 살펴본다는 점에서 의의가 있다. 이 연구를 통해 현재 초고령 노인의 삶의 조명하고 과거와 비교하여 변화한 부분과 그 배경을 해석하고자 한다.

2. 백세인의 삶 연구방법: 질적연구

본 연구는 백세인의 삶, 그리고 백세인의 가족과 지역사회와의 상호작용을 알아보고자 주민등록을 기준으로 구례·곡성·순창·담양에 거주하는 100세 이상의 노인 전체와 95세 이상 노인 및 그 부양가족을 대상으로 반구조화된 질문지를 가지고 심층면접(in-depth interview) 및 참여 관찰(participant observation)을 주된 연구 방법으로 사용하였다. 자료수집은 2018년 8월부터 9월 중 구례·곡성·순창·담양에 거주하는 95세 이상의 노인이 거주하는 집이나 기관으로 4명의 가족학 전공자가 방문하여 조사를 수행하였다. 2명의 연구자가 짝을 이루어 자료를 수집했는데, 연구자 한 명은 95세 이상의 노인을 대상으로 면접하였고, 다른 한 명은 주부양 가족원이나 기관 담당자(요양보호사 등)를 대상으로 반구조화된 질문지를 이용하여 면접을 수행하였다. 심층면접을 실시하기 전에 심층면접의 충실도와 신뢰성 확보를 위해 면담자에게 연구의 목적을 설명하고 인터뷰 내용의 녹취과정, 자료의 이용, 비밀유지에 대한 설명을 한 후 연구참여 동의서를 받았다. 심층면접은 짧게는 20분에서 길게는 1시간까지 진행되었다. 연구에 동의한 경우 모든 면담 내용은 휴대용 녹음기 2대를 사용하여 녹취하였으며, 연구자 면접노트를 사용해서 면담에서 놓칠 수 있는 연구 참여자의 행동과 표정 등을 상세하게 기록하였다. 인터뷰 내용은 순서별로 음성파일로 저장하고, 내용을 필사하여 그 필사본을 여러 번 읽으면서 노인과 가족원의 이야기에서 자연스럽게, 반복적으로 부각되는 주요테마를 찾는 분석 과정을 거쳐 노인들의 개인적 특성과 가족관계나 사회적 관계에 대한 자료를 분석하였으며 파일은 암호화하여 연구자 이외에는 자료에 접근하지 못하도록 하였다. 본 연구의 분석 내용에 대한 신뢰도를 확보하기 위해 삼각검증(Triangluation)법을 활용하였는데, 이는 두 사람 이상이 연구에 참여하고 수집한 자료를 분석하고 이해함으로써 보다 믿을 수 있는 해석을 얻기 위한 방법이다.

구례, 곡성, 순창, 담양 4곳의 지자체로부터 전달받은 전체 95세 이상 초고령 노인은 총 98명이었다. 그 중에서 면접을 허락했으나 조사 대상자 본인과 부양자 및 요양보호사 양쪽 모두 면접이 불가능한 경우 7명, 면접을 거절하거나 부재중인 경우 20명, 확인된 실제 연령이 95세 미만인 경우 9명을 제외하였다. 따라서 면접을 허락하여 조사 대상자 본인과 부양자 및 요양보호사 양쪽 모두 면접이 가능했던 경우 57명, 조사 대상자 본인의 청력 손실, 치매 등 여러 이유로 부양자 및 요양보호사와만 주로 면접한 경우가 5명으로 총 62명을 대상으로 심층면접조사를 실시하였다(표 7-1).

표 7-1. 전체 조사대상자와 면접자

내용		인원(명)	
면접 허락	본인, 부양자 및 요양보호사 양쪽 모두 면접	57	62
	부양자 및 요양보호사와 주로 면접	5	
	양쪽 다 면접 불가능	7	
면접 거절 또는 부재중		20	
확인된 실제 연령 95세 미만		9	
전체 95세 이상 사례 수		98	

질적자료분석은 노인과 인터뷰가 가능했던 인터뷰대상자 31사례를 중심으로 분석하였다. 주요 인터뷰 대상자들의 일반적 특성은 (표 7-2)에 추가하였다. 거주유형은 노인이 어디서 누구와 사는지를 기준으로 구분하였는데, 지역사회에서 가족원과 살고 있는 경우 '가족동거', 혼자 살고 있는 경우 '독거', 요양시설에 살고 있는 경우 '요양시설 거주'로 구분하였다. 더불어 성, 연령, 한글가독여부, ADL, IADL, 주관적 경제상태, 자녀수(아들 수, 딸 수)를 일반적 특성으로 제시하였다. 여기에서 ADL(일상생활수행능력)은 7문항

1-3점 척도로 범위 7-21점이고, IADL(도구적 일상생활수행능력)은
12문항 1-3점 척도로 범위 12-36점이다. ADL 및 IADL의 점수가
높을수록 수행능력 정도가 낮아 도움이 필요함을 의미한다. 동거
가족 및 도움 주는 이는 가족과 동거하는 초고령 노인의 경우에 동
거가족을, 독거노인은 가족 이외에 도움을 주는 사람이 있는 경우,
누구인지를 제시하였다.

표 7-2. 인터뷰 대상자들의 일반적 특성-1

거주 유형	지역	이름	성	연령	한글가독 여부	ADL	IADL	경제상태	아들 수	딸 수	동거가족 및 도움 주는 이
가족 동거 (11)	순창	김O수	남	101	불가	9	25	중상	4	2	첫째 아들, 며느리, 손녀
	곡성	이O금	여	101	불가	7	27	중상	2	4	첫째 딸, 사위
	담양	노O순	여	105	가능	19	36	상	4	2	첫째 며느리, 손자, 손부, 증손자
	순창	정O순	여	104	불가	19	36	중하	1	3	첫째 딸
	담양	김O란	여	101	불가	10	29	중하	2	5	둘째 딸
	담양	조O임	여	104	가능	16	34	중상	3	2	막내 아들, 며느리
	순창	임O순	여	101	불가	12	33	중상	3	1	첫째 아들, 며느리, 손자
	곡성	오O수	남	97	가능	14	25	중상	4	3	배우자
	구례	김O성	남	105	가능	2	18	중상	2	4	둘째 아들, 며느리
	순창	제O월	여	104	불가	18	36	중하	3	0	막내 며느리
	순창	홍O례	여	96	가능	-	-	하	3	1	첫째 아들

표 7-2. 인터뷰 대상자들의 일반적 특성-2

거주유형	지역	이름	성	연령	한글가독여부	ADL	IADL	경제상태	아들수	딸수	동거가족 및 도움 주는 이
독거 (11)	구례	유O순	여	103	불가	21	36	-	3	1	요양보호사
	곡성	윤O옥	여	100	불가	9	32	중하	3	3	요양보호사
	곡성	신O례	여	100	가능	7	17	하	3	5	요양보호사
	담양	오O연	여	96	불가	8	22	중상	4	0	요양보호사
	담양	김O실	여	107	불가	13	29	하	2	3	요양보호사
	곡성	강O순	여	96	가능	20	35	중하	3	3	요양보호사
	순창	양O규	남	96	가능	7	21	중상	4	1	요양보호사
	순창	성O례	여	96	불가	7	17	중하	3	2	-
	순창	양O녀	여	96	불가	7	17	중하	1	7	요양보호사
	곡성	강O분	여	96	가능	13	22	중하	2	2	요양보호사
	담양	김O한	남	101	가능	7	25	중상	2	3	-
요양시설거주 (9)	순창	고O순	여	96	불가	20	36	중상	1	2	-
	곡성	김O덕	여	102	불가	19	34	상	1	3	-
	담양	장O임	여	100	불가	10	24	중상	3	3	-
	구례	방O순	여	103	불가	14	28	히	3	1	-
	순창	이O남	여	100	가능	12	36	하	1	0	-
	담양	김O석	남	101	가능	13	33	중상	4	7	-
	담양	김O순	여	102	불가	17	33	중상	2	1	-
	순창	임O옥	여	104	가능	-	-	-	1	4	-
	곡성	김O주	여	96	-	9	24	중하	3	3	-

3. 백세인 부양구조의 변화

백세인의 가족구조와 거주유형은 눈에 띄게 변화하였다. 먼저 백세인 조사대상자들의 거주유형을 살펴보면, 전체 조사대상자 62명 중 20명(32%)이 혼자 살고 있었고, 32명(51%)은 자녀, 배

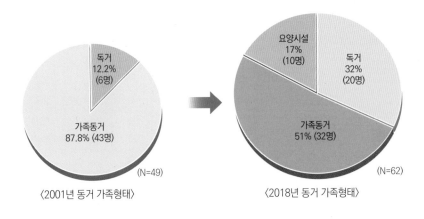

<2001년 동거 가족형태>

<2018년 동거 가족형태>

그림 7-1. **백세인의 가족형태 변화**

우자 혹은 다른 친척과 함께, 10명(17%)은 요양시설에서 살고 있었다. 2001년 백세인 연구와 비교해보면, 거주유형에서 가족동거 비율 감소(2001년 87.8%→2018년 51%), 독거 증가(2001년 12.2%→2018년 32%)가 두드러지게 나타났다. 또한 2001년에는 볼 수 없었던 요양시설 입소노인 비율이 17%로 나타났다. 2001년 백세인은 가족과 동거하면서 수발을 받는 경우가 대부분이었지만 2008년 장기요양보험 제도가 도입되면서 시설, 재가복지서비스 등이 도입 및 확대된 것이다. 2008년 7월, 제도 시행 초기 21만 명이었던 수급자가 10년 만에 세 배 이상이 되었고 서비스 비용도 확대되었다[국민건강보험공단, 2018]. 초고령 노인이 되어 혼자 살거나 시설에 거주하는 경우가 증가한 이유는 장기요양보험 제도로 인해 노인이 더 이상 가족에게만 기대지 않고 사회제도에 의해 살 수 있는 환경이 마련되었기 때문이다(그림 7-1).

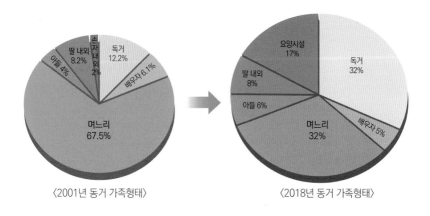

〈2001년 동거 가족형태〉　　　　　　　〈2018년 동거 가족형태〉

그림 7-2. **백세인의 부양자 변화**

　가족과 함께 사는 경우 동거인은 며느리 32%, 딸 내외 8%, 아들 6%, 배우자 5% 순으로 나타났다. 2018년 조사는 2001년 조사에 비해 동거가족, 즉 딸이나 아들과 함께 사는 비율이 증가하였다(01년' 12.2% → '18년 14%). 부양자 비율에서 며느리가 부양하는 비율(01년' 67.5% → '18년 32%)이 여전히 가장 높지만, 금전적인 지원을 하거나 반찬을 해오는 등 도구적 지원을 하는 자녀가 더 많아졌다. 이를 통해 부모님은 장남이 꼭 모셔야 한다거나 며느리가 주부양자의 역할을 해야 한다는 의식이 많이 사라진 것을 볼 수 있었다. 이는 2001년의 연구결과와는 상당히 다른 것으로 당시에 백세인들은 장남 및 큰 며느리가 주로 모시고 있었으며, 이들이 도구적, 경제적 지원을 도맡아 하는 경우가 대부분이었다(그림 7-2).

4. 백세인과 가족, 지역사회와의 상호작용

백세인의 가족, 지역사회와의 상호작용을 가족구조에 따라 즉, 가족동거 백세인, 독거 백세인, 시설거주 백세인으로 구분하여 살펴보고자 한다.

1) 가족동거 백세인

조사 대상자 중 가족과 함께 거주하는 백세노인은 전체의 32명, 51%로 나타났다. 가족동거의 유형으로는 배우자 동거형과 자녀동거형으로 나눌 수 있고, 이 중 배우자와 동거하는 노인은 5%(3명)로 모두 73년 이상 결혼 생활을 유지하고 있었다. 자녀 동거형 중, 아들/며느리와 함께 동거하는 백세노인은 24%(15명)로 장남 내외와 거주(16%, 10명)하는 경우가 가장 많았고, 장남 외 아들 내외와 거주하는 경우가 8%(5명), 아들과 거주하는 백세노인은 6%(4명), 사별한 며느리와 함께 거주하는 백세노인은 8%(5명)로 이 중 6%(4명)가 큰 며느리와 거주하고 있었다. 딸/딸 내외와 거주하는 백세노인은 8%(5명)로 나타났다.

가족동거 백세인의 상위주제는 가족동거과정과 백세인 부양자의 삶이라는 2가지이고 각각의 상위주제는 3개씩의 의미단위로 구분된다(표 7-3).

표 7-3. 가족동거 백세노인 삶의 테마

상위주제	의미단위
가족동거과정	① 지속적인 동거 ② 고향으로 돌아온 자녀 ③ 자녀 곁으로 돌아온 엄마
백세인 부양자의 삶	① 나이든 부모, 그보다 더 아픈 자식들 ② 장수 노인을 모신다는 자부심과 부담감의 양가감정 ③ 어른대접 받고 싶으나 그렇지 못한 현실

(1) 가족동거과정

백세노인의 가족동거과정으로 다음과 같은 의미단위가 도출되었다. 이는 자녀의 결혼 이후 계속적인 동거, 고향으로 돌아온 자녀, 자녀 곁으로 돌아온 어머니이다.

● 지속적인 동거

'결혼하고 함께 살아야 하나보다 하면서 산 게 벌써...', 이 사례들은 결혼 후 부모와 함께 살았기 때문에 동거기간이 길고 동거자녀가 백세인 부양을 책임지고 있었다. 백세인의 자녀인 아들이 사망한 후에도 며느리가 백세인을 계속 모시는 경우가 있었다. 자녀결혼 후 계속적인 동거를 하는 경우 백세노인은 계속적인 어른으로서의 역할을 하거나 그 역할이 축소되는 경우도 있었다.

아들 내외가 백세노인을 모시는 경우, 주부양자인 아들은 그의 아내가 부모부양을 긍정적으로 받아들이고 부양을 잘 해주고 있는 것에 대한 고마움과 아내의 건강에 대한 걱정을 표현했다. 그런 고마움의 표현을 아내에게 직접적으로 하고 있지는 않지만 백세인을 부양하는 아내를 걱정하며 아들인 자신이 직접부양행동에 참여하였다. 딸 내외와 함께 사는 경우에도 사위 자신은 불편한 점이 없다며 아내의 수고를 칭찬했다.

> "(아내가)부모님 모시는 걸 긍정적으로 받아들여요. 또 잘해요. 효부
> 상도 타고. 자랑은 아니지만은. 어머니 때는 요양보호사(자격)를 취
> 득하고 가족요양을 했고.. "
>
> - 김○수 할아버지 아들 -

> "둘이만 먹으면 그냥 딱 먹으면 되는데 노인이 계시니 국물 있어야
> 지, 상을 차려야지, 그러니 딸이 힘도 들지. 내가 그러지 말라고 해.
> 딸도 잘해. 어머니가 술도 한잔씩 드셔요. (매일?) 네, 저녁에 사위랑
> 한잔씩 꼭 하고 어쩔 때는 아침에도 한잔 하고. (함께 살면서 어려운
> 점은?) 어려운 점은 없어. 술도 함께 마시고 그러면 재밌어."
>
> - 이○금 할머니 사위 -

● 고향으로 돌아온 자녀

부모를 모시기 위해 부모 곁으로 돌아온 자녀들이 32명 중 8명으로 나타났다. 8명 중 7명이 아들(장남 4, 지차남 3)이었고, 1명이 딸이었다. 이들은 어머니와 함께 살게 된 동기와 과정이 다양했다. 먼저 백세인이 남편과 사별한 후 장남이 내려와 함께 거주한 경우가 절반 정도였다. 그 중 한 사례는 장남내외가 서울에서 내려와 백세인과 거주하다 장남 사망 후 손자가 집을 지어 큰 며느리와 손자가족(손부+증손자)과 동거하였다. 이때 노인 부양에 손부의 역할이 컸다. 큰 며느리는 손주를 봐주러 딸집을 방문하면서 부양부담이나 갈등을 피하였고, 이 상황을 받아들이는 손부가 백세인의 기저귀를 가는 등 직접적인 부양행동을 하였다. 다른 사례로, 이혼 후 어머니 곁으로 내려온 셋째 아들은 자신의 이혼 후 어머니의 도움을 받다가 사업이 어려워져 고향으로 함께 돌아온 경우이다. 그

리고 어머니를 모시던 장남이 사망하고, 큰며느리와 가족이 떠난 후 막내아들이 어머니를 모시기 위해 내려온 사례, 쓰러진 어머니를 모시기 위해 딸이 내려온 사례가 있었다.

● 자녀 곁으로 돌아온 엄마

다른 곳에서 살다가 자녀 집으로 들어 온 백세노인은 5명이다. 4명은 딸 집으로, 한 명은 막내아들 집으로 이사를 했다. 딸집으로 돌아온 백세노인 중 3명은 아들내외와 거주하다가 딸집으로 이주 했고, 나머지 1명은 딸이 남편과 사별 후 어머니를 모시게 된 경우 이다.

> "아들네서 살다가 우리 집으로 올려고 어찌 그러던가 내가(모시고 왔어)."
> - 정○순 할머니 -

> "이 세상에 내가 부모 모실만한 여건 가진 사람 한 명도 없어요. 건강해 서 모시겠어요? 일이 없어서 모시겠어요? 내가 희생해 섬김을 해야지.."
> - 조○임 할머니 며느리 -

> "평생을 간병만 한 거 같네.."
> - 김○란 할머니 딸 -

(2) 부양자의 삶

• 나이 든 부모 그보다 더 아픈 자식들

백세인이 자녀와 함께 사는 경우, 자녀도 대부분 고령의 노인이 었다. 면담과정에서 주부양자들은 자신의 나이 듦에 대하여 이야 기 하곤 했다. 자신도 늙어가고 있고, 일이 힘에 부쳐 농사도 줄였다고 하였다. 백세인보다 부양자인 자식의 건강이 더 좋지 않은 경우도 있었다.

> "농사도.. 비닐하우스도, 나이 들어서 뜯어버렸어. 어머니 한 달 입원해 계시는 동안 누나가 돌봐드렸는데, 지금은 누나가 더 늙어버렸어. 82살인디. 어쩌다 한 번씩 와. 근디 몸이 안 좋아서... 나도 갑상선 암이 있대. 수술은 아직 안했어. 일 년 있다 보자 하는데 수술을 해야 하나 말아야하나.."
>
> *- 임○순 할머니 아들 -*

> "(아내가)엄청 피곤한가, 어제 아프다 하더니 말도 없이 입원을 했더라구요. 순창에. (노인주간보호센터)주방일이 힘든가보더라고"
>
> *- 김○수 할아버지 아들 -*

> "아픈데 많지. 심장약도 많고, 심장에 스탠트를 4개나 넣고, 머리 혈관도 안 좋고, 힘들지..."
>
> *- 정○순 할머니 딸 -*

● 장수노인을 모신다는 자부심과 부담감의 양가감정

백세노인을 부양하는 주부양자들에게 '장수 노인을 모신다'는 자부심이 느껴졌다. 다른 한편으로는 백세노인을 부양하는 것에 대한 부담감을 표현하기도 했다. 어느 부양자의 경우, '왜 이렇게 수명이 길어졌나 몰라. 저 양반(어머니)이 이렇게 오래 살 줄은 꿈에도 몰랐네. (선물로 드린 영양제를 보며)안 그래도 오래 사시는데 더 오래 살라고 이런 걸 사오셨어요?'하며 어머니의 장수를 반기지 않는 표현을 하면서도 '(어머니가)고생을 많이 했죠. 그래도 시골 살아서 오래 사나 몰라요. 공기도 맑고 자기 마음대로 하고 살고'

220

하면서 어머니의 장수를 수용하는 등 장수에 관해 양가감정을 느끼고 있었다.

> "울 어머니는 내가 6살 때 아버지가 돌아가셔서 고생을 엄청 많이 했어. 약도 여태까지 한약을 대려 드린께 오래 살제. 다른 사람은 진작 다 죽어불고 없어. 한동네서 울 어머니만 오래 살지"
>
> - 임○순 할머니 아들 -

> "언능 가시면 쓰겄어 나는. 나는 우리 어머니가 이렇게 오래 살줄은 꿈에도 몰랐네. 아휴 왜 이렇게 수명이 길어 졌는가 몰라. 그래도 시골에 살아서 오래 사나 몰라요. 서울서 살았으면 돌아가셨을 거야. 공기도 맑고 자기 마음대로 하고 살고"
>
> - 정○순 할머니 딸 -

● 어른 대접받고 싶으나 그렇지 못한 현실

백세인의 주부양자는 고령의 나이임에도 불구하고 어른으로서 인정이나 대우받지 못하는 현실을 토로하였다. 배우자가 살아있는 경우에 '마누라'로서의 역할을 버거워하며 '밥을 차려줄 때까지 기다린다.'고 투정하면서도 '이제 나도 나이가 먹어 힘들고 귀찮은데 할 수 없다'며 현실을 받아들였다. 「2017년도 노인실태조사」결과 노인 간병/수발의 주제공자는 '배우자'의 비중이 증가하고 있었으며, 특히 배우자를 돌보는 여성노인의 부양부담 수준이 매우 높았다. 노인의 주돌봄자가 배우자인 경우 성인자녀에 비하여 외부의 도움을 받지 않고 온전히 돌봄을 수행하는 경우가 많다고[Stroller, 1993] 알려진 바 있다. 부부관계가 친밀하지 않은 경우 배우자 돌봄은 가장 고립적이고 부담이 큰 돌봄 형태가 될 수 있다. 또한 부양자 자신의 노화 및 비공식적 가족돌봄에 대한 정책부족, 가족돌봄을 이상화하는 사회적 레퍼토리 등으로 인해 부양부담이 가중될 수 있다며 이에 대한 지원이 필요하다[최인희 외, 2012]고 한다. 자녀동거 백세노인의 경우에 노인인 아들은 평생 자식의 위치에 있다고 하였다.

> *"밥 차려드리기 귀찮제. 이제 늙은 게. 나도 나이가 많은 게."*
>
> *- 오○수 할아버지 아내 -*

> *"모든 일을 본인이 알아서 본인 의지대로 해야 하고, 아직도 모든 일에 주도권을 꽉 쥐고 있어요. 마당에 나무 하나도 제 마음대로 심고 자를 수 없고 시아버지 허락을 맡아야 해요. 아들도 아버지 마음 거스르지 않고, 지금도 쌀이 떨어졌다고 하면 쌀을 내주고 또 얼마만큼 줄어들었는지 표시도 해 놓으세요."*
>
> *- 김○성 할아버지 며느리 -*

2) 독거노인

2018년 현재 구곡순담 지역에서 혼자 사는 백세인은 20명으로 전체 백세인 중 32%를 차지하였다. 2001년 당시 독거비율(12.2%)보다 2배 이상 늘어났다. 2001년 당시 독거비율(12.2%)보다 2배 이상 늘어났다. 남성 독거 백세인은 3명으로 전체 남성노인 9명 중 33.3%, 여성 독거 백세인은 17명으로 전체 여성노인 53명 중 32.1%를 차지하였다. 이들은 배우자와 모두 사별한 상태였으며, 평균 4.8명의 생존자녀가 있었다. 이들의 독거기간은 평균 27.1년으로, 짧게는 2년 길게는 71년이었다. 주관적 건강상태를 살펴보면 실버카나 지팡이를 이용하여 '걷기 가능'이 100%, 화장실을 이용하는 부문에서 전적으로 혼자 가능이 90%, 도와주면 가능이

10%로 나타났다. 이들은 가족동거 노인이나 시설 노인에 비해 신체적으로 건강함을 알 수 있다.

독거노인의 상위주제는 독거노인의 혼자살기와 혼자살기를 가능하게 하는 가족과 지역사회라는 2가지이고 각각의 상위주제를 의미단위로 구분하였다(표 7-4).

표 7-4. 독거 백세노인 삶의 테마

상위주제	의미단위
독거노인의 혼자살기	① 혼자 살기 위해서는 신체능력과 인지기능 좋아야 ② 기어서라도 움직이고 밭을 일구는 ③ 자발적인 듯 비자발적인 혼자살기 ④ 남성 독거 백세인의 등장
혼자살기를 가능하게 하는 가족과 지역사회	① 가족지원: 자주 찾아오거나 전화 연락하는 자녀 ② 매일 찾아오는 요양보호사 등 제도적 지원 ③ 지역사회와의 활발한 교류: 끼니와 활력을 나누는 마을회관

(1) 독거노인의 혼자살기

● 혼자 살기 위해서는 신체능력과 인지기능 좋아야

혼자 사는 백세인은 건강상태나 시력 및 청력이 상대적으로 좋았다. 이들은 독립적으로 생활하기 위해 부단히 노력하였다. 거동이 불편함에도 불구하고 실버카를 끌고 경로당이나 온 동네를 돌고, 집에 있는 동안에도 허리운동, 골반운동 등 끊임없이 자신의 몸을 움직였다. 이들은 대체로 정신이 총명하고 똑똑하며, 인지기능이 좋은 편이었다. 건강한 신체기능과 인지능력은 이들이 독립적으로 살게 하는 데 큰 영향을 미치고 있었는데 이는 저절로 되지 않고 노력에 따른 보상이었다.

"거의 날마다 경로당에 나가요. 실버카 끌고...집에 문도 안 잠그고
다녀요. 동네 사람들하고도 잘 지내요...수급자 비용 나오는 것으로
본인이 직접 은행에 가서 돈 찾아오시고 장봐달라고 돈도 주시고 당
신이 다 알아서 해요. 식사도 혼자 잘 하시고 설거지도 혼자 다 해놓
으시고 ..."

- 유○순 할머니 요양보호사 -

"아침, 저녁으로 실버카를 끌고 1-2시간씩 부지런히 걸어 다니세요.
지병도 없고 약도 안 드세요. 영리하시고 공부를 많이 하셨대요"

- 윤○옥 할머니 지인 -

"오래 살았잖아. 아이그매. 백살이 돌아온디 뭐여. 그래도 병원 한번
안가고 살았어. 오래 살아도 딸 성가시게 안하고 누구 성가시게 안하
고 병원에도 안가고 그거로 살아. 꾸준허니."

- 신○례 할머니 -

"할머니가 돈 관리도 하세요? 농협에 유모차 밀고 알아서 가. 돈도 찾
고 빼고 해."

- 오○연 할머니 -

● **기어서라도 움직이고 밭을 일구는**

이번 조사에서 독거 초고령 노인의 공통적인 행동특성은 자주
움직이고, 최대한 오랫동안 일을 지속했던 삶으로 나타났다. 기어
다니면서도 건강이 허락하는 한 움직이고 조사 당시에도 자신의 마
당이나 가까운 텃밭을 일구는 초고령 노인도 있었다.

2001년 연구에서도 방안에 앉아 있으면서도 자녀에게 괭이를 가
져오라 주문해서 방안을 돌아다니며 밭을 매는 흉내를 내는 백세

인, 식구들이 출타할 때 할머니 방에 열쇠를 걸어 두지 않으면 남의 집 밭에 작물을 캐 와서 방에 재어 두는 백세인, 눈과 귀가 안 좋아도 날씨만 좋으면 반드시 뒷밭에 나와 풀을 뽑는 백세인 등 부지런하게 움직이고 끝까지 즐겨 일하는 것을 백세인의 특징으로 지적하였는데 이는 2018년 조사에서도 나타났다.

> *"어머니가 100세까지는 걸으셨고, 못 걷게 된 지 3년 됐지. 지금은 앉아만 계시는데 하도 갑갑하니까 집에 아무도 없을 때, 기어서라도 마당에 왔다갔다 하시지. 엉덩이를 밀고 나가셔서 바지 엉덩이 부분이 다 헤져."*
>
> *- 제○월 할머니 며느리 -*

● 자발적인 듯 비자발적인 혼자살기

백세노인은 스스로 혼자살기를 선택했다고 하였다. 그러나 노쇠한 몸에 가족의 지원이 필요한 상황에서도 홀로 사는 독거노인은 혼자살기가 자발적인 선택이라기보다는 함께 살기를 원치 않는 자녀들의 마음을 수용하고 있었다. 노년기 혼자살기는 신체, 심리, 사회적인 스트레스를 유발하는 생애사건일 수 있다. 혼자살기를 자발적으로 선택한 노인은 독거생활에 적응하려는 의욕과 책임감, 준비와 계획에 대한 의지가 높기 때문에 결과적으로 낮은 우울감을 경험하는 반면, 독거를 비자발적으로 선택한 노인은 '혼자살기'를 더 부정적으로 평가할 가능성이 있다. Ryan&Deci [1985]의 자기결정성 개념에서 보았을 때 노인 자신이 자신의 내적동기에 의해 독거를 선택했다면 외부적 보상이 없더라도 선택에 대한 만족감을 느끼며 책임과 의욕을 가지고 적응할 수 있지만, 거주 자발성이 없는 독거노인은 내적동기가 약하기 때문에 선택에 대한 만족감이 낮고 우울이 높을 수 있다[황소현, 2015].

> *"(할머니 아들이랑 같이 안 사셨어요?)(집안)일을 못해서 아들 안 따라갔어. 며느리랑 살았는디 내가 나와부렀어. 일을 못 헌게. (아들이) 근데 오기는 와. 근데 바쁜께 잘 안와."*
>
> *- 김○실 할머니 -*

> *"(할머니 큰아들하고 같이 안 살았어요?)모냐는 같이 살았는디 다들 객지에 산 게로 나 혼자 이렇게 집 지어갖고 살았어. 이때까 (큰아들이) 모셨제. 즈그 생활따라서 간 게 이렇게 살제."*
>
> *- 오○연 할머니 -*

> *"그전에는 아들집에도 쪼끔 가있고, 딸집에도 있고, 요양원에도 쪼금 있었는데...내가 적응 못하고 울면서 마음을 다잡지 못하니까(자식들이) 집으로 다시 오자고 했어."*
>
> *- 강○순 할머니 -*

● **남성독거 백세인의 등장**

2001년 조사와 다른 점은 남성 백세 독거노인이 등장했다는 점이었다. 남성 독거 백세인은 보통 자녀들과 요양보호사와 노인생활관리사가 매일 들여다보고 관리하였다. 이들은 신체기능이나 인지기능이 상당히 좋은 편이었다. 통계청[2015]에 따르면 100세 이상 초고령자의 만성질환율은 여자가 74.2%, 남자는 66.4%, 건강관리를 하는 비율은 남자 69.9%, 여자 59.4%로서 남자가 여자보다 만성질환 보유율이 낮고 건강관리를 더 하는 것으로 나타났다. 혼자 사는 백세노인은 악력, 인지능력, 도보능력검사 모두에서 상대적으로 결과가 더 좋았다.

(2) 혼자살기를 가능하게 하는 가족과 지역사회

백세인이 혼자 사는 것이 가능한 것은 가족의 지원과 요양보호사의 돌봄 등 제도적 지원, 그리고 지역사회와의 활발한 교류로 요약할 수 있다.

● 가족지원: 자주 찾아오거나 전화 연락하는 자녀

독거노인은 한 명 이상의 자녀가 같은 동네에 살거나 가까이에 살고 있어서 적어도 일주일에 2-3번씩 찾아와 안부를 살피고 병원에 모시기나 반찬해오기 등을 하였다.

> 둘째 아들은 한 번씩 오면 보름씩 있다가 가.. 아들들이 얼마나 다정한지 매일 아침, 저녁으로 안부전화를 해줘."
>
> — 유○순 할머니 —

> "질부가 요양보호사로 날마다 와서 청소랑 빨래랑 해주고, 큰아들이 광주에 살아서 자주 와 도와줘."
>
> — 윤○옥 할머니 지인 —

> "(사위가 잘해주세요?)하믄. 딸도 잘하고. 여기 옆에 있어. 저 서울서 살다가 요리 이사 왔제. 진작 왔제. 집 사갖고. 소 키울라고 외양이라 다 저렇게 지어 놓고."
>
> — 신○례 할머니 —

> "일주일에 한번 씩 전주 사는 딸이 반찬을 해주고 가. 다른 자녀들도 한 달에 한 번씩은 꼭 오고."
>
> — 양○규 할아버지 —

● 매일 찾아오는 요양보호사 등 제도적 지원

제도적 지원은 백세인이 혼자 살게 하는 강력한 요인이었다. 2001년의 백세인 연구와의 가장 큰 차이는 고령 노인에 대한 법적, 제도적 서비스가 마련되었다는 점이다. 매일 오는 요양보호사가 청소/식사 서비스를 제공하는 등 백세인 돌봄 시스템이 작동하고 있었다. 장기요양보험서비스를 받지 않는 혼자사는 노인에게는 도시락 배달 서비스가 제공되고 있었다. 또한, 독거노인 집에는 버튼 몇 개만 누르면 전화가 걸리는 응급전화기가 있었고 전화기 바로 위 벽면에는 자녀들의 이름과 전화번호가 적힌 종이가 있어서 유사시 연락처를 누구나 알 수 있게 하였다.

● 지역사회와의 활발한 교류: 끼니와 활력을 나누는 마을회관

백세노인에게 마을회관은 끼니도 챙기고 사회적 건강을 다지는 곳이었다. 그러나 동네에서 식사준비를 할 수 있는 사람을 구하기가 어려워 서비스가 중단되기도 했는데 농촌지역의 초고령화로 마을단위에서 식사 서비스 제공인력을 구하기 어려워지는 현실을 관찰할 수 있었다.

> "노인당 가면 나눠 잡수시라고 음식들 주니까 (어르신이) 잘 드시고 오세요.
>
> - 유○순 할머니 요양보호사 -

> "회관에 실버카 밀고 왔다 갔다 해. 오후에 회관에 가서 놀고...겨울에는 밥해주면 가서 먹고"
>
> - 성○례 할머니 -

"동네 이장한테 뭔 일 있을 때 연락해요. 잘 해주제. 동네 이장이 좋
제 라우."

- 윤○순 할머니 -

"(인터뷰 당시 친한 아주머니, 옆집 할머니와 함께 있었음) 이 아줌마
안 지가 30년 가까이 되었는데 딸들보다 나를 더 좋아할 것이어... 멀
리 사는 자식보다 가까이 사는 이웃이 낫어(나아). 아프면 밤에라도
간호사 불러서 주사 놔주고, 읍내 일 있으면 차로 모셔다 드리고 그
려. 우리 앞집에는 시아주버니가 살고 있어서 자주와. 동서가 밥, 반
찬도 해주고..."

- 양○녀 할머니 -

한편, 외출이 불가능하고 건강하지 않은 경우에는 평소에 다니
던 마을회관에 나가지 못하고 활동반경이 집안으로 제한되었다.
다리가 아프거나 건강이 좋지 않아 마을회관을 못 나가는 백세인들
도 있었다. 연구진이 갔을 때 버선발로 맞아주었는데 이들은 사람
이 그리워 우울 및 수면장애에 시달리기도 하였다.

"언제 또 와? 나 죽을 때 올 거야?...와줘서 참 고맙소"

- 강○분 할머니 -

"회관에 가기도 하는데 귀가 먹어서 못 알아먹어 답답해서 가지 않
아...(자녀들이) 전화도 안 해. 내가 귀가 먹어서 못 알아들은게. 전
화도 안혀."

- 강○순 할머니 -

"내가 평소에는 회관에 잘 안 나가. 젊은 사람들이 내가 가면 눈치보
니까 불편해하니까..."

- 양○규 할아버지 -

"(마을회관에 가서 마을 사람들은 만나시나요?)팔십 전까지는 내방했는디 팔십 넘어서는 젊은 사람들이 누워있다가 일어나고 하길래. 아내가 이제는 안 가야겠다. 아 그래야 (마을회관에서) 젊은 사람들이 마음대로 할 거 아니여."

- 김○한 할아버지 -

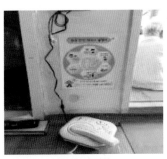
응급안전 전화

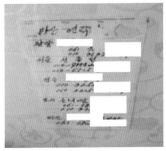
벽에 붙은 자녀 연락처

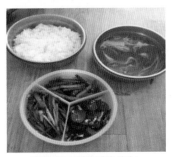
독거노인 도시락 배달 서비스

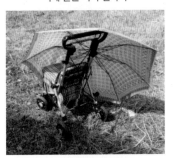
실버카와 우산

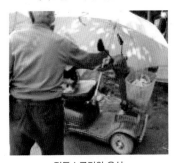
전동스쿠터와 우산

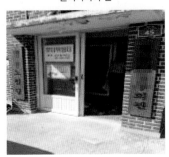
마을회관

3) 시설거주 백세노인

전체 조사대상사 62명 중 10명(17%)이 요양시설을 이용하고 있었다. 이들 중 100세 이상은 8명, 96세가 2명이 있었다. 요양원에 입소한 사례는 9명, 요양병원에 입소한 사례는 1명이었다. 입소 기간은 10개월 1 사례, 1-3년 4사례, 5-7년 4 사례, 10년 1 사례였다. 10명 중 7명(70%)은 요양시설 이용 본인부담금을 자녀가 부담했는데 딸 3 사례, 아들 4 사례였다. 나머지 3명(30%)은 기초수급자로 요양시설 이용에 본인부담금이 없었다. 시설거주 백세인은 걷는 것이 불편하여 휠체어를 이용하거나 이동보조를 받는 경우가 많았고, 대부분 기저귀를 착용하고 있었다.

시설거주 백세인은 '시설입소과정과 적응', '시설거주 노인과 가족, 지역사회'라는 상위주제와 주제별 3개의 의미단위로 구성하였다 (표 7-5).

표 7-5. **시설거주 백세노인 삶의 테마**

상위주제	의미단위
시설입소 과정 및 적응	① 시설입소 결정은 주로 자녀가 ② 시설입소 이유는 건강악화와 돌봐줄 사람의 부재 ③ 시설입소 적응
시설거주 노인과 가족, 지역사회	① 자녀들의 지속적 방문으로 고립되지 않는 요양시설 백세노인 ② 요양원에 자주 찾아오는 자녀들 ③ 지역사회와의 소통

(1) 시설입소 과정과 적응

● 시설입소 결정은 주로 자녀가

본 연구에서 시설 입소 초고령 노인 10명 중 7명은 시설 입소 결정을 자녀가 한 것으로 나타났다. 김지아[2010] 연구에서 전체

38% 노인만이 시설 입소 시에 본인이 결정하고, 나머지 62% 정도
는 자녀 및 배우자, 친척 등이 결정했던 것과 문정화[2016] 연구에
서 입소 당시 노인들은 보통보다 다소 낮은 정도의 자발성을 느꼈
던 것으로 나타난 결과와 유사하였다.

> "혼자 사시다가 치매가 오니까 딸들이 할머니를 (이곳에) 모신거죠."
>
>   - 고○순 할머니 순창 ○요양원 사회복지사 -

> "큰딸(83세)이 곡성에서 내내 엄마 모시고 살다가 못하게 되니까 서울
> 로 이사 가고, 할머니를 요양원에 맡기고 가셨죠."
>
>   - 김○덕 할머니 곡성 ○사회복지사 -

10명의 시설입소 백세인 중 3명은 자발적으로 입소를 결정한 것
으로 나타났다. 이들은 90대까지 자녀와 동거하면서 집안일을 하
는 등 비교적 건강하게 지냈으나 건강 악화, 돌봐줄 사람의 부재로
스스로 시설 입소를 선택하였다.

> "어디로 갈 데가 있어야제. 내가 어디 갈 데가 없응께 막둥이 아들보
> 고 '아이 나 어떡할거나' 하니 막둥이아들이 '어머니 어디로 갈 것 없
> 이 우리 집에 쪼까 계시시요' 해서 조금 있었더니 막둥이 며느리가 딱
> 죽어부써. 오매오매 참말로 기가 막혀서 못 살겠어. '아이고 나 여기
> 서는 못 있것다 나 갈란다.' 한께 막둥이 아들이 '어머니 알아서 하쑈.
> 내가 말기던(말리지는) 안하요.' 또 그리고는 여그(요양원) 외부러써.
> 긍께 세상에 신간이 편혀. 밥 해주제, 옷 빨아주제 다른 거 뭐 헐 것
> 이 없어."
>
>   - 장○임 할머니 담양 ○요양원 -

● 시설입소 이유는 건강악화와 돌봐줄 사람의 부재

시설입소 백세인의 10명 중 5명은 고관절, 뇌경색 등 건강의 악화로, 나머지 5명은 주부양자의 건강문제, 직업 등으로 더 이상 돌봐줄 사람이 없어서 입소한 것으로 나타났다. 입소 후 환경변화로 치매 증상을 보이는 경우도 있었다.

"다른 시설에도 오래 계셨는데, 거기서 여기 고관절을 다치셔 가지고, 다른 병원에 입원했었는데 그 뒤로 이렇게 못 걸으셨대요. 거기서 한 두달 치료하시고 여기로 오신 거에요."
- 방○순 할머니 구례 ○노인복지센터 사회복지사 -

"고관절 골절로 입소하셨어요. 그전에는 손지들 밥해주고 다 했어요."
- 한○임 할머니 곡성 ○요양원 사회복지사 -

"큰딸(83세)이 곡성에서 내내 엄마 모시고 살다가 못하게 되니까 서울로 이사 가고, 할머니를 요양원에 맡기고 가셨죠."
- 김○덕 할머니 곡성 ○사회복지사 -

"아들(72세)하고 둘이서 사셨는데 아들을 남편으로 생각하면서 사신 것 같아요. 이제 아들도 일을 해야 하고 하니 어머니 혼자 집에 계시기가 뭐하니까 입소하게 되신 거죠."
- 이○남 할머니 순창 ○요양원 간호사 -

● 시설입소 적응

처음 시설 입소 시, 자식을 애타게 찾거나, 집에 가겠다고 하는 등 시설 거부감을 보이다가 차차 시설에 적극적으로 잘 적응하는 경우와 잘 적응하지 못하는 경우로 구분되었다. 이가언[2002] 연구에서 시설노인의 시설입소에 대한 거부감은 시간의 흐름에 따라 긍정적, 부정적인 과정을 경험하게 된다고 하였는데, 긍정적인 경우 시설 내에서 건강관리에 힘쓰거나 시설 내 프로그램에 적극적으로 참여하고, 부정적인 경우 시설에서 자신을 소외시키거나 우울 등을 보인다고 하였다.

"어르신이 2인 병동에 거주하고 있는데, 옆 침대에 계시는 어르신과 친하게 잘 지내세요. 오전에 건강 체조, 오후에 물리치료 받으시고 항상 움직이세요. 운동에 적극적이시고 식사도 잘하세요."

- 김○석 할아버지 담양(창평) ○요양병원 -

"김○순 어르신은 처음에는 집에 간다고 하셨어요. 그래도 저희가 가 제수건이나 수건을 삶아서 가져다 놓으면 개기도 하시죠. 적극적이고 협조적이세요. 수요일에는 체조, 노래 율동을 하는데 율동을 하시긴 하는데 일정하게 계속 잘하시는 건 아니에요...집에 가고 싶다고 하시면서도 여기(요양원)도 집이라고 생각하고 계세요."

- 김○순 할머니 담양 ○요양원 간호사 -

"어제도 10시까지 배회하다 아침에 일어나셨어요. 밥은 최근에 잘 못 드시고, 아들이 자꾸 안보이고 환경이 바뀌다 보니, 요즘 배회하고, 마음에 병이 있는 것 같아요. 같은 방 쓰는 어르신들한테 수시로 "아들 왔어?"하며 잠을 깨우는 통에 어르신들이 귀찮고 불편해하시죠.."

- 이○남 할머니 순창 ○요양원 간호사 -

(2) 시설거주노인과 가족, 지역사회

● 자녀들의 지속적 방문으로 고립되지 않는 요양시설 백세노인

시설 입소 초고령 노인에게는 최소 몇 달에 한번이라도 찾아오는 자식이 있었다. 평균자녀 수는 3.6명으로 나타났는데, 자녀가 일이 있어서 자주 못 오는 경우에는 요양시설 사회복지사에게 전화를 걸어 부모님의 상태를 확인하기도 하고, 사회복지사가 직접 부양자들에게 부모님의 상태를 알리기도 했다. 한 백세인은 아들(미혼, 72세)과 평생 단둘이 살다가, 연로하신 어머니를 집에 혼자 둘 수 없다는 아들의 판단 하에 요양원에 입소하게 되었다. 낯선 환경에 우울해하신다는 소식을 들은 아들은 어머니를 집으로 다시 모셔 며칠 시간을 보내고 요양원에 다시 모시기도 하였다. 또 다른 백세인은 친딸 1명과 의붓 자녀 2명을 키웠는데, 친딸은 사망하고 지금은 의붓 자녀 2명이 주기적으로 할머니를 방문하였다.

이처럼 요양시설에 입소했지만 백세인은 가족과 유대관계를 유지하면서 고립된 삶을 살고 있지 않았다. 자녀들이 입소한 부모님에 대해 관심을 갖고 안부를 물을수록 시설 종사자들도 그 백세인을 더 살피게 된다고 하였다.

● 요양원에 자주 찾아오는 자녀들

자녀들이 요양시설과 가까운 지역에 살수록 백세인을 더 자주 방문하였다. 자녀가 사는 동네에 요양원이 있는 경우, 매일 혹은 일주일에 1-2번씩 부모님을 뵈러 왔고 가까이에 요양원이 있는 경우에는 한 달에 1-4번, 두 달에 한번 방문했다. 자녀들이 요양원과 지역적으로 멀리 떨어져 사는 경우에는 몇 달에 한 번씩 방문하였다. 아들보다 딸이 백세인을 더 자주 방문하고 교류가 더 활발하다는 의견도 많았다. 한 아들은 어머니를 끝까지 못 모셨다는 죄책감으로 방문을 하지 않은 경우도 있었다.

"아들이 한동네 사니까 이웃집 오듯 오지요."

- 김○순 할머니 담양 ○요양원 간호사 -

"장남이 금호타이어 연구부장 은퇴하고 이 동네 와서 살고.. 자식들이 교대로 오지.

- 김○석 할아버지 담양 ○요양병원 -

"둘째 딸이 광주 사는데 몇 달에 한 번씩 와서 외식도 하고, 명절에 가끔 외박도 하세요."

- 고○순 할머니 순창 ○요양원 사회복지사 -

"(할머니 자녀들 보고 싶으세요?) 뭣이 보고 싶어. 보고 싶을 새가 없이 자식이 와. 외손녀가 자주 와."

- 김○덕 할머니 곡성 ○ 집 -

"며느리는 안 오고, 명절 때 외출해서 셋째 딸 집에 있다 오세요. 셋째 딸이 어머니 부양을 책임지고 관리하고 있고, 넷째 딸이 어머니 보러 한 달에 3-4번 오지요."

임○옥 할머니 순창 ○요양원 간호사 -

"아들들이 전남지역에 사는데 오지 않아요. 경기도 사는 딸이 3달에 한번씩 오는 편이에요."

- 김○주 할머니 곡성 ○요양원 사회복지사 -

"막내아들이 끝까지 모시지 못한 부분에 죄책감을 느껴서 잘 못 찾아
오십니다."

- 장○임 할머니 담양 ○집 담당 수녀 -

● 지역사회와의 소통

구곡순담 장수벨트지역에서는 장수를 축하하고, 장수 노인의 건
강을 기원하는 의미에서 백수잔치를 열어 가족과 친지를 초대하는
행사를 하였다. 시설 노인들과 함께 기쁨을 나누고, 근처 나들이를
가는 등 프로그램을 통해 시설입소 백세인이 지역사회와 교류하게
하였다.

"얼마 전에 요양원 나들이로 추월산에 갔다 왔는데, 시장가는 길, 추
월산 가는 길 다 아세요."

- 김○순 할머니 담양 ○요양원 간호사 -

"7월 13일에 요양원에서 백수잔치를 했는데 남원에 사는 친정 조카
들도 어르신을 뵈러 오셨어요. 아들이 어르신 친정 조카들하고도 연
락을 하고 지내는 것 같더라구요. 천수패도 받으셔서 벽에 걸어놓았어
요."

- 이○남 할머니 순창 ○요양원 간호사 -

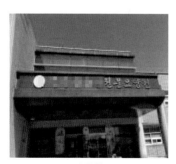

요양원

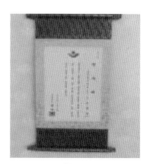

천수패

5. 백세인 삶의 변화 동인

백세인 삶의 변화를 가져온 동인에 대한 2개의 상위주제 '부양규범의 변화'와 '제도의 역할'에서 각각 3개의 의미단위를 구성하였다.

상위주제	의미단위
부양규범의 변화	① 딸 부양의 증가: 우리 엄마라서 괜찮아 ② 아들이 부양행동에 직접 참여: 아들이 효자여 ③ 부모 부양은 모든 형제자매가 균등하게, 또는 형편 되는 자녀가 하는 것으로 변화
제도의 역할	① 장기요양보험 수혜의 명과 암 ② 서비스 욕구 증가 와 지역사회의 지원 ③ 주간보호센터의 재발견

1) 부양규범의 변화

● "딸 부양의 증가 : 우리 엄마라서 괜찮아"

2018년 조사에서 새롭게 관찰한 사실은 백세인에 대한 딸 부양이 증가했다는 사실이다. 특히 딸들은 부모부양에 대해서 '우리 엄만데 어쩌겠어요. 엄마니까 괜찮아요.'라는 진술을 하며 부양을 자신이 해야 하는 일로 받아들였다. 반면에 '며느리는 딸만큼 못해, 잘 안 와' 라는 진술이 많아서 과거보다 아들중심의 부양의식이 많이 약화되었음을 알 수 있었다.

"지난번에 아파서 고생했는지 딸이 와서 봐주고 했어."

- 김○례 할머니 -

"(반찬은요?)서울서 가져와. 서울서도 큰며느리가 해서 부치고. 택배로 부치고. 해년 한번씩 다혀. 글고 또 막둥이네가 광주에 산께 딱딱 해오고. 또 딸이 광주에 산께 작은딸이 잘혀. 열흘도 못되야서 해오고 해오고 그려. 며느리들은 딸만키 안하데."

- 공○임 할머니 -

"(엄마가 아픈 뒤로)그때부터 계속 인자 제가 내려와서. 아니 글고 또 쓰러졌다고 해서 요양병원에 모시기도 그렇더라구요. 나도 인제 직장 그만두고. 나도 나이가 있는데. (허허) 그래서 내려온 거지. 그리고 원래 기존에(모실)마음도 있었고. 신랑도 퇴직하고 그래서. (엄마와) 살라고 했었지."

- 설○례 할머니 셋째 딸 순창 -

● 아들이 부양 행동에 직접 참여: "아들이 효자여"

백세인의 부양을 위해 자녀, 손자녀가 다양한 지원행동을 하였다. 이러한 지원은 복합적으로 일어나기 때문에 객관적으로 측정하기 어렵지만, 경제적 지원의 경우, 주부양자인 응답자 총 7명 중 주부양자 포함 아들이 5명, 형제모임에서 부양비용을 모아 지원 2명, 손자가 부양비를 지원하는 1명이 있었다. 도구적 지원 및 정서적 지원의 경우, 주부양자 응답자 총 15명이 도구적 지원, 정서적 지원을 하였는데, 구체적으로, 아들이 4명, 딸이 4명, 손자녀 4명, 기타 2명이었다. 간헐적 도움을 받거나 거의 지원을 받지 못한 백세인은 6명이었다. 여기서 아들과 딸이 비슷하게 도구적·정서적 지원을 하고 있는 것이 눈에 띄는 변화라 할 수 있다.

2001년 백세인 연구에서는 공통적으로 경제적 지원은 아들이, 도구적 지원이나 정서적 지원은 딸이 더 많이 하는 것으로 나타났으나 이번 2018년 조사에서는 아들도 딸 못지않게 부양행동을 하였다. 손자녀의 경우, 노인이 된 부모님과 함께 백세인인 조부모를 부양하였다.

백세인을 씻기거나 식사를 준비하거나 돌보는 데 있어서 아들이 직접 부양을 하는 모습들을 많이 관찰할 수 있었는데 이는 2001년 조사결과와 다른 모습이었다. 2001년 조사에서는 백세인을 모시고 수발하는 몫은 맏며느리중심이어서 며느리가 부양부담을 토로했는데, 2018년 조사에서는 '며느리는 노래교실을 갔다', '자식 집으로 휴가를 갔다', '딸이나 아들만큼 오지 않는다' 등의 진술을 많이 들을 수 있었다. 이러한 현상은 간병과 부양의 주체가 며느리인 경우도 많지만 미혼자녀가, 기혼 아들이 새로운 돌봄자 집단으로 등장하였음을 의미한다. 아들 돌봄자는 어머니 간병이 어머니와의 "정서적 관계"라기보다는 "상호호혜성" 즉 은혜를 갚아야 한다는 의무와 책임의 동기가 더 강하다고 한다. 또한 아들 돌봄자 집단은 아내가 전적인 부양부담을 느끼지 않게 노력하는 모습을 보인다[히라야마 로, 2015]고 한다. 본 연구에서도 '아들'이 노모부양의 돌봄자로 참여하고 있었고, 백세노인 실제 부양자가 장남/며느리 중심에서 아들, 딸 등 직계혈족으로 변화하는 모습이 관찰되었다. 이는 "친밀한 관계를 맺어 온 사람이 돌봄을 맡는 것이 바람직하다"는 규범성이 강해지고 있는 것[박승현, 2017]이라고 할 수 있다.

> "제가 어머니 씻겨드려요. 여름에는 이틀에 한 번씩. 땀 흘리면 씻기고, 땀 안 흘리면 놔두고. 옷은 뽀도시(겨우) 혼자 입으세요."
>
> - 임○순 할머니 장남 순창 -

"며느리는 저녁 야간 까지 한께 12시 되면 오고, 아들은 일찍 오고 그 래요. 아들이 밥을 차려줘요. 저도 먹고 나도 먹고. 밤에까지 며느리 가 고생하지요. 그런게 내가 더 미안하지. 아들이 카레 사다가 해서 주믄 말아서 묵고 글제."

- 김○필 할머니 장남 담양 -

"아들이 효자여. 주말에는 요양보호사가 안 오니까 반찬도 하고, 밥 도 차려드리고, 기저귀도 갈고 다 해."

- 임○님 할머니 요양보호사 -

● 부모 부양은 모든 형제자매가 균등하게, 또는 형편 되는 자녀가 하는 것으로 변화

장남이 부모 부양을 책임져야 한다는 의식보다는 백세인 자녀들 이 균등하게, 혹은 형편 되는 자녀가 해야 한다는 의식으로 변화하 였다. 백세인도 장남보다는 형편 되는 자녀에게 의존하는 것을 자 연스럽게 여겼으며, 아들, 딸 상관없이 돌아가면서 부모님을 모시 기로 합의한 경우도 있었다.

"(할머니가 몸이 아프거나 이럴 때 누구한테 연락해요?)몸이 아프도 안혀. 서울에다가 모냐 하제. 셋째 아들한테 하제. 징하게 효자여. 며느리도 그렇게 효자가 없고. 다 오면 용돈 주고 가고. 여수며느리 랑 아들이 한달에 500만 원씩 받어. 첫월급 받아가지고 저거(실버카) 사주고. 돈도 76만 원이나 주고."

- 오○연 할머니 -

"(요양보호사 오나요?) 아니요. 저희가 그렇게 넷이서 (나눠서 돌아가 면서)이렇게 부양을 하고 있어요."

- 김○한 할아버지 딸 -

"어머니 모시면서 힘든 것 없어요. 형제들 도움 없이 (형편되는)저 혼자 다 하죠."

- 서ㅇ례 할머니 다섯째 아들 구례 -

초고령사회 우리사회 부양의 모습은 모든 자녀가 공평하게, 보다 합리적으로, 가족과 사회가 함께 분담하는 방향으로 진행될 것으로 생각된다. 2001년에 비해 부양규범과 가족부양의 구조가 빠르게 변화하였다. 백세인 부양을 형제자매가 균등하게 분담하거나 형편이 되는 자녀가 더 하는 경우를 많이 관찰 할 수 있었다. 이는 2001년 장남중심의 부양의식이나 딸과의 동거에 대한 부정적인 시각에서 벗어나 노부모 부양이 보다 합리적으로 이루어지고 있음을 보여주었다. 이와 반대로 형제자매로부터 어떠한 지원도 받지 못하는 경우 체념하거나 불만을 표현하기도 하였다. 형제들이 형편이 안 되거나 먼저 죽은 경우 부양자원이 없음을 받아들이는 한편, 부양을 할 다른 형제가 있는 경우에는 독박부양에 불만을 표시했다.

"형제 모임이 있어서 한 달에 얼마씩 모으는데 전부 아버지께 들어가요. 막내 동생 제수씨가 돈 관리하고, 형제끼리 다투거나 그런 거 없어요. 여름에 한 번 모이는데, 생신 때 자식들이 다 모여. 아들들은 명절 때도 오고, 전화는 가끔 제수씨들하고 동생들이 하는데, 아버지는 통화가 안 되니까 나나 안사람이 받지."

- 김ㅇ수 할아버지 아들 -

"어머니 생활비는 내가 전적으로 부담해. 자녀들이 많은데 어머니를 돌볼 자식은 없어. 멀리 살고 누구 하나 보살필 사람 없이 혼자 하는 거야. 보살필 사람 없이."

- 홍ㅇ례 할머니 아들 -

"형제들이 어머니 모신다고 경제적으로 도움을 주는 것도 아니고,....
어쩌다 한번씩 막내아들이 먹을 거나 사준다고 와. 내 몸도 아픈디
끼니고 뭣이고 챙겨주는 것이 귀찮지. 나도 허리 아프지. 무릎 아프
지. 골다공증도 있지 그래.

- 이ㅇ순 할머니 며느리 -

2) 제도의 역할

● 장기요양보험 수혜의 명과 암

초고령 노인에게 사회서비스가 갖는 긍정적, 부정적 인식에 대
해 살펴보았다. 긍정적인 경험으로는 독거노인에게 손과 발이 되
어주는 요양보호사의 지원이었다. 그러나 요양보호사의 태도에 따
라 백세인의 삶의 질이 달라지기도 하였다. 백세인이 좋아하는 요
양보호사는 백세인에게 도구적인 지원뿐 아니라 정서적 지원을 제
공하였다.

"요양보호사가 온 께 좋아. 개안하니(깨끗하게) 해놓고. 병원에 델꼬
가. 여기 앞에. 약도 주고. 그리고 돈 나온 놈도 찾아서 개리고(처리
해주고) 그려. 내가 못간게. 참 좋아. "

- 김ㅇ실 할머니 -

김세영[2016]은 우리나라 노인들은 요양시설을 현대판 고려장으
로 표현하며, 요양시설을 무가치감, 무력감과 절망감을 느끼는 곳
으로 인식하고 있다고 하였고, 윤은경[2010]은 부모를 요양시설로
보낸 가족은 새로운 역할과 의무, 노인을 잘 수발하지 못하는 것에
대한 부양죄책감을 경험하게 된다고 하였다. 본 조사에서도 몇몇
백세인과 부양자의 요양시설에 대한 부정적인 인식을 발견할 수 있
었다.

"요양서비스, 요양원 생각도 해보았지만 아버지는 완강히 거절하시고 ...자존감이 굉장히 높으셔서 거기 계신분들은 자신 수준에 맞지 않다고 생각하세요."

- 김○한 할아버지 자녀 -

"요양원에 갖다 맡길래도 정신이 또릿또릿해서 절대 안 간다고 그래."

- 임○순 할머니 아들 -

"(요양원)안 가신다고 하는데 보낼 수가 없드라고. 내가 버리는 것 같아서. 그냥 살아. 내가 잘 모시지도 못하면서."

- 제○월 할머니 며느리 -

"요양원에 보낼까했지만 치매 끼도 없고. 정신이 총총하시고 본인이 결코 마다하셔서... 마음이 그래서 보낼 수가 없드라고."

- 조○임 할머니 며느리 -

● 서비스 욕구 증가와 지역사회의 지원

백세인들은 사회복지서비스를 체험하면서 요구도 증가하였다. 다른 노인에 비하여 더 적게 받는 혜택에 대한 불만이나 백세를 넘으면 응당 받아야 하는 추가 서비스가 있어야 한다는 욕구도 있었다. 다른 한편, 백세인을 위한 지역사회 차원의 노력도 관찰할 수 있었다.

"실버카 요놈은 고장 나서 못 써... 군에서 실버카 하나 줬으면 좋겠네.."

- 김○실 할머니 -

"기초연금을 받는데 나 앞으로 16만 원, 할매 앞으로 16만 원. 생각해봐. 국가에서 나이 많다고 해갖고 국가 혜택을 이렇게 뵈줘야 한단 말이제 안뵈줘. 국가혜택을 안뵈준다고. (좀 더 많이 줘야 하는데?) 그러제. 나는 절대로 혜택 본일 없어. 국가에. 그렇지 않어? 사실 말 이제 우리 같은 사람은 별도로 국가 혜택을 줘야 한다고 말하자믄.

- 조○형 할아버지 -

"어머니가 비교적 건강하고 인지상태가 좋은 편이라 100세여도 요양등급을 받지 못했어요. 도시락배달만 이용하고 있긴 한데.. 여자 손이 없어 부엌이 엉망이고 노노케어가 들어온 적 있는데 한계가 있죠.

- 이○순 할머니 아들 -

우리사회 초고령 백세노인을 위하여 지자체에서는 백세인 생일잔치를 하고, 천수패를 드리는 등 장수를 축하하고 백세인에 대한 예우를 하고 있었다. 이러한 노력들은 우리사회 장수를 긍정적으로 바라보게 하고 사회적인 관심을 일으키는 데 영향을 미치는 것으로 보인다. 앞으로도 장수하는 삶을 보다 가치있게 여기기 위해서는 지자체의 관심과 사업들이 활성화되어야 할 것이다.

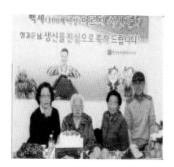

지자체에서 열어준 100세 생신잔치

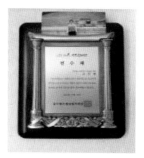

천수패

● 주간보호센터의 재발견

농촌에서 주간보호센터는 동네 노인이 모이는 곳이면서 균형 잡힌 식단과 다양한 취미 프로그램이 제공되고, 노인들의 일상생활을 도와주는 사회복지사, 돌봄을 제공하는 요양보호사가 있는 시설이다. 주간보호센터는 부양자에게는 백세인 시설입소에 대한 죄책감을 덜어주고, 돌봄으로부터 휴식, 취미활동, 직업활동을 하게 하는 장점이 있다. 노인에게는 자녀로부터 부양받음에 대한 미안함을 상쇄시키고, 필요한 프로그램과 서비스를 제공하며, 친구관계를 형성하도록 도와주고, 균형 잡힌 식사로 건강을 챙기는 등 많은 이점이 있다고 하겠다. 백세인은 주간보호센터 이용에 만족스러워 한다고 한다.

"현재 우리 센터에는 13분 계셔요. 다 동네분들이잖아요. 근데 자기가 연장자잖아요. 그런 거에 살짝 권위를 내세우시고.. 워낙 연세가 돼서.. 다들 아는 지역분들이라. 누구네 집 아들 그렇게 다. 성격은 예전에는 짱짱하신 분이라고 해야 하나. 하실 말씀 다하시고 사셔. 며느님이 좀 힘들었죠. 며느님도 참 좋으셔가지고 요양보호사로 일하시고. 4시 반에 모셔다 드려요. 아침에는 8시(에 모시고 오고). 며느님도 계시고 아드님도 계시는데 워낙 농사철이라(바빠서) 저희가 마루까지만 모셔다 드리면 본인이 인제 바로 거기가 바로 방이라서 저희가 거실까지만 모셔다 드리면 돼요."

                              - 박○순 할머니 곡성 ○노인복지센터 요양보호사 -

"지금 복지센터(?) 거기 나가셔. 오늘은 쉬는 날이여. 날마다 못 가지. 힘이 없어서 못가시고 일주일에 세 번. (○○주간보호센터요?) 네네. 돈 쬐끔 내요. 그것도 등급이 다 있는 갑대요. 근디 인자 무장 가실수록 기억력이 달라지지. 내가 봐도 달라져 무장무장. 근게 조까 심심한게 나이도 많고 친구들도 다 돌아가시고. 근게 그냥 거기 가

서 얘기하고 그래요. 7월 달부터 가셨어요. 집에만 계신께로 거기 가 면 쪼까 거식할까 하고.."

- 이○임 할머니 큰며느리 순창 -

6. 맺음말

본 연구는 구곡순담 장수벨트 지역의 백세인의 삶이 2001년 백세인 연구와 비교하여 어떻게 변화하였는지 살펴보고 이를 토대로 우리 사회 초고령 백세노인의 삶의 질 향상을 위한 정책적, 실천적 함의를 도출하고자 하였다. 특히 백세인이 가족 및 지역사회와 어떻게 교류하고 있는지를 살펴봄에 있어서 규범의 변화, 거주유형별 가족관계 및 지역사회와의 관계를 중심으로 살펴보았다.

첫째, 부양규범과 가족부양 구조가 크게 변화하였다. 과거에는 성인자녀가 노부모를 모시고 사는 것이 하나의 규범이었고, 더구나 백세까지 장수하는 부모를 혼자 살게 하는 것은 큰 불효였다. 성인자녀의 형편이 좋지 않아도, 함께 살고자 하는 마음이 없을 때에도 성인자녀들이 선택할 다른 대안은 거의 없었다. 대부분의 초고령 노인의 기력은 쇠했고 그런 부모를 방치하는 것은 주위 사람들로부터 크게 지탄받을 일이었으며, 또 다른 선택지도 없었다. 때문에 장남과 맏며느리, 주로 이미 남편과 사별한 맏며느리가 평생 시부모를 모시며 살아야 했다. 그런데 2018년 조사에서는 이러한 가족의 모습에서 많은 변화가 나타났다. 가장 큰 변화는 노인부양에서 장남과 지차남, 아들과 딸의 경계가 사라지고 있다는 점이다. 백세인을 누가 모시는가? 자녀들은 노부모 부양의 책임을 어떻게 배분하는가? 하는 이슈에 있어서 많은 부분이 변했다. 물론 장남

우선의 책임과 권리와 의무가 모두 사라진 것은 아니지만 큰아들과 작은아들, 막내아들이, 그리고 딸이 형편껏 부모님을 모시는 방향으로 변화한 것이다. 우리사회에 '셀프효도'라는 말이 회자되고 있다. 내 부모는 내가 책임진다는 것이다. 당연한 듯 들리는 이 말의 의미는 내 부모의 부양을 며느리에게 전가하지 말라는 의미이다. 이를 증명이라도 하듯이 백세인의 거주유형과 상관없이 부모님에 대한 부양행동은 형제자매가 공평하게 분담하거나, 형편이 모두 다르기 때문에 형제간 분담의 정도에 차이가 있었지만 성인자녀로서 일정부분 역할을 해야 한다는 공감대가 형성되고 있었다. 이는 2001년 조사당시 남편과 사별하고 30년 이상 시부모님을 모시고 살고 있었던, 부양행동을 전혀 하지 않는 남편 대신 시어머니 부양행동을 전적으로 도맡아 했던 맏며느리의 모습과 중첩되면서 격세지감이 들게 하였다. 이는 한국사회가 빠르게 변화하면서 그와 같은 속도로 이혼, 재혼과 같은 가족해체가 빈번해지고 여성의 사회진출이 증가하면서 더 이상 며느리에게, 여성에게만 노부모 부양을 의존할 수 없게 된 현실과 깊이 관련된다고 할 수 있다. 둘째, 혼자 사는 백세인이 증가하였다. 이는 과거보다 백세인의 건강상태가 많이 좋아졌다는 증거가 된다. 수치로 나타난 주관적 건강상태보다 더 정확한 것은 혼자 사는 백세인의 증가라고 할 수 있다. 혼자 산다는 것은 스스로 매끼 식사를 해결하고 집을 건사하고 일상을 책임질 수 있음을 의미한다. 그런 능력을 지닌 백세인이 늘어났다는 것이다. 심지어 과거에는 없던 남성 1인가구 백세인이 여러 명 등장하였다. 우리사회 전반적인 가족구조의 변화로 3세대 가족이 감소했는데 이러한 세대분리가 노인이 백세가 되어도 가능한 한 오랫동안 혼자서 스스로의 삶을 살아가는 것으로 이어졌고, 백세인은 이에 적응하고 살고 있다는 것이다. 백세인의 혼자 사는 삶을 가능하게 하는 것은 자녀들의 방문과 돌봄, 노인장기요양보험에서 제공하는 요양보호사의 존재, 지역사회의 관심과 돌봄이었다.

셋째, 시설에서 생활하는 백세인이 증가했다. 우리나라 부양에 관한 규범이 변화하고 가족 해체가 증가하고, 자녀수가 감소하고, 노부모 부양 책임을 맡아왔던 여성의 취업이 증가하는 등 다양한 사회적 변화는 노인을 부양할 가족 내 인적 물적 자원의 부족으로 이어졌다. 노인인구의 증가, 노인부양의 사회적 책임, 가족내 부양 자원의 감소 등의 해결방안으로 2008년 이후 우리나라는 노인장기요양보험제도가 실시되었고 더 이상 가족 안에서 감당하지 못하는, 건강이 약화된 노인은 요양원이나 요양병원에서 보호하는 시스템이 갖추어지고 이러한 시설은 급속히 증가하였다. 노인을 위한 요양시설의 서비스가 노인의 삶을 얼마나 질적으로 보호하는가 하는 논의를 차치하고 적어도 이제는 가정 내에서 돌봄이 이루어지지 않더라고 노인이 갈 수 있는 그리고 적절한 서비스를 받을 수 있는 곳이 생겼다는 사실은 지극히 고무적인 일이다.

노인장기요양보험제도는 건강상태가 악화된 초고령 노인의 시설거주를 가능하게 함과 동시에 다른 현편으로 재가복지서비스를 제공하고 있다. 가족과 동거하는 노인과 혼자 사는 노인에게 재가복지서비스를 제공함으로써 백세인들이 시설이 아닌, 자신이 살던 곳에서 지속적으로 생활할 수 있도록(Aging in Place) 돕고 있다. 노인장기요양보험제도는 노인성질환이 있거나 65세 이상 노인이면서 건강상태가 좋지 않아 요양등급판정을 받은 노인에게 적용되는 것인데 여기에 치매등급이 더해져서 혜택의 범위가 넓어졌다. 또한 재가노인이면서 장기요양보험의 혜택을 받지 못하는 사각지대

노인을 위한 노인맞춤돌봄서비스가 제공되고 있다. 이러한 제도적 장치는 백세인이 자녀에게 의존하지 않고 자신의 상황에 맞게 사회에 돌봄을 요구할 권리를 갖게 하였다.

이제 '백세인은 행복해졌는가?'에 대하여 생각해보기로 한다. 백세인의 인적자원의 변화, 즉 교육수준이 높아졌다는 점과 기초연금을 비롯한 연금수급자 증가로 대표되는 경제적인 상황의 변화, 과거와 현저하게 달라진 주거환경을 비롯한 생활환경의 변화는 긍정적인 변화로 볼 수 있다. 가족의 변화는 어떠한가? 백세인의 가족동거 비율은 현저하게 낮아지고 혼자 사는 비율과 시설거주 비율은 증가하였다. 가족과 함께 사는 백세인은 감소했지만 2018년 가족과 동거하는 백세인은 예전부터 함께 살고 있었거나, 함께 살기 위하여 자녀가 어머니 집에 들어왔거나, 어머니가 자녀 집으로 들어왔거나 결국 가족의 자발적인 선택으로 함께 사는 것이라는 점에서 과거보다 더 행복한 삶을 살고 있다고 생각할 수 있다. 2018년 백세인 부양은 백세인의 거주유형에 상관없이 아들, 딸, 장남, 지차남을 구분하지 않는 성인자녀들의 자발적이고 비교적 공평한 역할분담으로 이루어지고 있다. 이러한 공평성은 가족관계를 좋게 하고 백세인의 행복감을 증진시킬 것으로 생각된다. 제도적 측면에서 기초연금뿐만 아니라 노인장기요양보험제도, 노인맞춤돌봄서비스와 같은 다양한 제도적, 정책적 지원은 줄어든 자녀의 부양행동을 대신하는 효자로 자리잡고 있다. 특히 농촌사회에서 두드러지게 보이는 경로당을 통한 이웃과의 상호작용, 마을공동체의식 등은 백세인이 고립되지 않고 삶의 주체로서 상호작용하게 하는 매우 중요한 요소가 되고 있다. 이러한 개인적, 가족적, 사회적 여건은 백세인이 다양한 자원을 활용해서 가능한 한 오랫동안 독립적으로 지역사회에서 생활할 수 있는 근간이 되고 있다. 그리고 혼자 사는 삶을 더 이상 지탱하지 못할 때 갈 수 있는 시설이 있다는 사실은 초고령 노인에게 삶의 대안이 되고 있다. 이러한 모든 장치들은 백세인이 전반적으로 더 행복한 삶을 사는 데 밑거름이 되고 있다고 확신한다.

백세인에게 가장 중요한 행복요소는 무엇일까? 자신의 건강과 독립성일 것이다. 일상생활에서의 불편이 최소화되는 것, 제도적 보장으로 누군가에게 불편을 끼치거나 의존하지 않고 생활할 수 있다는 것이 중요할 것이다. 그러나 백세인의 나이가 더해지면서 건강상태 유지와 독립적인 삶의 가능성이 줄어드는 것이 사실이다. 행복을 위해서 백세인은 로와 칸[1989]의 주장처럼 치명적인 질병을 피해가는 노력과 신체적 정신적 건강을 높은 수준으로 유지하는 노력, 그리고 적극적인 사회참여활동을 게을리 하지 않아야 할 것이고 우리사회는 백세인의 이러한 노력을 보완하는 제도와 서비스를 지속적으로 만들어 제공함으로써 백세인이 존엄성을 유지하면서 가능한 한 행복하게 오래 생활할 수 있도록 지속적으로 돕는 역할을 해야 할 것이다.

본 연구결과를 바탕으로 도출된 결론은 다음과 같다.

첫째, 노인에 대한 인식의 전환과 오래 삶에 대해 긍정적인 의미부여가 필요하다. 국가인권위원회의 2018 노인인권 종합보고서에 따르면, 노인 복지 확대로 다음 세대 부담 증가를 우려하는 청년층(19-39세)이 77.1%였고, 노인·청년 간 갈등이 심하다고 응답한 청년은 81.9%에 달했다. 이미 초고령사회에 진입한 일본 젊은이들 사이에서도 노인에 대한 부정적 시선과 함께 노인이 되는 것 자체에 거부감을 갖는 풍조가 발생해 노인을 혐오하는 것은 비단 우리나라

만의 문제가 아니라고 한다. 권혁남[2011]은 우리 사회가 자본주의 구조 속에 철저히 매몰되어, 경제 주축이었던 지금의 노인들이 나이 들어감에 따라 이제는 사회적으로 '쓸모없고, 불편한 존재'로 전락하여 사회로부터 급격히 배제되어간다고 함으로써 우리 사회에서 노인이 처한 씁쓸한 상황을 설명했다. 그러나 많은 백세인이 자신의 삶에서 주도적이고 독립적으로 생활하면서 끊임없이 지역사회와 상호작용을 한다는 사실을 확인하였다. 노인에 대한 인식의 전환을 위해 초고령 노인을 늙고 병든 모습으로만 그릴 것이 아니라 자립적이고 독립적인 사례를 전하는 캠페인을 통해 고령자에 대한 보다 친밀하고 객관적인 이미지를 확산시킬 필요가 있다.

둘째, 백세인 부양가족도 노인인 경우가 많으므로 노노(老老)가족을 위한 돌봄 서비스 강화 및 부양가족 지원이 확대되어야 한다. 백세인 자녀들도 이미 노인이고 신체적인 건강수준이 좋지 않은 경우가 많았다. 오랫동안 백세인을 부양하면서 자유롭게 외출을 못하는 것에 대한 불편함 등 다양한 심리적 스트레스를 겪는 등 다양한 부양부담을 경험하고 있었다. 따라서 초고령 노인 부양자의 돌봄 부담을 덜어줄 수 있는 지원 제도가 필요하다. 주부양자의 건강 수준이 좋지 않은 경우, 초고령자 및 주부양자 모두 케어서비스가 필요할 것으로 보이는데, 요양보호서비스의 시간적 혜택을 늘린다거나 커뮤니티 케어 시스템에서 집중적인 보호 방안을 마련할 필요가 있다. 노인이 익숙한 삶의 터전과 가족과 떨어져 낯선 요양시설에 입소하는 경우, 급격한 주위 환경의 변화로 신체적 심리적 스트레스를 받기 때문에 초고령 노인과 그 가족의 입장을 충분히 들어주고 조율해줌으로써 백세인이 지역사회에서 생활할 수 있게 하는 서비스가 제공되어야 할 것이다. 나아가 양적인 돌봄 서비스뿐만 아니라 백세인의 삶의 질 향상에 목적을 두고 백세인이 자신이 거주하던 지역사회에서 계속 남은 인생을 영위할 수 있도록 하는 제도적 지원이 필요하다. 이를 위해서는 노인 돌봄에 적극 나서는 가족을 인정, 지지하고 안정적으로 가족에 의한 재가보호가 이뤄질 수 있도록 제도를 보완해야 할 것이다.

셋째, 초고령 노인의 독립적이고 자립적인 생활을 위한 커뮤니티케어 시스템을 정교하게 마련할 필요가 있다. 공병혜[2010]는 노인 돌봄은 결국 자신의 역사와 진실성이 묻어 있는 처소에서 친밀하게 주위세계와 관계를 맺으며 자신의 고유한 거주방식을 보살피는 데 있다고 하였다. 초고령 노인이 자신의 살 곳을 선택하는 데 있어서 자기결정권을 존중하는 것이 중요하다. 노인이 평생 살아온 삶의 양식을 변화시키는 것은 상당한 스트레스를 유발하는 사건이므로 이들의 삶을 보다 존엄하고 가치있게 수용하도록 사회적 노력이 보다 요구된다. 초고령 노인의 독립적인 생활을 위해 구곡순담 장수벨트지역에 농촌방식의 커뮤니티 케어 시스템을 마련해나가야 할 것이다. 정든 마을에서 보다 행복하게 나이 들게 하기 위해 노인들의 신체적, 정신적 돌봄 케어 시스템이 정비되어야 할 것이다. 여름에는 무더위 쉼터로 겨울에는 난방비 절약 및 정서 교류의 장 등 여러 가지로 활용되는 마을회관을 중심으로 돌봄 및 보건인력이 파견되고 농촌의 재가서비스가 활성화되어야 할 것이다.

초고령 노인의 지역사회자립기반 강화를 위해서는 선제적, 지역특화 '노인주간보호서비스' 사업이 확대될 필요성이 있다. 초고령 노인증가가 시설입소 노인 증가로 바로 이어지지 않기 위해서는 노인의 잔존 능력을 최대한 활용하고 노인을 돌보는 가족을 인정, 지지하고 가족에 의한 재가보호가 안정적으로 이루어질 수 있도록 제도 보완이 필요하다. 구체적으로 농촌 초고령자를 위한 주간보호시설을 확대하고 마을 경로당의 일부를 노인주간보호센터로 만들어 프로그램을 진행하여 장수지역이 초고령사회에 선제적으로 대응하는 방안을 마련할 필요가 있다. 더불어 대한민국 장수벨트라는 지역적 위상에 걸맞게 '구곡순담 장수벨트 백세인 지원 Database'를 구축 운영할 필요가 있다. 면사무소를 중심으로 초고령노인에 대한 사례관리를 지속적으로 하면서 다른 지역과 차별화된, 초고령 노인에 대한 자료가 체계적으로 관리될 필요가 있다.

지금까지 구곡순담 농촌지역에 거주하는 초고령 노인의 삶의 모습을 전체적으로, 가족구조에 따라 조망하고 가족과 이를 둘러싼 다양한 인적 물적 환경에 대해 분석하였다. 백세인의 거주유형에 상관없이 가족은 여전히 초고령 노인의 일차적인 지지 원으로, 노년기 삶의 질에 핵심으로 기능하고 있었다. 이러한 상황에서 가족이 백세인과의 애정적 유대를 놓치지 않고 유지해나갈 수 있도록 사회는 그에 맞는 지역적, 사회적 시스템을 지속적으로 만들어나가야 할 것이다. 부양규범의 변화, 성인자녀 가정의 가족해체 증가의 변화과정 속에서도 초고령 노인의 83%가 지역사회에 거주하는데에는 재가복지서비스의 역할이 크다고 할 수 있다. 자녀 수가 줄어들어 부양자원이 제한 될 미래의 초고령 노인에게 가족과 지역사회, 복지서비스의 유기적 협력은 이들이 지속해서 지역사회에 거주할 수 있는 토대가 될 것이다. 그런 의미에서 커뮤니티 케어가 제대로 자리잡고 농촌형, 초고령 노인 특화형 커뮤니티 케어가 초고령 사회를 맞이하는 우리 개인에게, 가족에게, 지역사회에게 효과적으로 작동되기를 기대한다.

📝 요약문

이 장에서는 백세인의 삶에 대하여 규범의 변화, 거주유형별 가족관계 및 지역사회와의 관계를 중심으로 보았고 연구결과는 다음과 같이 요약할 수 있다.

첫째, 부양규범과 가족부양 구조가 크게 변화하였다. 백세인을 누가 모시는가? 자녀들은 노부모 부양의 책임을 어떻게 배분하는가? 하는 측면에서 많은 부분이 변했다. 장남우선의 책임과 권리, 의무가 모두 사라진 것은 아니지만 큰아들과 작은아들, 막내아들이, 그리고 딸이 형편껏 부모님을 모시는 방향으로 변화한 것이다. 이는 2001년 조사 당시 남편과 사별하고 30년 이상 시부모님을 모시고 살고 있었던, 부양행동을 전혀 하지 않는 남편 대신 시어머니 부양행동을 전적으로 도맡아 했던 맏며느리의 모습과 중첩되면서 격세지감이 들게 하였다. 한국사회가 빠르게 변화하고 같은 속도로 이혼, 재혼과 같은 가족해체가 빈번해지고 여성의 사회진출이 증가하면서 더 이상 며느리에게, 여성에게만 노부모 부양을 의존할 수 없게 된 현실과 깊이 관련된다고 할 수 있다. 둘째, 혼자 사는 백세인이 증가했다. 이는 과거보다 백세인의 건강상태가 많이 좋아졌다는 증거가 된다. 수치로 나타난 주관적 건강상태보다 더 정확한 것은 혼자 사는 백세인의 증가라고 할 수 있다. 그 외에도 백세인의 혼자 사는 삶을 가능하게 하는 것은 자녀들의 방문과 돌봄, 노인장기요양보험제도에서 제공하는 요양보호사의 존재, 지역사회의 관심과 돌봄이었다. 셋째, 시설에서 생활하는 백세인이 증가했다. 2008년 이후 우리나라는 노인장기요양보험제도가 실시되었고 더 이상 가족 안에서 감당하지 못하는, 건강이 약화된 노인은 요양원이나 요양병원에서 보호하는 시스템이 갖추어지고 이러한 시설은 급속히 증가하였다. 노인을 위한 요양시설의 서비스가 노인의 삶을 얼마나 질적으로 보호하는가 하는 논의는 미루더라도 적어도 이제는 가정 내에서 돌봄이 이루어지지 않더라고 노인이 갈 수 있는 그리고 적절한 서비스를 받을 수 있는 곳이 생겼다는 사실은 지극히 고무적인 일이다.

이제 '백세인은 행복해졌는가?'에 대하여 생각해보기로 한다. 아직 우리나라 노인빈곤율이 매우 높고 고립되어 생활하는 백세인도 적지 않으나, 적어도

2001년과 비교해보았을 때 2018년 백세인의 삶은 더 나아졌다고 할 수 있다. 백세인이 가진 인적자원의 증가 외에 가족의 변화는 어떠한가? 2018년 백세인 부양은 백세인의 거주유형에 상관없이 아들, 딸, 장남, 지차남을 구분하지 않는 성인자녀들의 자발적이고 비교적 공평한 역할분담으로 이루어지고 있다. 이러한 공평성은 가족관계를 좋게 하고 백세인의 행복감을 증진시킬 것으로 생각된다. 또한 기초연금, 노인장기요양보험제도, 노인맞춤돌봄서비스와 같은 다양한 제도적, 정책적 지원은 돌봄의 사회화를 의미하는 것으로서 줄어든 자녀의 부양행동을 대신하는 장치가 되었다. 특히 농촌사회에서 두드러지는 경로당을 통한 이웃과의 상호작용, 마을공동체의식 등은 백세인이 고립되지 않고 삶의 주체로서 상호작용하게 하는 매우 중요한 요소가 되고 있다는 점에서 보다 행복해졌다고 할 수 있다.

본 연구결과를 토대로, 사회적으로 초고령 노인, 백세인의 오래 사는 삶에 대한 긍정적인 의미부여가 필요하다는 점, 백세인이 가능한 한 지역사회에서 거주하면서 독립적으로 생활할 수 있게 하기 위해 이미 노인이 된 동거자녀세대를 함께 케어하는 노노가족을 위한 돌봄서비스와 부양가족 지원서비스가 보다 정교하게 마련되어야 할 필요가 있다는 점, 그리고 경로당 중심 농촌의 공동체의식을 기반으로 한 농촌형 커뮤니티 케어 확산 및 구곡순담 장수벨트 백세인 database구축을 제안하였다.

■ 참고문헌

- 강군생·김정선 (2017). 노인의 사회적 입원으로 인한 요양병원에서의 삶의 변화. 한국노년학회지, 37(1), 103-123.
- 공병혜(2010). 한국사회에서 노인돌봄. 한국여성철학, 1-22.
- 국가인권위원회 (2018). 노인인권종합보고서. 국가인권위원회.
- 권혁남 (2011). 고령화 시대 노인자살에 관한 윤리적 분석. 한국생명윤리학회, 12(2), 1-20.
- 김세영 (2016). 노인요양시설에 대한 한국노인의 인식. 지역사회간호학회지, 27(3), 242-253.
- 김주희·정영미 (2002). 독거노인의 건강상태와 삶의 질에 관한 연구. 노인간호학회지, 4(1), 16-26.
- 김지아 (2010). 요양시설 생활노인의 주관적 안녕감에 관한 연구. 경북대학교 박사학위논문.
- 문정화 (2016). 요양시설 노인의 입소상황요인과 삶의 만족도: 자아통제감의 매개효과. 사회과학연구, 42(1), 229-256.
- 민기채 (2011). 노인장기요양보험제도가 가족관계의 변화에 미치는 영향에 대한 이중차이모델 분석. 한국노년학, 31(4), 999-1014.
- 박승현 (2017). 가족개호의 사회적 고립과 돌봄의 사회회: 일본 개호보험제도의 자립과 자조의 딜레마. 인문사회과학연구, 123-141.
- 보건복지부·한국보건사회연구원(2017). 2017년도 노인실태조사. 한국보건사회연구원.
- 오영은·이정화 (2011). 성인자녀관계망이 농촌노인의 심리적 복지감에 미치는 영향. 한국지역사회생활과학회지, 22(4), 557-572.
- 오영은·이정화 (2012). 사회적관계망 크기와 지역사회공동체의식이 단독가구 농촌노인의 고독감에 미치는 영향 독거노인가구와 노인부부가구 비교를 중심으로. 한국지역사회복지학, (43), 555-580.
- 윤은경 (2010). 요보호노인에 대한 부양부담이 부양자의 죄책감에 미치는 영향: 재가노인과 시설생활노인의 비교를 중심으로. 노인복지연구, (47), 289-307.
- 이가언 (2002). 시설노인의 적응과정에 대한 근거이론적 접근: 거부감 다스리기. Journal of Korean Academy of Nursing, 32(5), 624-632.
- 이정숙·이인숙 (2005). 노년기 건강관리 행동과 사회 경제 요인이 건강상태네 미치는 영향. 노인복지연구, (27), 231-253.
- 최인희·김영란·염지혜 (2012). 100세시대 대비 여성노인의 가족돌봄과 지원방안 연구. 한국여성정책연구원.
- 한경혜·최혜경·안정신·김주현 (2019). 노년학. 신정.
- 황소연 (2015). 홀로사는 노인의 독거생활에 대한 자발성이 우울에 미치는 영향 및 자녀관계 만족도의 매개효과. 서울대학교 석사학위논문.
- 황소연·하정화 (2016). 홀로 사는 노인의 독거생활에 대한 자발성이 우울에 미치는 영향 및 자녀관계 만족도의 매개효과. 한국노년학회지, 36(1), 1-20.
- Chen, F. and Short, S. E. Household context and subjective well-being among the

oldest old in China. Journal of Family Issues 2008;29:1379–403.

- Hagestad, G. and Herlofson, K. (2007). Micro and macro perspectives on intergenerational relations and transfers in Europe. In Department of Economic and Social Affairs, United Nations Organization (UNO), Report from United Nations Expert Group Meeting on Social and Economic Implications of Changing Population Age Structures. UNO, New York, 339–57.
- Popenoe, D. American family decline 1960–1990: A review and appraisal. Journal of marriage and the family 1993;55:527–56.
- Rowe, J.W. & Khan, R.L. Human aging: Usual and successful. Science 1989;237:143–9.
- Ryan, R. M., & Deci, E. L. (1985). Intrinsic motivation and selfdetermination in human behavior. New York.
- Stroller, E. P. Gender and the organization of lay healthcare: A socialist – feminist perspective. Journal of Aging Studies 1993;7:151–70.

백세인 사례보고

저자 **박상철, 박광성, 이정화, 조정관**

1. 구곡순담 지역의 20년전 백세인 스케치

당당하게 자식들 배려하며 사는 백세인

나이가 들면 으레 자식들에게 큰방을 내 놓고 문간방이나 건넛 방으로 밀려나는 게 상례이다. 따라서 백세인 조사를 하기 위해 전국 방방곡곡을 찾아다녔지만 자식들과 같이 살면서 아직도 큰방을 차지하고 있는 분들을 뵌 적이 없었다.

그런데 딱 한 군데 예외가 있었다. 전남 곡성군에서 찾아 뵌 하ㅇ순 할머니는 102세셨는데 집을 찾아 들어선 순간 의아하였다, 할머니가 큰방을 쓰고 있었고 일흔 다섯이라는 둘째 아드님 내외가 작은방을 쓰고 있었다.

"어머님께서 큰방 쓰고 계시군요." 그냥 무심코 내뱉은 말에 아드님은 "우리 어머니 큰방 쓰실 만 해." 하며 더 이상의 설명이 없었다.

할머님에 대한 이런저런 이야기들을 아들내외를 통하여 들으며 참 효성이 지극한 분들이라고 감탄하였다. 할머니는 지금도 허리가 꼿꼿하셨고, 바늘귀만 꿰주면 바느질을 하실 정도로 눈도 밝고, 식사도 뭐든지 잘 드시고 계셨다. 성격은 까다롭지 않으며, 가끔 욱하시거나 화를 내도 뒤가 없으며, 걱정을 별로 하지 않는 낙관적 성격이었다.

그런데 아드님에게는 큰 걱정이 있었다. 할머님이 지금도 술을 드신다는 것이다. 손주들이 인사 와서 용돈을 드리면 모아 두었다가 집 앞 구멍가게에 가서 소주를 사와 방에 숨겨 놓고 수시로 드셨다. 술을 한 모금도 못하는 아드님 입장에서는 할머님의 음주가 보통 걱정이 아니었다. 그래서 가끔 술병을 찾아 없애기도 하지만 할머니는 이를 또 교묘히 숨겨둔다는 나이든 모자간의 재미있는 술병 찾기 게임을 여직 즐기실 정도로 정정하고 여유가 있었다.

할머니는 조사단과의 대화에서도 시종일관 주도하고 적극적으로 이러저러한 인생살이 이야기를 들려주었다. 한 시간여의 면담을 마치고 일어서려는 나를 할머니가 갑자기 붙잡았다.

"내가 부탁이 있네."

"무슨 부탁이십니까? 말씀하십시오."

"나가다가 우리 며느리 보거들랑, 내가 며느리 칭찬하드란 말 꼭 해주고 가게."

깜짝 놀라지 않을 수 없었다. 하할머니께서 효부 며느님 칭찬하드란 말을 전하지 않을 수 없었다. 며느님은 미소로 답하셨다. 백세가 되어도 저러한 여유, 그리고 당당한 모습에서 아직도 집안 일을 주도하고 있고, 큰방을 버티고 있는 백세 여장부의 모습을 보면서 나이가 든다는 것이 새삼 자랑스럽게 느껴졌다.

매일 자식들 챙기는 백세인

백세에 이르신 부모가 아직도 자식들을 모두 품 안에 데리고 산다는 것은 현실적으로 거의 불가능한 일이다. 따라서 수하 자식들 중 어느 누구도 손상되지 않아야만 치를 수 있다는 회혼례(回婚禮)를 치른 백세인 부부도 몇 되지 않거니와, 더더욱 한 마을에서 모든 자식들과 함께 살고 있다는 것은 쉽게 믿기지 않을 일들이다.

전남 곡성군 묵사동면에서 찾아 뵌 조씨 할머니는 특별한 분이었다. 현재 104세 할머니는 귀가 어두어진지 수년이 되었지만 여전히 대화는 가능하며, 아직도 바늘귀를 직접 꿸 만큼 눈이 밝은 분이었다. 아드님은 어머님 성격이 급하고 까다로울 때도 있으나, 보통은 모가 나지 않고 활달하며, 절대로 과식하지 않으신다고 하였다.

조씨 할머니는 3남 2녀를 두었는데 딸 둘은 이웃 마을로 시집가서 살고 있고, 아들 3형제가 지금도 같은 마을에 살고 있었다. 큰아들은 76세, 둘째 아들 73세, 막내아들 68세로 할머니를 찾아 뵈었을 때 세 분 아드님이 모두 어머님 앞에 얌전히 앉아 있었다.

할머니는 대화하시다가 대청에서 바라보이는 오육십 미터 떨어진 빨간 기와지붕 집을 가리키면서 "저기가 둘째 집이야"라고 하였다. 그리고 그 둘째 아드님 댁을 하루에도 대여섯번 오고 가면서 부엌도 들여다보고 광도 들여다보고, 그리고 안방에도 앉았다가 돌아온다는 것이다. 그리고나서 할머니는 앞에 앉아 있는 셋째 아들을 가리키면서 "내가 저 애 집에는 못 가봐." 하면서 한숨을 쉬었다. 막내아들 집이 마을 뒤편에 있어 개울을 건너야 하기 때문에 할머니가 가지 못한다는 것이다. 그러나 세 분 아들들이 모두 효자들이라, 마을을 드나들 때는 반드시 어머님께 들려 매일 안부를 사뢰고 지내고 있었다. 그래서 할머님께 여쭈었다,

"할머님, 아드님들이 그렇게 자주 매일 들르는데 무엇이 그리도 궁금하세요?" 하고 묻자 할머니는 조용히 중얼거리며 말 놓았다. "한나절만 못 봐도 보고 싶지."

백세 어머니께서 일흔이 넘은 자식들을 한나절만 못보면 보고 싶어진다는 모정의 지극함에 가슴이 저려왔다. 작별하고 떠나려는 조사단을 붙잡고 할머님께서 한마디 덧붙였다. "우리 아들들 상(賞)을 받게 해주소, 이런 자식들 없네."

어머님은 자식들의 효성에 또한 감동하고 계셨고, 그리고 스스로도 자식들에게 나이와 상관없는 무한한 사랑을 주고 계셨다.

마을 사람이 사랑하는 백세인

대부분의 장수인들은 성격이 활달하고 사람들을 좋아하는 분들이다. 따라서 독거노인이더라도 이웃들이 들락날락하면서 거들어 주고 보살펴 주기 때문에, 실제로 시골에서의 백세장수인들은 비록 혼자 외롭게 기거하고 있더라도 차단된 생활을 하는 도시지역보다는 생활이나 심리적인 문제점들이 훨씬 가볍다고 볼 수 있다. 전남 담양군 용면 분통리 마을을 찾아 들면서 우선 마을의 특수한 구조에 눈길을 주지 않을 수 없었다. 마을 한가운데로 개울이 흐르고 있고, 개울을 향하여 모든 집들의 대문이 열려 있어서, 개울을 들어오고 나가는 사람들이 훤히 보이고, 건넛집 살림살이가 모두 들여다보이는 정말로 완전한 상호 개방적 자연 부락이었다.

이곳에 사시는 신○순 할머니(100세)를 찾아 갔다가 특별한 장면에 깜짝 놀라지 않을 수 없었다. 온 동네 아낙들이 할머니 댁에 옹기종기 모여 앉아있었다. 다 허물어가는 판자집인데도 불구하고, 마루에 대여섯 명 그리고 마당에 놓인 평상에 너댓 명이 앉아서 도란도란 이야기들을 나누고 있었다. 처음에는 조사단이 찾아온다니까 동네 아낙들이 궁금해서 모여 온 것이라 지레 짐작하였다. 그런데 조사를 진행하면서 언제나 동네 아낙들이 이 할머니 댁에 모여서 놀고 지낸다는 사실을 알게 되었다. 더욱 놀라운 일은 그 마을에는 양옥으로 깔끔하게 지어진 마을회관이 있는데도 불구하고 할머니 댁에서 사람들이 모인다는 점이었다. 그래서 그 이유를 물어보니 할머니가 봄부터 다리를 다쳐서 거동이 불편하게 되자 마을 아줌마 부대가 할머니를 위로하기 위해 모이기 시작하여 이제는 숫제 그 집에 모여서 시간을 보내고 있었다. 할머니가 도대체 어떤 분일까 궁금하였다. 가족관계 조사는 할머니의 불쌍한 모습을 여실하게 보여주었다. 할머니는 삯바느질로 돈 몇 푼 벌면 남편과 자식들이 모두 도박과 술로 돈을 날려 버렸고, 이제는 타지에 사는 딸을 가끔 만나는 이외에는 혼자 살아가고 있었다. 그러나 할머니는 마을에 무슨 일이 생기면 제일 먼저 뛰어가 몸으로 해결하고, 당신에게 조그만 선물이라도 주면 반드시 품앗으로 갚았다는 분이었다. 보건지소에서 비타민 영양제를 가져다 주면 그 다음날 보건지소건물 잔디밭 잡초들을 새벽에 가서 전부 뽑아주는 등의 헌신적 답례를 꼭 한다는 것이다. 그러다 보니 할머니는 어느덧 동네에서 가장 필요한 사람이 되어버렸고, 가장 사랑을 받는 사람이 되었다. 어려운 환경에서 모든 어려움을 꿋꿋이 이겨내면서 강인한 생존의지를 가지고 살아가면서 반드시 이웃에게 몸을 바쳐 답례해온 할머니는 어쩌면 성공적인 장수를 상징하고 있다고 볼 수 있을 것 같다.

전통적 장수 집안의 사례

우리 사회에는 전통적으로 장수인을 호칭할 때 사용하는 표현으로 웃 4대 아랫 4대를 함께한 분이라는 말이 있다. 위로는 본인의 아버지, 할아버지, 증조할아버지와 함께 살았고, 아래로는 아들, 손자, 증손자까지 대대로 함께 산다는 표현으로 전통적인 장수 집안을 일컫는 말이다. 그러나 실제로 이러한 분을 만난다는 것은 매우 희귀할 수 밖에 없다. 전남 곡성군 겸면 의암리를 찾았다. 마을 어귀에 세워진 커다란 선돌바위에 '長壽의 터 鳳峴'이라고 새겨져 있는 봉현마을을 찾았다. 마침 동네 입구 길목가 도로공사를 하고 있어 우리의 버스가 들어가지 못해 난망해 하고 있는데, 연락받은 마을 이장이 픽업트럭을 타고 마중을 나왔는데 놀랍게도 아흔아홉이 되신 우리가 찾아 뵈려는 공○례 할머니와 함께 나왔다. 너무도 정정하고, 허리도 곳곳하였다. 댁으로 들어가 조사를 하는데도 그 연세에도 계산이 가능하였고, 농담의 여유까지 있었다. 노래 한마디를 청하자 "서울에서 왔다니까 내가 대접으로 해주네" 하면서 명사십리를 처음부터 끝까지 불렀다. 그러나 가계 조사를 하다가 놀란 것은 이 분의 부모님도 모두 86, 87세의 수를 하였고, 형제 분들이 모두 같은 마을에 93, 90, 84세로 지금도 건강하게 살고 계시다는 것이었다. 마을은 공씨 집안의 집성촌이지만 특히 이 분의 가계가 장수하였다. 더욱 놀라운 사실은 가장 큰 누나인 공 할머니가 지금도 매일 동생들 집을 방문하면서 누워있는 동생에게는 다리도 만져주고, 다른 동생에게는 "살이 좀 쪘네"하며 건강 걱정을 맡아 하고 있었다. 보다 젊은 동생들이 늙은 누님을 찾는 것이 아니라,

늙은 누님이 동생들을 찾아서 위로하고, 격려하는 모습을 보면서 나이가 들어도 변함없는 오누이의 정(情)을 느끼지 않을 수 없었다. 그러나 이 집안조사에서 가장 놀라웠던 사실은 바로 이들 형제분들이 웃 4대 아랫 4대를 함께한 분들이라는 것이다. 이미 이분들은 모두 증손자를 보았고, 당신들의 선대로 증조부까지 보고 살았다는 사실에서 우리나라의 대표적 장수집안을 본 것만 같아 감동이었다. 다만 3년이 지나 다시 찾았을 때 공할머니는 103세로 여전히 건강하였는데 큰 동생분은 그 사이에 작고하신 것을 알게 되었다. 우리 사회의 대표적인 전통적 장수 집안을 만났다는 특별한 의미를 부여해주었다.

장수인들을 조사하면서 조부모까지는 기억이 난다는 분도 더러 있으나, 대부분 부모대에 그치는 경우였으나, 이러한 위아래 4대에 걸쳐 고루 장수 할 수 있다는 것은 정말로 하늘이 내려준 특별한 축복이 아닐까 생각해 본다.

장수가족에서 효도의 의미

장수인 조사를 하면서 가슴속 깊이 파고드는 숙제는 전통문화의 핵심이라고 하는 효(孝)라는 개념의 현대화이다. 조상대대로 우리 사회를 지켜 왔던 가장 중요한 문화적 바탕이라는 효 문화가 요즈음 미래사회에서 그 역할을 다할 수 있을까? 이러한 의문에 대한 너무도 적절한 답안을 백세인 조사 과정에서 볼 수 있었다.

순창군 구림면 자양마을 유○례(100세) 할머니를 찾아 뵈었다. 할머니는 부모님도 아흔 수를 하셨고, 형제들도 모두 아흔이 넘도록 사신 매우 드물게 보는 대표적인 장수집안 출신이었다. 할머님은 인상도 곱고, 말씀도 도란도란하여서 기본조사를 수월하게 마칠 수 있었다. 그런데 부엌에서 며느님과 식품조사를 하던 팀이 내게 다가와 보고하였다. "이 가족은 매우 재미있어요. 지금도 아드님 내외분이 할머님을 모시고 한방에서 주무신대요" 이 말에 깜짝 놀라서 일흔이 넘은 셋째 아드님과 며느님에게 질문을 던졌다. "어머님이 질투가 많으신가 봐요. 아직도 아들 내외분을 같이 자자고 하다니요?" 그러자 며느님은 무슨 소리냐며 반박하였다. 사실은 어머님 연세가 여든이 되었을 때 혹시 주무시다가 무슨 일이 생길지 몰라 걱정이 되어 아드님 내외분이 어머니를 모시고 한 방에서 같이 자기로 하였다는 것이다. 그러하기 이십 년을 한결 같이 모시고 잤다는 것이다. 세상에 이러한 일이! 그뿐만이 아니었다. 할머님은 지금도 돈이 생기면 천 원짜리로 바꾸어 두었다가, 아들, 손주, 며느리가 왔다 갈 때면 천 원씩 꼭 나누어 준다며 며느리는 시어머님 칭찬을 충심으로 하였다. 또 할머니는 "아들이 잘하니, 며느리도 잘하고, 손주들도 잘해"하며 자식들 칭찬에 여념이 없었다. 고부간에 이렇게 서로를 더할 나위 없이 칭찬하는 모습은 그렇게 흔한 풍광은 아니었다. 자전거포를 하는 큰 손주가 고희(古稀)에 사준 금반지 금목걸이를 자랑하고, 어려운 살림에도 큰 손주가 동생들을 교육시켜 해외유학도 보내고, 공무원도 되게 한 공로를 할머니는 잊지 않고 자랑하셨다. 십오륙 년 지나 우연히 전주에서 해외유학을 다녀온 손주가 크게 사업을 하고 있는 모습을 보게 되어 기쁘기 한량없었다. 효도가 자식들을 성공으로 이끌었던 것이다. 도시에 사는 증손자들도 때 되면 찾아와 증조할머니를 멀리하지 않고 서로 다가와 밤이면 그 곁에서 자고 싶어 한다는 사실에 더더욱 놀라지 않을 수 없었다. 세상이 그렇게 변하였다 하여도, 부모가 받드는 효를 그대로 이어받은 손자, 증손자들의 가족 사랑은 그대로 "어머니, 어머니, 할머니, 할머니" 하면서 이어져 가고 있었다.

타임기자가 감탄한 백세인

타임(Time)지 기자가 아시아 장수를 특집으로 취재하겠다고 찾아와서 자료를 부탁하였다. 그래서 일련의 자료들과 백세인 들의 신상을 넘겨주고 장수인이 비교적 밀집되어 있는 순창군·담양군·곡성군·구례군을 소개하였다. 그런데 2003년 7월 21일자 타임지에 소개된 한국의 대표적인 백세인은 순창군 구림면 방화마을의 박○동 할머니였다. 다른 여러분을 젖히고 타임지 기자에 의하여 선발된 박 할머니는 매우 특이한 분이었다. 조사단이 찾아 가자, 마을 이장이 그 할머니 뵈려면 소주 한 병 사가지고 가라고 충고를 주었다. 술을 무척 좋아하신다는 것이다. 물론 조사단이 백세인들을 찾아뵐 때는 여러 가지 선물꾸러미를 들고 가지만 차마 술 종류는 포함시키지 않았는데, 이장의 충고를 받고 두홉들이 소주 두 병을 사들고 찾아 뵈었다. 할머니는 피부도 곱고, 걸음걸이며 행동거지가 정정하여 깜짝 놀라지 않을 수 없었다. 인사하고 면담을 하려하자 할머니는 입을 딱 다물고 계셨다. 이유를 묻자 "아들 앞서 보냈는데, 무슨 살맛이 있겠어."라고 말을 끊었다. 일흔아홉살 큰아들이 전해 먼저 간 것이 가슴에 맺혀 외부인과의 대화가 신명나지 않은 것이다. 그래서 가져온 소주라도 한잔 올려드리고 가려고, 소주 한 잔을 따라 드렸더니 흥미로웠던 것은 술잔을 받자 그냥 주욱 들이키는 것이었다. 그리고 내게도 한잔을 권해주셨다. "자네도 한잔해" 막무가내로 소주잔을 채우셨다. 부득이 술 한 잔 다 마시고 다시 한 잔을 권해 올리자, 또 주욱 들이키었다. 그리고 앞에 서 있는 동네 이장과 이웃들에게 "자네들도 한잔해!"하고 권하였다. 정말 이분이 100세가 맞을까? 조사단은 크게 당황하지 않을 수 없었다. 그러나 출생년도의 간지, 자식의 연령, 이웃과의 관계 등을 종합해 볼 때 연령은 분명하였다. 그리고는 아들에 대해서 여쭙자 그냥 눈물을 흘리셨다. 여든 되어 죽은 아들이 앞서갔다고 울음을 터뜨리셨다. 그때 소나기 빗방울이 떨어지기 시작하였다. 그러자 할머니는 울음을 멈추시고, 장독대에 말리기 위해 널려 있는 나물들을 치우라고 며느리에게 소리쳤다. "애야, 나물 바구니 치워라." 일흔다섯이 넘은 며느리는 서둘러 나갔다. 그러한 며느리를 보더니 며느리 칭찬이 시작되었다. "며느리, 없으면 못살아." 백세가 되어도 저리도 당당하고 건강하실까? 요즈음도 거의 매일 소주 한병씩은 거뜬히 비운다는 할머니의 모습이 타임지 기자 눈에도 신기하게 보였을 것이다. 그 기자가 취재를 마치고 내게 질문을 던져왔다. "소주나 막걸리가 장수에 좋은 영향을 미치나요?" 이후로도 할머니는 건강하게 지내시다가 107세를 수로 떠나셨다.

백세인의 생존 본능

구례군 광의면 온수동 구○위 할머니(105세)는 백세인 조사 과정 중에 만나본 독거노인 중에서는 최장수인이었다. 처음 2001년도에 찾아 뵈었을 때나 2003년도에 찾아 뵈었을 때 태도나 표정에는 전연 변함이 없었고 허리도 곳곳하셨다. 다만 무릎이 불편해서 걷지 못하고 거의 기어서 다니는 형편이었다. 처음에는 백세가 훨씬 넘은 초고령 할머니가 홀로 산다는 것이 믿기지 않았다. 그러나 우리나라 시골의 지역사회는 마을에서 서로 상부상조하는 전통이 살아 있어 이웃이 서로 보살펴 주는 따뜻함으로 이러한 독거노인의 삶이 가능하다는 것을 깨달을 수 있었다. 할머니의 경우는 친자식들은 타지방에 살고 있고 본인만 이곳에 살고 계신데, 마을 노인회장이 한결같이 지금도 한 가족처럼 도와드리고 있었다. 노인회장도 여든이 넘은 이웃이지만 구 할머니에게 매일 들러 먹거리 설거지 등등을 챙겨 드리고 있었다. 바로 이러한 모습에서 다가오는 고령사회에 어떠한 사회적 시스템이 필요할까에 대한 해답을 보는 듯하였다. 결국 초고령자를 돕는 분은 젊은 사람들이 아닌 나이가 상대적으로 적은 고령자들일 수밖에 없고 이러한 젊은 고령자를 교육시키고 참여 봉사를 유도하는 방안만이 미래에 대한 보장일 수 밖에 없지 않을까 생각해 보게 하였다.

할머니는 2년 전보다 청각은 더 나빠졌지만 다른 건강상태는 큰 변화가 없었다. 조사 때 마침 찾아온 이웃에게 "나, 머리 좀 깍아줘"하며 머리 손질을 부탁할 만큼 외모에도 상당한 신경을 쓰셨다. 할머니는 조사 도중 내내 이웃이 도와주어 살아간다고 감사해 하며 일방 미안해하는 기색이 역력하였다. 더위가 심한 때인지라 조사팀들이 땀을 뻘뻘 흘리고 있는 것을 보더니 방에 있던 선풍기를 가리키며 "가져다 써. 나는 안 더워"하며 손님들을 곡진히 배려하였다. 선풍기를 가져다 사용하려는데 사람 숫자가 열 명도 넘어 부족한 것을 보더니 "작은 방에 선풍기 하나 더 있어"하며 또 다른 선풍기가 어디 있는가 자세히 파악하고 있을 정도였다. 이와 같이 구할머니는 105세의 연세에 기동이 불편한 채 혼자 사시면서도 집안의 살림살이를 모두 꿰뚫고 계셨다.

할머니에게 그동안 살면서 생활의 어려움을 묻자, 할머니는 잠깐 멈칫하더니 자조적인 미소를 지으며 한마디 내뱉었다. "내가 꼭 죽어야 한디... 그래서 안 묵어야 한디... 그래도 기어서라도 정제 가서 묵게 되..." 자신의 기나긴 삶이 이웃들에게 짐이 되고 있음을 본인도 잘 알고 있으며 그래서 차라리 빨리 죽기라도 해버리려면 식사를 끊어버려야 하는데 자신도 모르게 식사 때가 되면 부엌으로 가서 밥을 챙겨 드신다며 모진 목숨을 탓하는 할머니의 모습에서 오히려 생명의 경건함마저 느낄 수 있었다.

당신이 오래 살다보니 이웃을 괴롭힌다며 괴로워하는 할머니. 이웃들에게 일상생활의 모든 것을 의지하고 사는 것에 대한 미안함으로 가득 차있는 할머니를 보면서 만일 친자식들이 함께 살며 봉양을 하고 있다면 저런 말씀을 하실까? 하고 의문해 보았다. 그러나 우리나라 시골에서는 자식이 비록 없더라도 마을 이웃들이 늙고 외로운 어르신들을 살폿이 보살펴 드리는 전통이 살아있는 것을 보면서 한편으로 마음이 놓이기도 하였지만 차차 이웃에 대한 관심이 사라지고 경제논리에 의한 계산만이 강조되는 현장을 보며 지역사회의 전통적 두레정신의 회복이 미래고령사회를 대비하는데 얼마나 소중하고 필요할까 생각하게 해주었다.

장수인 자식의 의무

백세 어르신들도 어르신이지만 모시고 사는 자식들의 정성을 볼 때, 더욱 감동하게 된다. 구례군 마산면의 허름한 골목 이발집에서 손○순 할아버지(100세)를 만났다. 할아버지는 젊었을 때 쌀가마니를 두 개씩이나 지고 다녔을 만큼 힘이 장사였다고 하였다. 그래서 한때는 별명이 지엠씨(GM 트럭)라고 불렸다. 지금도 기골이 장대한 모습이었으며 말은 어둔하셨지만 정정하기는 여전하였다. 사람들과는 별로 어울리지 않고 오직 일만 열심히 하였다는데 가족에게 할아버지의 장수비결을 물어보자 도무지 특별한 것이 없고 그저 타고 나신 명이 긴 탓일 것이라고 답하였다.

할아버지를 모시고 사는 아드님은 선천성 지체 부자유자였다. 따라서 특별한 일은 못 하고 오직 허름한 동네 이발소를 차려 생계를 꾸려 나가고 있었다. 옛날 시골의 전형적인 이발소의 모습으로 널려진 타월이며 이빨 빠진 듯한 이발기며 다 허물어져가는 세면대의 모습에서 이제는 잊혀져 가는 과거 시골의 모습이 회상되는 그러한 곳이었다. 손님도 거의 없지만 나이 일흔이 다 된 지체 부자유 아드님은 그래도 자신이 이러한 일이라도 하면서 동네에 봉사한다며 밝게 그리고 자랑스럽게 이야기하였다. 생활이 극빈하고 자신이 지체 부자유자인데도 불구하고 자신이 그래도 무엇인가 마을을 위하여 하고 있다는 자부심이야말로 이 아드님에게 삶의 의미를 가져다 주었고 당당하게 살 수 있는 근거를 부여하였다.

아드님에게 여러 가지 형편이 어려운데 어르신까지 모시느라고 고생이 많다고 인사말 삼아 치사를 해주자 아드님의 답은 거침없이 즉각적이었다. "내 몸이 안 좋다고 부모님 모시지 않으면 되나요?" 하며 반문하였다. 어떻게 부모님을 자신이 가난하고 몸이 불편하다는 이유로 모시지 않을 수 있느냐는 너무도 소박한 반박에 질문을 던진 내가 부끄러울 뿐이었다. 아무리 힘들어도 자식으로서의 도리를 하여야한다는 너무도 당연한 이치에 대해서는 추호도 의문을 가져 보지 않은 아드님이었다. 바로 이러한 의식이 보편화되어 있는 이러한 지역이 바로 장수 지역이라는 것은 참으로 다행스러운 일이 아닐 수 없다. 최근 우리 주변에서 특히 문명의 이기가 잘 발달되어 있는 도회지에서 그리고 경제 형편도 이러한 시골 사정보다는 훨씬 좋은 가정에서 자식들이 노인을 돌보지 않고 지역사회나 사회기관에 위탁하기 우선하려는 실태를 자주 접하면서 무엇이 문제일까 다시 한번 되새겨 보게 해준다. 혹시 우리는 가족관계보다 경제 문제를 우선하고 있지는 않은가? 형편이 어렵다는 이유로 나이 드신 부모를 버리는 일은 없는가? 그래서 노인들의 자살율을 증가시킨 요인을 만들고 있지는 않은가? 등등 여러가지를 되새기게 하였다.

2. 2018년 구곡순담 지역의 백세인 스케치

자기관리 끝판왕 백세인

연구진이 처음 방문한 구례 105세 김○성 어르신은 건강한 백세인의 표본이었다. 백세인 조사가 구례군부터 시작을 하게 되었는데 마침 구례읍에 살고 계시는 백세인을 찾아 뵈었다. 할아버지를 만나기 위해 둘째 며느리의 안내에 따라 마당을 들어서자 예쁜 정원이 보였고, 잘 정돈된 집에서 할아버지를 만날 수 있었다.

할아버지는 마른 체구에 허리가 꼿꼿하셨고, 깔끔하게 차려 입고 우리를 맞아주셨다. 13년 전 아내를 먼저 떠나 보낸 할아버지는 부인의 빈자리를 느낄 수 없을 만큼 깔끔한 모습이셨다. 인터뷰 내용을 읽어보기 위해 안경을 끼고 글을 읽고 답변을 쓰는 모습이 인상적이었으며 할아버지는 인터뷰하는 동안에도 건강과 총명한 정신에 자신감을 드러냈다.

할아버지는 36년 전부터 공무원인 둘째 아들 내외와 함께 살면서 지금도 할아버지는 집안의 모든 주도권을 가지고 있었다. 지금까지도 쌀을 직접 내주고 표시를 해둘 정도로 재산관리도 직접 했다. 할아버지는 집에서뿐만 아니라 마을에서도 100세까지 남자 경로회장(노인회장)을 할 만큼 지역사회 안에서도 인정받으셨다.

며느리는 백세인 시아버지가 식사도 골고루 잘 하시고, 흔히 몸에 안 좋다는 음식인 맵고 짠 음식, 라면도 잘 드신다고 했다. 8시면 잠자리에 들고 또 건강을 유지하기 위해 지팡이를 짚고 매일 식사 후 2시간씩을 걷는다고 했다. 몸에 아주 작은 이상이라도 생기면 광주에 있는 병원으로 가자고 하고, 처방된 약이나 영양제를 스스로 챙겨서 먹는 등 자기관리에 철저한 분이라고 하였다. 할아버지는 개인 신변처리는 물론 버스를 타고 광주에 딸 집에도 찾아갈 수 있을 정도로 활동에 제약을 받지 않았다.

김ㅇ성 어르신이 건강한 생활을 유지 할 수 있는 또 다른 요인은 활발한 사회적 관계를 유지하고 있다는 것이다. 남자 경로당에 직접 걸어서 놀러 가면 20여명의 많은 남자 노인들이 연장자라고 좋은 자리를 내주고, 화투를 치면서 여가 시간을 보내신다고 했다. 이러한 적극성은 김ㅇ성 어르신을 고립되지 않고 이웃과 친밀한 관계를 유지하게 하는 것으로 보였다. 김ㅇ성 어르신은 천주교인으로 언제든 모든 것이 좋고, 특별히 슬픈 일은 없지만, 최근에는 이따금 죽는 게 가장 두렵다는 생각을 한다고 하였다. 죽으면 편하게 하나님께 간다고 생각하면서도 한편으로 죽는 것이 두렵다고 말했다. 늘 당당하게 모든 주도권을 가지고 백수를 누리면서도 죽음을 담담히 받아들여야 한다는 마음과 두려운 마음, 모두를 가지고 있었다. 죽음에 대한 양가감정은 나이와 관계가 없는 듯하다.

가족과 같은 요양보호사와 함께하는 삶

구례군 구례읍의 한적한 시골 동네에 호박 덩굴이 무성한 텃밭이 있는 큰 마당을 가로질러 걸린 빨랫줄에는 깨끗하게 빨린 빨래들이 줄지어 걸려있었다. 조○덕 어르신은 우리가 오는 것을 아셨는지 방에 앉아서 반갑게 맞이해주었다. 집에는 할머니와 함께 사는 셋째 아들과 장애가 있는 큰 손자가 있었고, 또 요양보호사가 우리를 맞이해 주었다.

할머니는 15세 나이 차이가 나는 남편과 결혼해 슬하에 4명의 아들을 낳고 살았다. 52세에 홀로 된 할머니는 이혼으로 혼자 된 셋째 아들의 살림을 도와주러 진주로 이사했다. 그 셋째 아들이 과수원을 하려고 구례로 오면서 함께 이사하게 되었다. 함께 사는 손자는 장남의 아들로 어려서 할머니 손에 자라 성인이 되어 사고로 하반신 마비가 되었다. 그 후 다시 할머니 곁으로 와서 서로를 의지하며 돕고 살고 있었다. 젊어서는 할머니가 집안의 모든 살림을 하며, 가족을 돌보았는데 그런 할머니가 다른 사람의 도움이 필요한 나이가 되어 가족 돌봄의 공백이 생기기 시작하였다. 그럼에도 불구하고 이 가정을 유지할 수 있는 중요한 역할을 하는 사람이 한 분이 있었는데 바로 요양보호사였다. 16년 전 독거노인 도우미로 할머니와 연을 맺은 요양보호사는 장기요양보험 제도가 생기면서 10년이라는 긴 세월 동안 요양보호사로 매일 두 시간씩 와서 이 가족을 돌봐주고 있었다. 마당에 걸린 빨래는 할머니 것만 빨 수 없었던 요양보호사가 할머니, 아들, 손자의 빨래까지 같이 해주었던 것이다. 따지고 봤더니 먼 친척이라며 서로를 가족처럼 생각하고 있었다.

아들은 어머니가 이화학당을 나왔을 만큼 학력이 높고, 거동이 불편하면서도 2017년까지 하동까지 가서 한약을 지어오시는 등의 건강관리를 했다고 말했다. 어머니는 고기를 먹지 않지만 김이나 나물과 함께 밥 한 공기씩 30분 이상 천천히 먹는다고 하였다. 일주일에 한 번씩 오는 목욕차를 이용해 씻고, 복용하는 약은 없지만 보건소에서 제공하는 영양제를 맞으며 건강을 지키고 있다고 했다. 또 규칙적으로 8-9시쯤 자서 아침까지 잘 잔다고 하였다. 어머니는 늘 일을 하고 싶어 하고 끊임없이 움직인다고 하였다. 아들은 더운 여름 날씨에 몸이 상할까 못 나가게 문을 잠가 놓고 나가기도 하시는데 옆집에 자꾸 가서 풀을 뽑기도, 고들빼기를 캐기도 하면서 많은 일을 해놓는다고 하였다. 오랜 기간 농사일을 해오던 할머니는 집안에만 있기가 여간 힘들지 싶었다.

조ㅇ덕 어르신은 대화 중 "사방 데 걸어 다니지. 다리가 성한게. 저거 리어카(실버카) 밀고 댕겨."하면서 젊어서 많이 걸어서 변형된 발을 보여주며 반복적으로 할머니 힘으로 걸어 다니는 것을 강조했다. 평소 나눠주기 좋아하던 할머니는 실버카를 밀고 역 앞에 가서 친구들을 만나기도 하고, 노인정을 가는 등 원하는 곳에 스스로 갈 수 있다는 것이 할머니의 사기를, 그리고 삶의 질을 높여주고 있음을 알 수 있었다.

아름다운 백세인 부부: 설거지도 척척 백세인 할아버지

전남 곡성의 조ㅇ형 할아버지를 방문했을 때, 백발의 할아버지와 수줍은 듯 미소 짓고 있는 할머니가 두 손을 잡고 있었다. 할아버지는 20세에 결혼하여 지금까지 두 분이 함께 산 것에 대해 "다른 사람은 50년도 못살고 갈리고 그런디 우리는 아직까지 함께 살고 있으니."라며 말씀하셨다. 지금까지 함께 살아주어 고맙다거나 사랑한다는 말은 직접적으로 하지는 않았지만 몸이 불편한 아내 대신 설거지를 해놓기도 하며 사랑을 행동으로 표현하셨다. 할머니는 젊어서도 남편이 설거지는 잘 해주셨다고 했다.

할아버지는 규칙적으로 저녁 8-9시에 잠자리에 들어 6시에 일어나 마당 청소를 하고, 식사한 후 마당이나 바깥에 자주 돌아다니고 거의 매일 마을회관에도 가는 등 활발한 신체적 활동을 유지했다. 식사는 고기나 생선보다는 주변에 흔한 채소 위주로 식사를 하는 편인데, 이렇게 오래 살 줄 모르고 틀니를 안 해서 불편하다고 하셨다. 건강에 있어서도 "남 보기에는 건강하게 보여도 사방 데가 쑤시고 아프다."고, 필자가 비뇨의학과 전문의여서 소변보시기에 불편이 없으신지 여쭈어 봤더니 '소변이야기를 왜 해 부끄럽게' 하시면서도 밤에 두 번 정도 깨신다고 말씀하셔서 병원에 오시면 간단한 검사로 약처방을 받으면 좋아지실 것이라고 말씀을 드렸다. 다른 사람들이 할아버지를 보면 '오래 살고, 건강하고, 자식들도 잘 살아 복이 많다'고 하지만 할아버지는 '자식들 고생을 안 시키게 잘 죽는 것이 복'이라며 장수를 반기지 않았다.

그래서 할아버지께, 살면서 제일 좋았던 때가 언제냐 여쭈니 "젊은 시절에 일을 해 먹은게 좋았제."라 대답하고, '건강해지면 뭐하고 싶으세요?'라는 질문에는 "오만 거 다하고 싶어. 농사일이 제일 하고 싶으요."라며 마음만큼 따라주지 않는 손발을 보며 말씀하셨다. 할아버지는 특별한 취미도 없이 열심히 일만 했던 젊은 시절이 행복했다는 듯 그때를 회상하며 대화를 이어나갔다. 아내는 거동이 불편해 요양등급 3등급 판정을 받고 요양보호사의 도움을 받아 생활했다. 두 부부만 사는 노인가구이지만 요양보호사가 주중에는 매일 아침 6시에 일찍 식사를 챙겨드리고 집안을 일 해두고, 주말에는 경찰공무원으로 정년퇴직을 한 큰아들이 와서 돌봐드리기 때문에 돌봄의 공백이 없다. 과거 부양행동은 대체로 아내, 며느리, 딸 등의 여성의 영역이었다면 이번 조사에서는 아들이 직접 식사를 준비하고, 목욕을 시켜드리는 등의 직접적인 부양행동에 참여하고 있는 사례를 많이 볼 수 있었다. 또 기능이 되는 백세 할아버지의 가사참여는 노인요양시설 입소나 다른 사람들의 도움 없이도 두 부부가 독립적으로 생활을 유지 할 수 있게 하였다. 백세인 할아버지 내외와 면담조사를 마치고 나오는데 집 밖에까지 나오셔서 우리 조사팀이 차를 타고 떠날때까지 먼 발치에서 배웅을 해 주신 모습이 영화의 한 장면처럼 떠오른다.

굴곡진(박복하고 운이 없는) 인생, 함께 사는 막내며느리의 애틋한 마음

순창군 인계면에서 높은 비탈길에 빨간 벽돌집에 들어가니 잘 정돈된 방에 105세의 제○월 할머니가 앉아있었다. 할머니가 앉아 있던 큰 방에 가구라고는 짙은 나무색의 오래된 옷장과 서랍뿐이었지만 먼지 하나 없이 깨끗했고, 방 한가운데는 빨간 극세사 이불이 깔려있었다. 할머니는 지난 세월을 얼굴로 이야기하듯 검버섯이 있는 까맣고 주름이 깊은 얼굴로 우리를 맞이해 주었는데, 깔끔하게 입은 하얀 상의로 얼굴이 더 까맣게 보였다.

할머니는 남한테 싫은 소리 한번 안 하고 살았는데 이렇게 오래 살아서 고생이고, 남편이 고생을 많이 시켜서 보고 싶지는 않은데 남편 죽을 때 나도 데려가기 했는데 함께 가지 못했다며 대화 내내 '미안하다 특히, 며느리한테 미안하다'하시며 더 이야기하지 않았다.

할머니는 100세까지는 거동이 가능했으나 거동이 불편해지면서 요양보호사(주 2회, 3시간)의 도움을 받아 생활하고 있었다. 엉덩이를 끌고 마당까지 나가서 돌아다니시는 등 적극적으로 신체활동을 유지하였다. 며느리는 시어머니가 몸을 계속 움직이는 것은 좋지만 며느리나 요양보호사가 없는 시간에 돌아다니다 혼자서 무슨 일이라도 생길까 봐 걱정하였다.

며느리와 함께 사는 경우 보통은 맏며느리가 백세인을 모시는 반면 제O월 할머니는 막내며느리와 함께 살고 있었다. 슬하에 삼 남을 둔 할머니는 40년 전 장남을 떠나보냈고, 그 후 남편도 죽고 나니, 맏며느리는 아이들을 교육시키기 위해 손주 4명을 데리고 떠 났다. 그러자 그때 갓 결혼한 막내아들 내외가 시골에 내려와 70대 초반의 할머니를 모시기 시작했다. 가진 논밭이 많지 않아서 막내 아들은 막노동하고, 할머니와 며느리 모두 일을 하면서 어렵게 생 활하였다고 그때를 회상했다. 2004년에 막내아들이 교통사고로 죽 고 나서 막내며느리는 90대의 할머니가 '살면 얼마나 사시겠어.' 하 면서 계속 같이 살기로 했는데 이 나이까지 올 줄 예상 못 했다고 하였다. 5년 전 둘째 아들마저 죽었고, 막내며느리는 시어머니를 요양원에 모실 생각도 했으나 막상 요양원을 보내려니 "어머니를 버리는 것 같아서 그냥 살아. 잘 모시지도 못하면서."라며 씁쓸히 웃었다.

며느리는 어머니 성격이 불같았지만, 시집살이는 안 시켰다고 하면서 "우리 어매 진짜 고생만 하고 사셨지. 어떻게 보면 복이 없 는 것인지, 운이 없는 것인지 힘들게 사셨어."라며 대화하는 내내 어머니에게 연민의 감정을 표현했다. 며느리는 쌈 채소 판매로 생 계를 유지하며 어머니보다 더 작은 방에서 생활하고 있었는데, 정 돈되지 않은 방에 옷장과 작은 서랍 위에 화장품 몇 개, 연구자가 보기에는 겨우 누울 수 있을 만한 공간이 며느리의 공간이었다. 공 간만으로도 할머니의 공간과는 대조적인 모습으로 며느리는 자기

방을 청소하고 꾸미고 할 여유까지는 없어 보였다.

며느리는 과거 이 동네에 할머니들이 많아 한 집에 모여 자주 놀았으나, 어머니 또래 할머니들이 많이 돌아가시자 '마을에서 누가 왔으면 하지만 찾아 올 사람이 없다.'며 어머니가 외로움을 느낀다고 하였다. 그래도 할머니의 친자식들은 모두 먼저 세상을 떠났지만, 손자나 손녀들이 자주 찾아온다며, 할머니와 며느리가 둘만 고립된 관계는 아님을 보여주었다. 또 매주 찾아오는 요양보호사도 할머니와 친밀한 관계를 맺으며 할머니와 며느리에게 힘이 되고 있음이 느껴졌다.

조사를 하러 갔을 때, 요양보호사를 만날 수 있었다. 요양보호사에 따르면 할머니는 인지 능력도 좋고, '어디 아프다'는 소리를 하거나 버럭 화도 안 내고, 긍정적인 성격이라고 하였다. 음식도 오로지 채식으로만 소식하며, 거의 모든 음식은 며느리가 해두어 요양보호사는 일주일에 한 번 목욕을 시켜드리고, 대부분은 할머니의 말동무가 되어드린다고 하였다. 할머니는 주로 옛날에 젊어서 많이 굶고, 고생했다고 이야기를 하는데, 요양보호사는 듣고 장단에 맞추어 대답만 해드린다고 하였다.

백세인 자부심! 시설(공동체)에서 대장 노릇하는 백세인

노인요양시설에 거주하는 백세인의 등장은 그렇게 먼 이야기는 아니다. 20년 전만 해도 우리나라의 장수인들은 고향에서 가족의 부양을 받으며 생활하였다. 그러나 장기요양보험의 등장과 노인요양시설의 증가로 노인의 삶의 모습은 다양해졌다. 이번 조사에서는 가족과 동거하는 백세인 외에도 혼자서도 건강하게 사는 백세인과 노인요양시설에 거주하는 백세인을 적잖게 볼 수 있었다. 우리 개인의 삶의 모습이 다양하듯 건강상태나 환경에 따라 매우 다양한 모습의 백세인을 만날 수 있었다. 그중 순창군 풍산면에 있는 한 노인전문요양원에 계시는 자부심이 넘치는 104세의 임○옥 어르신에 대해 이야기해 보고자 한다. 요양원 복도를 지나 할머니가 생활하는 곳의 문을 열고 들어가니 거실이 있고, 그 거실을 중심으로 각 방들이 있었다. 여러 할머니들이 TV를 보며 거실 소파에 앉아있었는데 할머니는 소파 옆 휠체어에 앉아 있었다. 보기에는 왜소해 보였지만 강단이 있는 모습이었다.

할머니는 연구진을 보며 처음에는 인사도 안 받으시고 보기만 하시다 시간이 지나자 화통하게 웃으시며 엄지손가락을 치켜세우며 "내가 여기서 대빵이야!" 하며 대화를 이어나갔다. 할머니는 건강하실 때 전국노래자랑에도 출연하여 끼를 발산했다며 송창식의 "왜 불러~~ 왜 불러~~"하며 노래도 불렀다.

할머니는 슬하에 1남 4녀를 두었는데, 장남 내외와 함께 살며 92세까지 건강한 생활을 하다 2007년 뇌경색이 발병하여 수술 후 건강이 악화되었다. 그 당시 장남은 신장 투석 합병증으로 건강이 더욱 나빠져 2010년에 할머니를 요양원에 모시게 되었다. 할머니의 장남이 3년 전 세상을 먼저 떠나게 되었으나 남은 자녀들은 할머니가 충격을 받으실까 이를 비밀로 한 상태였고, 최근 폐암 진단을 받았으나 치료를 받지 않아 자신은 폐암인지는 모르는 상태라고 한다. 요양보호사는 아들이 면회를 안 오니 먼저 세상을 떠난 것을 느낌으로 아는 것 같지만 누구도 그 이야기를 먼저 꺼내지는 않는 듯하였다.

요양보호사는 할머니가 초기 치매 단계로 기분의 기복이 있지만 인지능력은 대체로 좋다고 하였다. 할머니는 옆에 사람을 두고 싶어 하시고, 요양보호사에게 "간호사 선생님"이라 부르며 아부성 멘트를 하기도 하고 인사를 안 하고 들어가면 화를 내기도 한다고 하였다. 성정이 카랑카랑해서 옆에 할머니들과 싸우기도 한다고 하였다. 우리를 맞이하며 앉아 계셨던 휠체어는 할머니의 지정석이어서 다른 할머니가 앉아있으면 당당하게 "나와!"하며 그 자리를 차지한다고 하였다. 할머니는 특히 백세인이라는 자부심이 대단해서, '내가 나이 제일 많이 먹었으니까, 제일 먼저 해주라.'고 말하고, 인사도 제일 먼저, 밥도 제일 먼저 주기를 원하고 또 그것을 당연히 생각한다고 하였다. 면담이 끝나고 인사를 드리자 할머니는 다소 과장된 몸짓과 음성으로 "참 고맙습니다. 나 같은 늙은 할매 봐줘서 고마워." 하며 요양보호사를 보며 "개비(주머니)에서 돈 좀 내." 하며 용돈을 주겠다고 했다.

짧은 면담 시간에도 할머니는 시종일관 당당한 모습과 또렷하고 시원한 목소리로 대화를 이어나갔다. 이러한 할머니의 주도적이고 당당한 모습에는 가까이서 할머니를 직간접적으로 부양하는 두 딸이 있었다. 가까이 사는 셋째 딸은 할머니의 부양을 책임지고 관리하고 있고, 넷째 딸과 손녀들이 자주 요양원에 방문하여 할머니를 살뜰히 챙기고 있었다. 이러한 보살핌은 할머니로 하여금 소중한 존재임을 느끼게 하고, 그 당당함은 할머니의 표정과 말에서도 나타났다.

4년째 4명의 자녀가 일주일씩 모시는 백세인 가족

백세인은 대부분 자식이 여러 명이다. 보통은 여러 명의 자식 중 백세인을 모시는 주부양자가 있어 백세인의 의식주를 포함한 생활 전반의 필요를 채워준다. 과거에는 그러한 역할을 대부분 장남과 맏며느리가 했다면 이번 연구에서는 장남 이외에도 다양한 자식이 부양을 분담하고 있었다. 그중 특별한 부양자들과 함께 사는 분을 만났는데 그 분은 담양의 101세 김ㅇ한 어르신이다.

할아버지를 만나기 위해 간 집에는 막내딸과 사위가 우리를 맞이해주었다.

키가 크고 멋진 할아버지는 우리를 보며 "조사를 어떤 뜻으로 하는 것인고? 조사를 하면 나한테 보답이 있어야 할 거 아니여? 뭐 갖고 왔어? 오늘이 음력으로 내 생일이여."하고 너스레를 떠셨다.

할아버지는 20살에 당시 18살의 아내와 결혼하여, 농사를 지으며 2남 3녀를 낳아 헌신적으로 키우셨다고 했다. 타지로 나간 자식들에게 폐 안 끼치고, 77년을 서로를 해바라기처럼 바라보며 살았다고 하였다. 4년 전 95세의 나이로 아내가 먼저 세상을 떠난 후 힘들어하는 아버지를 돌봐드리기 위해 5명의 자식들이 나섰다. 현직에서 일을 하는 둘째 아들을 제외한 장남과 세 딸들이 매주 돌아가면서 아버지를 모시기 시작했다. 4명의 자식들이 일주일씩 아버지의 집으로 내려와 생활한 것이 벌써 4년이 넘었다고 했다. 자식의 입장에서는 형제 중 누군가 혼자서 모신다는 부담은 줄이고 서로 공평하게 참여함으로써 아버지를 형제자매가 함께 모신다는 자부심을 느낄 수 있으리라 짐작된다. 자신의 삶을 내려놓고 일주일씩 아버지의 집으로 내려와야 하는 것은 쉽지 않은 일임은 분명하다. 그러나 건강한 할아버지는 요양시설 입소나 요양보호사의 방문 없이 익숙한 삶의 터전에서 안정적인 생활을 유지하며 자식들과의 만남을 통해 사회적 관계를 유지한다는 점이 심리적으로 안정되어 보였다. 또 딸은 아버지가 심리적으로 안정되어 있을 뿐 아니라 엄마와 둘이서 살 때보다 영양상태가 더 좋아져서 더 건강하게 오래 사는 것 같다고 하였다.

할아버지는 신체적으로 정신적으로도 건강했는데, 딸은 아버지가 소식으로 골고루 드시고, 술은 좋아하시지만 한 번도 취한 모습을 본 적이 없을 정도로 과하지 않게 마시고, 평생 농사일을 해서 자는 시간 외에는 눕지 않는다고 하였다. 안경이 없이도 글을 읽을 정도로 눈도 좋고, 글도 쓰셨다. 어르신은 자기 건강에 관해 "내일은 몰라도 오늘 현재까지는 괜찮혀. 내일 일은 난 모른께 뭘 제대로 할 순 없는 것이여."라며 담담하게 말했다.

마을에서 이장을 하셨던 할아버지는 80이 넘어서는 마을회관에 잘 안 갔다고 했다. 그 이유가 젊은 사람들이 누워 있다가 할아버지가 들어가면 벌떡 일어나서 그 이후로는 젊은 사람들 편히 쉬도록 방문을 잘 안 하셨다고 했다. 이 말을 들으니 할아버지는 동네의 어른으로서 마을 사람들이 불편하지 않도록 배려하고 있다는 느낌을 받았다. 그래서인지 동네 사람들이 가끔 한 번씩 찾아와 외롭지 않게 생활한다고 했다.

인터뷰를 하는 내내 어르신의 자신감 있는 태도와 여유로운 얼굴 표정에서 건강한 백세인이라는 것을 느낄 수 있었다. 주민등록상 할아버지는 4년 전부터 남성 독거노인이다. 특별관리대상인 남성 독거노인인 할아버지가 국가의 도움 없이 이처럼 독립적인 생활을 계속 유지 할 수 있는 힘은 무엇일까? 부양의식이 약해진 요즘 시대에도 노인에게 자식은 여전히 중요한 존재이며, 무엇보다 부모와 자식 간에 또 형제간에 서로 배려함으로서 행복한 관계를 유지 할 수 있는 것은 아닐까 싶다. 가족이 이런 좋은 모습을 보일 때 이웃이, 지역사회 역시 백세인의 좋은 보호체계로 기능하고 있는 것이다.

손자의 지극한 사랑을 받는 백세인

내리사랑이라는 말이 있다. 자식보다 손자, 손녀가 더 예쁘고 사랑스럽다는 말이다. 할머니가 손자를 예뻐하는 것은 자식처럼 양육의 의무가 없이 그저 아이들의 있는 모습 그대로를 바라봐주기 때문일 것이다. 어쩌면 부양에도 적용이 될지 모르겠다. 담양 용면의 노ㅇ순 할머니는 손자 내외의 부양을 받으며 생활하고 있었다. 할머니는 장남이 세상을 떠난 후 며느리와 함께 살았는데, 며느리가 자신의 딸 집에 손자들을 돌보러 가서 혼자 있는 시간이 많아졌다. 더 나이들어가는 할머니를 보며 손자는 아내에게 "(할머니가) 이렇게 정신이 총총한데 어떻게 요양원에 모시겠냐."하며 함께 살기를 권유해 그렇게 4년 전부터 삼대가 함께 살기 시작했다.

햇빛이 잘 들어 따뜻한 느낌이 나는 방에 작고 왜소한 할머니가 욕창 매트 위에 누워있었다. 손부가 이야기하기를 불과 3개월 전만 해도 할머니는 염주와 반지를 끼셨고 거울을 보며 자기를 단장하셨단다. 작은 체구에 맞게 옷을 재단해서 바느질을 할 정도로 정정했다고 했다. 이가 빠져 쏙 들어간 볼은 할머니가 더욱 작아 보이게 하였다. 한 달 전 갑자기 기력이 떨어져 활동이 줄고, 거동을 못 하게 되면서 이용하던 목욕차도, 요양보호사도 이용하지 않고 있었다. 못 걷게 된 할머니가 손부에게 할 수 있는 배려는 기저귀를 교체하는 동안 다리를 들어주시는 것 정도가 아니었을까 싶었다. 조사를 하는 동안 할머니 방으로 온 유지원에 다니는 증손자는 잠든 듯 누워있는 할머니 이마에 작은 손을 올리고 얼굴을 보며 이야기를 하였다. 그 옆에 손부는 그 모습을 바라보고 있었다. 할머니를 정성껏 돌보는 손부와 증손자의 사랑이 느껴졌다.

손부는 할머니가 자기관리가 철저한 분이고, 자기표현을 잘하셔서 필요에 따라 요구하실 줄도 안다고 하였다. 60세에 한글 공부를 해서 글도 읽으시고, 노래도 잘 부르고, 혼자서 화투도 치면서 심심하지 않게 시간을 보냈으며 동네가 최씨 집성촌으로 문중 산이 있고, 제사 음식의 간을 보는 등 집안에 어른 역할을 하셨다고 했다. 성격이 괄괄하시고 부녀회장도 하셨을 정도로 리더십이 있었고 사리분별력이 있고, 배포가 커서 항상 돈을 넉넉히 가지고 있었고, 매월 돈을 찾아오라 해서 손부와 증손자에게 5만 원, 10만 원씩 용돈을 주기도 했다고 했다. 할머니는 절에 다니며 달력을 보고 행사 이야기도 곧잘 하신다고 했다. 할머니는 죽음에 대해 말을 하지는 않았지만 수저와 신발 그리고 복주머니에 노잣돈을 중요하게 챙기면서 죽음을 준비하는 것 같았다.

손부는 젊어서 괄괄하면서 꼼꼼한 할머니를 모시고 살면서 힘드셨을 시어머니를 보며 가서 쉬다 오라고 딸 집에 보내드리고는 자기가 할머니를 보살펴 드린다고 하였다. 자신의 시어머니가 백세인을 모시기 위해 "항상 붙어 있을 수는 없으니까요."라며 시어머니의 편을 드는 며느리의 착한 마음이 느껴졌다. 자식이나 며느리보다 부양책임이나 의무가 적은 손자 내외가 자발적으로 백세의 할머니를 모시며 효를 다하였다. 부양에 있어서 자발성이 매우 중요한 요인이다. 자발적으로 모시기로 결정한 사람은 그 상황에 대한 자부심과 만족감을 느끼고 힘든 일이 있어도 이를 수용하려고 한다. 이러한 부양자의 마음과 의지는 결국 백세인에게 긍정적으로 전달되어 백세인이 더 행복한 삶을 영위 하게 하는 것이리라.

3. 백세인 특별 사례: 질병을 이겨낸 백세인

(녹취: 전남의대 조정관 교수)

출생과 시집살이

김ㅇ균은 전남 화순군 사평면 (예전 남면) 주산리에서 4남 1녀의 가운데 외동딸로 태어나 마을 훈장이었던 아버지로부터 한자, 한글, 붓글씨 등을 배웠습니다. 19살에 한 살 적은 3대 독자한테 시집을 갔습니다. 화순군 한천면의 한 낮에도 그늘이 진다는 두메산골 오음리 시댁에는 홀로 되신 시할머니와 시어머니만 계셨습니다. 남편은 고지식하고 두 마디만 해도 화를 내는 고약한 사람이었으나 시할머니와 시어머니로부터 뭐든지 잘한다고 사랑을 많이 받았습니다.

지금 화순군 한천 자연휴양림이 있는 오지 시댁에서 2년 반을 살고 남편이 집과 논밭, 책과 살림살이를 다 팔고 광주시 학동으로 나왔습니다. 광주로 나와 남편이 사준 재봉틀과 옷 견본으로 바느질을 시작하여 남녀노소 신사 숙녀 학생 양복 한복 등 못 만드는 옷이 없이 다 만들었습니다. 여학생 세일러복과 기생들의 나비 같은 한복도 만들고 모자와 신발까지도 만들어 저축도 꽤나 했습니다. 광주에서 4년을 살고 26살 때 태평양전쟁 막바지에 전매청에 다니던 남편이 심해진 공습이 무서워 화순 동면 화순탄좌 회계 서기로 직장을 옮기면서 화순군 동면 구암리 사택으로 이사했습니다. 당시는 일제강점기라서 일본인 기술자 가족들도 같이 살았습니다. 28살에 광복을 맞았고 큰 딸을 낳아 2남 1녀가 되었습니다. 30살 삼복더위에 시어머니를 여의고 섣달에 4번째로 둘째 딸을 낳고 일주일 만에 시할머니를 여의었습니다. 시할머니는 치매가 심해서 이불 다 찢고 방에 대소변 누고 맨몸으로 나가시까지 하셨는데 "할머니 왜 그래"라는 말 한마디 안 하고 3년간 극진히 모셨습니다.

전쟁과 피난살이

1950년, 33살에 구암리 구봉산 사택에서 5번째로 셋째 아들을 낳고 6 · 25 동란이 터져 갓난아기 포함 다섯 아이를 데리고 친정 마을로 피난을 갔습니다. 친정 마을은 십리 인근에 화순 모후산과 보성 가내산이 있어 빨치산의 소굴이 되었습니다. 국군과 빨치산 사이에 끼어 여러 차례 죽을 고비를 넘기고 친정 마을에서 움막 같은 오두막을 짓고 농사로 새 삶을 시작했습니다. 부부 둘 다 모두 농사는 처음이었지만 지게질과 쟁기질도 배워 농사를 짓고 양봉, 양잠, 길쌈과 바느질 등 부업을 하여 농토를 늘이고 당시 산골에서는 꿈도 꿀 수 없는 아이들 교육도 시켰습니다. 그 결과 5형제 가운데 3명이 교수가 되었고 1명은 교장이 되었으나 딸까지 교육시킬 여력은 없어 두 딸은 중등교육 이상 시키지 못했습니다.

사별과 더부살이

1965년, 48살에 밤낮 눈코 뜰 새 없이 일하며 논밭을 늘리고 자녀들 진학까지 모든 일이 순조롭던 가운데 남편을 뇌출혈로 먼저 보내고 혼자가 되었습니다. 이제 막 시작된 논농사를 마무리하고 대학과 대학원에서 다니는 첫째와 둘째에서 초등학교도 들어가지 않은 막둥이까지 7남매를 혼자서 키울 생각에 슬퍼할 겨를도 없었습니다. 일꾼(머슴)을 데리고 혼자 농사를 지었습니다. 그러나 많은 농사를 여자 혼자 할 수 있는 일이 아니었습니다. 악착같이 했지만 과부라고 시퍼보는 일꾼이나 주변 사람들 때문에 힘들어 직영은 3년 만에 포기하고 소작으로 내놓았습니다.

1972년, 55살에 시골 살이를 청산하고 광주시 학동 아들 집으로 옮겨 중고등학교를 다니던 두 아들과 살았습니다. 남편은 없지만 보살펴 주어야 할 두 아들과 출가한 아들 딸 손주들 뒷바라지를 하며 살았습니다. 당시는 일반 주택에 살아서 세입자와 이웃들과 친하게 지내며 시장도 같이 가고 운동도 같이 다니면서 외로움을 모르고 살았습니다. 1988년, 71살 때 넷째 아들 아파트로 들어가서는 인근 야산에 땅을 얻어 텃밭을 가꾸었습니다. 배낭에 물을 지고 가서 물을 주고 키워서 상추, 고추, 가지, 물외, 호박, 토란 등을 수확하여 무공해로 맛있는 요리를 해서 주었습니다.

노병과 친구살이

1994년 77살 무렵부터 많이 걷거나 경사가 급한 텃밭을 다녀오면 고관절이 아파서 소염진통제를 일주일에 한두 번 먹어야 했습니다. 고관절 통증이 점점 심해져서 소염진통제를 거의 매일 먹게 되자 아들이 수술을 권했습니다. 그러나 "내가 얼마나 더 산다고 수술이냐"며 거절했습니다. 80살 때부터는 텃밭 가꾸기도 포기하고 대신 아들의 권유로 아파트 노인정에 갔습니다. 노인정 앞을 지나다니면서 오갈 데 없는 노인들이 옹기종기 모여 있는 모습이 보기에 안 좋아서 안 가려고 버텼는데 아들이 한번만 가보라고 해서 갔습니다. 처음에는 서먹했지만 어느새 친구도 생기고 언니라고 따르는 후배들도 많아져서 매일 노인정으로 출근 했습니다.

고혈압과 흉추 압박골절

2002년 85살에 자동혈압계로 우연히 잰 혈압이 170/100으로 올

라있어 살다 보니 고혈압도 생기는구나 하며 약을 먹기 시작했습니다. 고관절 통증 때문에 2005년 88살에 고관절 진료를 다시 받았는데 퇴행성 고관절염이 심해 수술이 필요하나 연세가 너무 많아 수술이 위험하다고 했습니다. 약물치료를 계속 하기로 하고 지팡이를 짚기 시작했습니다. 90세에 접어들면서 300미터 정도 떨어지고 약간 오르막인 노인정을 가는데 통증 때문에 중간에 한번은 쉬어야 했습니다. 그래서 아들이 사준 보행기로 다녔는데 어깨도 아파왔습니다. 관절 주사도 몇 차례 맞았으나 몇 달을 못 갔습니다. 젊었을 때 "죽으면 썩어질 삭신을 뭘라고 아끼냐"며 마구 썼더니 나이 들어 이렇게 힘든가 싶었습니다. 93살 9월에 보행기 방향을 틀다가 같이 넘어져서 흉추 10번에 압박골절이 생겨서 신경차단술을 받았습니다. 그 해 11월에 승용차로 과속방지턱을 넘는 충격에 흉추 8, 9번에 압박골절이 생겨 입원하여 척추성형술을 받고 골다공증 약을 먹기 시작했습니다. 이때 뼈가 깨지는 통증이 얼마나 견디기 힘든 줄을 알았습니다. 한 달 후 또 다시 흉추 7, 12번에 압박골절이 추가되어 입원 치료를 받았고 휠체어 신세를 지게 되었습니다. 백내장도 생겨 94살과 95살 때 수술을 받았습니다.

황반변성과 요추 압박골절

2014년 97살에 노인정에서 수녀님들에게 학습을 받은 후 성당에서 세례를 받았고 노인장기요양 장애 4급 판정을 받았습니다. 처음에는 재가 목욕 서비스와 노인정 이동 서비스를 받다가 이듬해 노인주간보호 서비스로 옮겼습니다. 98살 때 젓가락으로 반찬을 잘 못 집고 신을 잘 못 신어 안과 진료를 받았는데 황반변성이 발견되어 1년간 5차례 주사 치료를 받고 잘 보이지는 않지만 그래도 실명은 모면했습니다. 2016년 99살 때 큰 아들을 잃었고 다니던 주간보호센터에서 보호조치 미비로 엉덩방아를 찧어 요추 1번에 압박골절이 또 생겼습니다. 대학병원에서 2주간 입원 치료를 받고 요양병원으로 옮겼습니다. 요양병원에 1달 입원했는데 정신이 멀쩡한 사람한테 기저귀를 채워 용변을 해결하라고 하여 더 있으면 안 되겠다 싶어 입원 연장을 거부하고 퇴원했습니다. 처음에는 침대 옆에 이동식 좌변기를 놓고 용변을 처리했는데 조금씩 회복되어 집안에서는 보행기로 이동할 수 있게 되었습니다. 그런데 가끔 잠깐씩 가슴에 통증이 와서 먼저 간 아들 생각에 그런 것인가도 했지만 협심증도 의심된다하여 협심증 약을 먹기 시작했습니다.

심근경색증에서 구사일생

2017년 100살 늦가을에 저녁 식사 후 가슴통증이 심해서 혀 밑에 니트로글리세린을 넣고 아들 차로 대학병원 응급실로 갔습니다. 급성 심근경색증을 진단받았고 심장혈관검사에서 오른쪽 심장동맥은 완전히 막혔고 왼쪽 심장동맥 두 개 가운데 하나는 90%, 또 하나는 85%가 막혀 있었습니다. 이 가운데 90%가 막힌 왼쪽 동맥을 풍선으로 넓히는 확장술을 받았습니다. 치료 후 증상이 약간 좋아졌지만 조금만 무리를 해도 가슴이 아파서 이렇게 더 사는 것은 의미가 없다는 생각이 들었습니다. 그래서 2018년 2월 27일에 다시 입원하여 완전히 막혔던 오른쪽 심장동맥을 뚫고 스텐트를 넣었습니다(그림 8-1). 이후에는 검은 구름이 개이듯이 가슴이 편안해져서 아홉 달이나 잘 살았는데 간간히 가슴이 아프고 숨도 차는 증상이 다시 생겼습니다. 그러다가 2018년 11월 21일 만 100세 생일 전날 밤중에 가슴통증과 함께 숨이 차서 119 구급차를 불러 숨이 끊어지기 직전에 대학병원 응급실로 갔습니다. 급성 심근경색에 의한 급성 심부전으로 중환자실에서 집중치료를 받고 다음 날 시술을 받았습니다. 이번에는 1년 전에 넓혔던 심장동맥이 완전히 막혀 있어서 뚫고 스텐트를 넣었습니다(그림 8-2). 아들의 강권에 죽어도 여한이 없다는 마음으로 받은 시술이 성공하여 시술 다음 날 병실에서 며느리가 끓여 온 만 100세 생일 미역국을 먹었습니다. 시술 후에는 가슴 통증도 없고 숨쉬기도 훨씬 편하여 다시 태어난 느낌이 들었습니다.

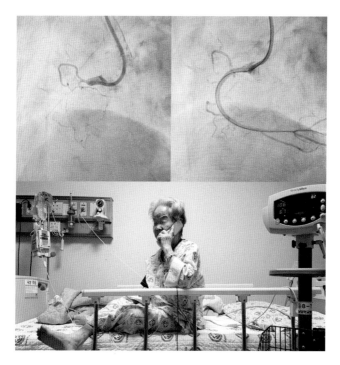

그림 8-1. **2018년 2월 27일, 100세** 오른쪽 심장동맥의 막힌 곳을 뚫고 스텐트를 삽입한 혈관 사진 (위), 시술 후 병상에서 자식들에게 전화하는 모습 (아래).

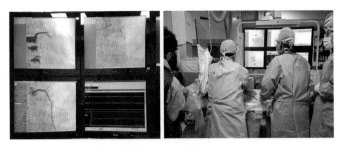

그림 8-2. **2018년 11월 22일, 101살 생일 직전날** 왼쪽 심장동맥의 막힌 곳을 뚫고 스텐트를 삽입한 모습 (왼쪽), 의료진들이 스텐트 시술을 하고 있는 모습(오른쪽).

치병장수의 신기록을 위하여

2021년 현재 104살로 넷째 아들 부부와 함께 살며 비록 보행기를 이용해서 걷기는 하지만 용변 처리와 세수를 혼자서 해결하고 있습니다. 낮에는 주간보호센터에 나가고 저녁 시간에는 아들과 함께 텔레비전을 보며 세상 돌아가는 것도 알고 주말에는 바람도 쐬고 찾아오는 증손자들을 보며 즐겁게 지내고 있습니다. 바로 치료받지 않았다면 진즉 저세상 사람이 되었을 내가 자식들 덕에 이렇게 오래 살고 있습니다. 젊어서는 살아야 할 이유였던 나의 7남매가 늙어서는 살아가는 힘이 되어 주었습니다. 아들 집을 옮겨 다니기는 했지만 자식들과 같이 살았기에 외롭지 않았고 100세 전후로 몰아 닥친 위기 때마다 바로 치료를 받아서 반 인조인간으로 지금까지 잘 살고 있습니다. 나의 자식들과 나를 잘 치료해준 모든 의료진께 감사드립니다. 하루하루 사는 것이 힘들고 자식들에게 미안하지만 나의 삶이 치병장수의 기록이 되어 다른 이에게 희망이 된다니 사는 날까지 살아보겠습니다. 여러분도 오늘이 가장 젊은 때이니 아프면 치료를 미루지 말고 잘 받으셔서 저와 같이 오래오래 사십시오.

미래
장수사회의
지향점

Chapter 09

미래장수사회를 위한 리빙랩 구축

저자 **한 재 영**

1. 연구자 주도 연구의 한계 극복 '리빙랩'

1) 리빙랩 정의 특징

(1) 리빙랩 정확한 정의 가능한가?

리빙랩(Living Lab)이라는 말은 문자 그대로 하면 살아있는 실험실 혹은 생활하는 연구실 정도가 된다. 최근 리빙랩에 대한 관심이 높아지면서 그 개념에 대해 이해하고 해석하려는 노력이 계속되고 있다. 하지만 아직까지 정확한 개념 혹은 정의 등이 정립되지 못하고 있다. 따라서 리빙랩을 어떤 문제의 해결 방안으로 제안하는 경우 개념적 시행착오가 발생할 수 있다. 이러한 불완전한 정의를 가진 리빙랩이 이전 연구방식에서 보여준 한계를 보완할 수 있을까? 하는 의문이 되는 이유이다.

(2) 리빙랩은 방법론의 한 종류

리빙랩은 일상 속의 문제를 해결하려는 시도로서 하나의 방법이라는 관점에서 이해해야 하며 가장 큰 특징은 현장을 중요시 여기는 부분임을 알아야 한다. 예를 들어 지역사회 문제인 경우는 주체가 지역사회 주민이 되고, 소비자인 경우에는 기업체 혹은 연구소가 아닌 바로 소비자가 주체가 되는 현장중심적 연구방법론의 한 종류인 것이다. 현장의 대상자를 중요시 여기는 리빙랩의 특징이 혁신을 가져올 수 있는 원동력이 되며, 이전의 연구자 주도 연구에서 한계가 있었던 분야에서 특히 그 활용성이 나타나게 된다. 따라서 기술의 혁신, 시장의 반응, 도시재생과 같은 사회 경제적 혁신 등이 필요한 경우 그 목적에 따라 공학 및 경영학, 행정학, 정책학, 사회학, 사회복지학 등 다양한 분야에 활용될 수 있는 것이다. 하지만 주체가 지역사회주민들과 같은 일반인이 진행한다는 점에서 우려를 가지는 경우가 있다. 대부분 과학적 방법론에서 중요하게 여기는 실험군, 대조군 혹은 맹검법 등이 적용되지 않는다면 이 방법론의 신뢰도와 타당도, 그리고 그 결과를 어디까지 적용할 수 있을까? 하는 의문이 생기게 되는 것이다. 사실 리빙랩의 본질을 파악한다면 이러한 우려가 단지 오해에 지나지 않는다는 것을 알 수 있다. 사실 비전문가가 어떠한 문제를 해결하기 위해 어떠한 과학적 전제가 없이 실사용자 중심으로 조사를 했다는 조건만으로 리빙랩이라고 할 수 없기 때문이다. 따라서 리빙랩에 대한 정확한 정의를 내리기는 어렵지만 필수적으로 가지고 있어야 하는 특징을 명확히 한다면 리빙랩에 대한 불신의 문제를 해결할 수 있을 것이라 생각한다.

(3) 필수적으로 가지고 있어야 하는 특징

먼저 리빙랩의 역사를 간단히 살펴보면 2004년 MIT 소속의 윌리엄 미첼(W. J. Mitchell)이 플레이스랩(PlaceLab) 프로젝트를 시작할 때 Live-in-Laboratory라고 불렀던 것이 기원이라 할 수 있으며, 이때의 리빙랩은 소비자의 삶 속에 상품을 경험하게 하고 그 변화를 관찰하여 단순히 소비자의 기호를 파악하고 외면을 받는다면 그 이유를 파악하여 실패를 줄이기 위함의 성격이 강했다면, 이후의 리빙랩은 소비자의 미충족 수요 파악과 기술혁신의 동기를 소비자가 주체적으로 제공하고 그 혁신에 참여하는 방향으로 더욱 더 발전해 가고 있다. 또한 2006년 유럽위원회에서 자금을 지원하여 창설된 유럽리빙랩네트워크(ENoLL; European Network of Living Lab.)에 의해 사회적 혁신으로 그 범위를 넓혀 단지 기술이나 산업 분야만이 아니라 지역 혹은 공공서비스 분야로 확대되어 적용되고 있다. 이러한 배경에 따라 유럽리빙랩네트워크에서는 리빙랩이 리빙랩이기 위한 필수적 특징 5가지를 제안했다. 그 첫 번째가 앞서 기술한 것처럼 사용자의 적극적 참여(active use involvement)이다. 이는 가장 중요하고 필수적인 특징이라 할 수 있으며, 사용자가 혁신의 주제부터 마지막 반영까지 전체과정에 참여할 권리가 있다는 의미이다. 두 번째는 실제생활이 배경(real-life setting)이라는 것이다. 연구실이나 사무실이 아닌 사용자가 살아가는 삶의 공간이 배경이라는 점이고 이는 배경뿐 아니라 진행되는 주제가 실제 생활에서 가치가 있어야 한다는 의미도 포함한다고 생각한다. 세 번째로 다중이해관계자 참여(multi-stakeholder participation)이다. 사실 리빙랩의 주체는 정부, 공공기관, 기업체, 주민 등 누구나 될 수 있다. 하지만 주체를 맡은 파트에서 모든 것을 진행한다는 의미가 아니다. 모든 이해관계자가 역할을 분담하여 이를 진행해 가야 한다. 가능하다면 모든 이해관계자가 참여하여 서로 역할을 분담하고 서로에게 영향을 주고 받으며 혁신의 방향 및 결과를 찾아가야 한다. 네 번째는 다중방법론적 접근(multi-method approach)으로 하나의 방법론이면서 어떠한 방법을 사용하는 것이라고 정확히 정의내리지 못하게 되는 이유이다. 쉽게 말하면 결과를 얻기 위한 과정 동안 필요한 방법이 있다면 어떠한 과학적 방법론을 가져와 사용해도 된다는 의미이고 실용적 입장에서 응용성을 최대화하기 위하여 생겨진 특징이다. 마지막으로 공동제작 과정(co-creation process)이다. 이는 역할을 분담하고 자신의 역할만을 하는 것이 아니라 결국 생산자는 소비자의 입장에서 혹은 그 반대의 입장에서와 같이 이해관계자 간의 이해를 높이고 결과에 대한 문제점을 함께 분석하는 등 곧 혁신을 위해 어떻게 개선해나갈지는 함께 진행해 나가는 것이다.

최근에는 국내에서도 정부 주도의 리빙랩 공모 등을 통해 사회적 문제를 해결하려 하고 있으며, 이때 참여하는 기관은 리빙랩의 특징을 잘 이해하고 진행해야 할 것이다. 사실 정확히 정리하기는 매우 힘든 부분이지만 비교적 알기 쉽게 리빙랩의 필수 특징과 정의를 내리는 것은 향후 리빙랩이 건강 백세인을 위해 왜 필요한지를 이해하기에도 매우 중요하다.

(4) 쉽게 설명하는 알기 쉬운 리빙랩 정의

저자가 주위사람들에게 리빙랩을 설명하기 위해 그 정의를 이야기해야 한다면, 한마디로 정확히 정의하기는 어렵지만 '실제 살아가는 공간에서 모든 관련 당사자가 서로 적극적으로 참여하여 다

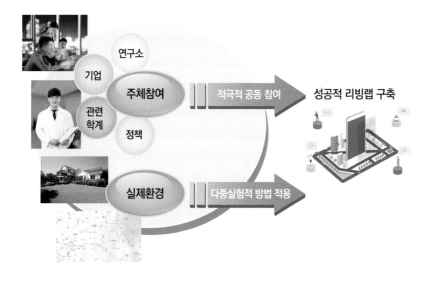

그림 9-1. **리빙랩의 필수 요건**

양한 실험적 방법을 통해 문제점을 해소하고 실생활에 도움이 되는 결과를 찾아가는 문제해결 방법이다'라고 설명하겠다. 이 정의에 의하면 꼭 들어가야 하는 필수 요건이 실제 살아가는 공간(real life place), 공동 참여(co-participation), 다중실험적방법(multi-scientific method) 이 세 가지로 정리할 수 있을 것 같다. 이러한 특징을 가진 리뱅랩은 현재까지 연구자 주도 방식의 연구에서 해결하지 못한 문제들을 해결할 수 있었고 또 더 많은 문제를 해결할 것이다.

2) 리빙랩이 접목된 활용 사례

리빙랩은 다양한 분야에서 활용되고 있으며 실제로 접목된 사례들을 간략하게 기술하고자 한다. 암스테르담 '지속가능한 이웃 프로젝트', '카고호퍼 프로젝트'는 사회문제를 해결하고자 진행하였던 리빙랩으로 각각 에너지 소비절감과 도심의 교통혼잡을 완화해보고자 시도되었다. 국내에서도 시흥에 행복주차 골목 만들기 프로젝트나 용인 동천 S-타운에 음식물쓰레기를 친환경적으로 재활용하는 자원 순환형 스마트시티 Living Lab 등 사회문제를 해결하기 위한 리빙랩으로 좋은 성공사례가 있다.

노인과 연관된 리빙랩 사례로 먼저 네덜란드의 케어팜이 있으며 하임스커크시에 거주형 케어팜인 레이헤르스후퍼의 노인숙소는 치매노인들이 단순히 요양시설에서 지내는 것이 아니고 집처럼 편안하게 느끼고 자기가 하고 싶은 일을 할 수 있게 하는 것이 운영의 목적이며, 환자들이 원하는 방식대로 운영을 한다. 치매노인들은 텃밭가꾸기, 목공작업, 자원봉사자들과 함께 게임, 마당쓸기, 자전거 타기와 같은 야외활동 등으로 일과를 보낸다. 위트레흐트(Utrecht)시의 푸드포굿(Food for Good) 데이케어형 케어팜은 시에서 버려진 공원을 무상으로 임대해 운영하며, 이용자들은 장애인, 장기실업자, 번아웃 증후군을 겪은 사람뿐만 아니라 일반 교수, 학생, 금융인 자원봉사자 등 다양한 지역주민들이며 바로 옆에 있는 노인요양원의 치매노인들도 매주 목요일 정기적으로 이용하고 있다. 케어팜은 농장의 생산물을 판매를 하기도 하고 이용객들이 가져갈수도 있도록 하였다. 이처럼 네덜란드의 케어팜은 고령자의 삶을 그들이 원하는 방식으로 공유하고 여기에서 확보한 지식을 다시 이들을 위한 제품 및 서비스 개발에 이용하는 고령자를 위한 리빙랩이다. 가마쿠라시 북부에 위치한 今泉台(이마이즈미다이)에 조성된 시니어 리빙랩은 고령인구가 45%에 달하는 지역을 이용하여 초고령사회의 미래 모습을 전망하고 대응하기 위한 지역기반 리빙랩이다. '초고령사회에서 인구와 일자리를 어떻게 늘릴 것인가'라는 목표를 가지고 빈집과 점포를 활용해서 기업을 유치하거나, '장수사회에 맞는 일터-삶터-놀이터의 스타일'을 탐색하기 위한 다양한 리빙랩 실험을 진행하였다. 주민(사용자 · 당사자 · 생활자)과 기업과 지자체, 대학 · 연구 기관 등의 관계자가 "공창(共創)"하는 장소(활동)로써 리빙랩을 활용하고, PDCA (Plan[계획]→Do[실행]→Check[평가]→Act[개선])과정을 지속적으로 반복하면서, 상품 서비스의 개발 · 개선과 지역과제 해결을 위한 리빙랩이다. 국내에서도 에자이에서 제안하고 지역사회 연합으로 추진했던 장수사회 문화구축과 사용자 역량강화를 위한 프로그램이 노화와 연관된 사회혁신 리빙랩 활동이며 그 외에도 민들레 의료사협회 리빙랩 활동, 청산도 해양치유마을 블루존 개발구상 등 다양한 프로젝트가 진행 혹은 진행예정이다. 특히 과기부/행안부의 기술기반 사회문제 해결사업(ICT를 통한 착한 상상 프로젝트): ICBM (IoT, Cloud, Big-data, Mobile) 및 지능정보(AI) 기술을 기반으로 지역 현안을 개선하는 아이디어를 공모, 발굴 · 지원하고 있어 정부 부처에서도 다양한 리빙랩 관련 사업이 계획되고 있으며 지역별로도 리빙랩 네트워크가 운영되고 있다. 현재 광주, 대구, 전북, 경남, 울산 대전 등에서 네트워크가 구성되었다. 또한 성남고령친화종합체험관에서 활발히 진행되고 있는 한국시니어리빙랩이 국내에 대표적 사례라 할 수 있겠다. 2016년 첫 출범한 한국시니어리빙랩은 체험관을 중심으로 시니어(소비자), 기업(생산자), 전문가(연구자)들이 견고한 유기적 관계망을 형성한 국내 대표 리빙랩으로, 2019년 과학기술정보통신부의 리빙랩 대표사례로 선정 되었다. 상용화 초기에는 고령친화 기업(생산자)들의 아이디어를 연구자가 개발하는 즉 생산자와 연구자들의 아이디어에서 기술개발이 시작되었지만, 고령자들의 외면에 따른 연구개발 실패 극복과 개발비 절감을 위해 시니어가 주도적으로 참여하는 리빙랩을 기획하였고 실제 액티브시니어평가단은 2018년부터 37건 이상의 사용성 평가를 수행하여 의미있는 성과를 도출하였고 평가단 활동에 참여하는 개인에게는 자신들을 위한 제품·서비스 개발에 직접 참여함으로써 자긍심을 높였고, 액티브시니어평가단을 활용한 기업의 경우 매출액과 고용이 증대하는 효과가 있었다. 하지만 아직까지 국내에서는 고령사회를 위한 지역사회를 기반한 리빙랩은 조성되지 못했다.

2. 건강 백세인을 위한 리빙랩 구축

1) 백세인의 긍정적 이미지 부각

노인이라는 용어에서 연상되는 단어는 꼰대, 일자리 경쟁상대, 보수적, 권위적, 무능, 탐욕, 폐쇄적 등 부정적 단어들이 많이 등장한다고 한다. 하지만 백세인, 장수인이라는 용어는 건강, 비결, 불멸, 오래됨, 미래, 인생 등 좋은 이미지를 내포하고 있다. 이는 백세인, 장수인은 노인에서 느껴지는 부정적 이미지가 적다는 것이다. 이 부분은 매우 중요한 부분이라 생각한다. 결국 노인에 있어 그 이미지를 긍정적으로 변화할 수 있다는 의미는 노인 스스로 부양 받아야 하는 사람이 아니라 도움을 주고받고 함께 살아가는 사람으로 인식이 바뀌는 것을 의미한다. 사실 의학적 발전으로 기대수명과 건강수명의 간격을 줄이는 것에 앞으로도 많은 시간이 필요하다면 현재 노인이 실제 가지고 있는 긍정적인 부분을 더욱더 표현할 필요가 있다고 생각한다. 대표적인 긍적적 측면으로 많은 경험을 바탕으로 인생의 멘토 역할을 할 수 있고 또한 구심점 혹은 연결점이 될 수 있다. 곧 무기력하고 수동적인 위치가 아닌 어떤 문제점을 해결하는 데 핵심인력의 역할을 할 수 있다. 특히 고령화에 문제에 있어서는 더욱더 그 해결 방안에 가장 주체적으로 참여하고 실제적인 정답을 찾아 나가는 역할을 할 수 있으며 또한 그 역할을 해야만 한다. 이러한 주체적 참여가 노인에 대한 긍정적 이미지가 강화되고 문제의 해결에 있어 시발점이 될 것이다.

2) 장수인이 주도적으로 장수인을 통한 해결 방안 '리빙랩'

최근 우리나라도 저출산 추세와 인구 고령화에 대응하여 여러 가지 문제점 제시와 수많은 정책들이 쏟아져 나오고 있다. 그러나 사회 경제적 문제를 해결하기 위해 제시되는 정책 제도의 질적 개선 등에서 중요한 부분은 개혁의 주체가 국가 정부, 지역사회만이 아니라 노인 자신과 가족도 포함되어야 한다는 점이다. 노인들 또한 부정적 이미지를 긍정적 이미지로 변화하기 위한 노인 스스로의 주체적 참여가 필요하다.

리빙랩은 문제점 해결에 한계가 있는 경우 사용해 볼 수 있는 방법론이며 필수적으로 그 대상자가 적극적으로 참여하며 혁신의 주제부터 마지막 반영까지 전체 과정에 참여하고 이해관계자 모두 공동으로 해결해나가는 특징을 가지고 있다. 따라서 이러한 조건을 만족하는 리빙랩이 고령화 문제를 해결하는 방법론으로 매우 중요하게 여겨져야 하는 이유이다.

3) 건강 백세인을 위한 리빙랩의 필요성

연구방법론에 한 종류인 리빙랩이 왜 건강장수인 연구에 꼭 필요한지를 이야기 하기 전에 먼저 장수 연구를 위해 꼭 필요한 코호트 연구방법론에 대해 언급하고 리빙랩과 비교하고자 한다.

코호트란 동일한 특성을 가진 인구집단에서 장기간, 일정기간마다 반복적으로 조사를 하는 연구로 결과의 차이가 나타난다면 어떤 인자가 영향을 미친 건지 알아내는 방법이다. 어떤 목적을 가지고 그 목적에 맞는 집단을 잘 구성하는 것이 성공의 핵심요소이다. 장수의 요인을 분석하기 위해 장수마을을 중심으로 한 코호트 구축은 매우 중요함을 사실 이미 잘 알려져 있다. 하지만 코호트는 특별한 조정, 개입을 하지 않고 대상자를 일정 시간마다 조사하기 때문에 건강장수요인을 연구하는 데 한계가 있다. 여러 가지 환경적 제어를 하고 그 결과를 보기 위해서는 결국 여러 중재를 적용하여 비교할 수 있는 시스템적 공간이 필요하며 이는 곧 리빙랩이 적절한 대안이 될 수 있는 것이다.

고령화 문제의 근본적 해결점이라 할 수 있는 건강수명과 기대수명과의 차이 줄이기는 향후 많은 투자와 노력이 필요한 연구이다. 다른 많은 분야와 마찬가지로 기초실험 연구에서부터 실제 적용 기술 발전이 이루어지고 또한 그 생산품에 이르기까지 많은 실패와 시도가 반복된다. 이때 실제 대상자의 참여가 배제된다면 당연히 더 많은 실패가 반복될 것이다. 현재는 백세시대라는 말을 기대수명을 가지고 이야기하고 있지만 건강한 백세인을 위한 노력이 이 시점에서 어디까지 이루어지고 있는지는 고민해야 할 부분이라 생각한다. 리빙랩의 필수요건으로 실제 살아가는 공간(real life place), 공동 참여(co-participation), 다중실험적방법(multi-scientific method) 이 세 가지로 이야기 할 수 있고, 이를 건강 백세인을 위한 해결점을 리빙랩으로 찾는다면 곧 백세인이 살고 있는 실제 백세인 마을로 정부, 공공기관, 기업체, 노화 전문가가 함께 구성되어 백세인이 해결하기를 원하는 주제에 대해 백세인이 원하는 방식으로 다양한 과학적 시도를 해보아야 할 것이다.

4) 성공적인 리빙랩 구축을 위한 제언

첫 번째는 대상자가 그 지역의 주체적 입장이며 적극적인 참여의지가 있거나, 충분한 동기유발을 이끌어낼 수 있어야 한다. 개인정보유출과 사생활 침해 우려와 같은 참여의지를 꺾을 수 있는 부분은 사전에 사회적 합의 방안이 마련되어야 하며 정부기관 등 리빙랩 구축 진행을 맡은 민간기관은 대상자와 기업 등 상호간에 정보가 일방향 수집이 아닌 양방향 정보 공유가 되도록 해야 할 것이다.

두 번째는 현재의 상황을 잘 반영하여야 하며 유기적으로 변화하는 유연성을 갖추어야 한다. 예를 들어 코로나 19와 같은 현 상황에서는 대면 모임의 진행에 어려움이 있어 비대면 등을 활용하는 방안으로 선회하여 진행하여야 할 것이다.

세 번째는 장수마을에 선택이다. 지역적 특징을 잘 반영하여 진행해야 할 것이다. 성남고령친화종합체험관의 한국시니어리빙랩이 성공적 정착은 시니어 분들이 많이 모이는 곳이였기에 가능하였을 것이다. 백세인을 위한 리빙랩 역시 국내에 대표적인 장수마을인 구례, 곡성, 순창, 담양(이하 구곡순담)과 같은 장소를 선택해야 하며 가까운 거리에 네트워크를 잘 활용해야 할 것이다.

3. 맺음말

　건강 백세인을 위한 지역기반 리빙랩은 초고령사회에 미해결 문제를 장수인이 주도적으로 해결점을 찾는 최적의 방법론이며, 장수마을을 중심으로 선도적으로 국내에 도입이 진행되어야 한다. 이는 미래사회에 우리가 건강하게 백세까지를 실현할 수 있는 중요한 연구실이자 삶의 장소가 될 것이다.

실제 살아가는 공간(real life place)에서 미해결문제(unmet need)를 해결해야 할 당사자가 주체적으로 참여하여 연구를 진행한다면 리빙랩의 연구 조건을 다 갖추었다고 할 수 있다. 이는 리빙랩이 연구방법론의 한 종류이지만 어떤 특정한 실험적 방법이 정해진 연구방법이 아니라는 것을 이해해고 이러한 점이 오히려 이전 연구자 중심의 연구방법론으로 해결하지 못하는 과학 난제를 풀 수 있는 해법 중 하나임을 기억해야 한다.

코호트 연구방법론이 장수를 연구하는 데 매우 큰 역할을 하였으며 앞으로도 중요한 역할을 할 것이다. 하지만 장수의 요인뿐 아니라 건강수명을 함께 향상시켜야 하는 문제에 대해서는 결국 스스로 중재안을 만들어내고 적용하여 발전하는 건강백세인을 위한 리빙랩의 구축이 시급히 필요하다.

건강한 초장수인을 위한 리빙랩의 성공은 지역을 잘 선택해야 하며, 특히 백세인이 모여 있는 곳이여 함은 당연하면서도 필수적 요소일 것이다. 또한, 참여대상자의 적극적 참여의지 고양 방법을 찾기 위해 노력해야 한다. 정부, 공공기관, 기업체, 관련전문가, 주민 등 모두 긍정적인 사회 분위기가 형성되도록 하는 것이 중요하겠다.

▬ 참고문헌

- 성지은, 송위진, 정병걸, 최창범, 윤찬영, 정서화, 한규영. 국내 리빙랩 현황 분석과 발전 방안 연구, 2017.
- 성지은, 정서화, 한규영. 사회문제 해결형 기술개발사업에서의 리빙랩 적용 사례 분석, 2018.
- 정덕영. 성남 고령친화종합체험관 한국시니어리빙랩 소개, 2017.
- Schuurmann, Dimitri, De Marez, L., & Ballon, P. Living Labs: A Structured Approach for Implementing Open and User Innovation, 2015.

Chapter 10

코로나 사태 이후 장수사회의 뉴노멀

저자 **박 상 철**

세계가 초고령사회에 진입하는 과정에 엄중한 경고를 던져준 사건이 발생하였다. 2020년 1월 7일, 중국 우한에서 발생한 원인미상 폐렴의 병원체가 새로운 코로나바이러스라고 밝혀졌다. WHO는 1월 30일 국제공중보건긴급사태를 공포하였고, SARS-CoV-2바이러스로 명명하고 이번 역병을 코로나 19로 통일하였다. 3월 11일 WHO는 114개국에서 10만 명 이상의 환자가 발생하고 4,000명 이상의 사망자가 발생하자 팬데믹(Pandemic) 발생을 선포하였다. 2021년 10월 20일 현재 전세계 확진자는 241,718,224명에 이르고 사망자는 4,916,334명에 이르는 충격이 벌어졌다. 코로나 19 팬데믹의 치사율은 국가, 연령, 성에 따라 심한 차이를 보여주고 있다. 국가별로는 위생, 보건 시스템, 생활 습관과 문화의 차이에 기인하며, 남녀 성별에 따라서도 차이가 크며, 특히 50-60대에서는 남성 사망율이 여성 사망률보다 2-3배 더 높다. 연령별 치사율 차이는 더욱 엄중하다. 2021년 3월 12일 현재 질병관리청보고에 따르면 코로나 19 확진자가 70대는 7.5%, 80대는 4.8%에 불과하지만, 사망자는 70대가 27.7%, 80대가 56.3%이며, 치사율은 70대는 6.5%, 80대는 20.7%가 되어, 고령자 치사율이 40대 이하의 젊은 층에 비하여 100-200배 더 높은 고령특이적 취약성을 보여주고 있다. 실제로 코로나 19 확진자 중에서 사망률을 보면 중국이나 우리나라 그리고 이탈리아의 경우 노인의 치사율이 압도적으로 높다고 발표되었다. 치사율이 중국의 경우 50대 1.5%, 60대 3.6%, 70대 8%, 80대 14.8%에 달하며 그 결과 코로나 19 사망자가 중국에서는 80%가 60대 이상의 노인이고 이탈리아에서는 90%가 70대 이상이라는 점은 노인들의 전염병에 대한 건강상 취약점의 심각성에 대한 경각심을 강하게 일으키고 있다. 바로 초고령이 문제되는 장수의 패러독스를 예시하고 있다. 전염병이 유행하게 되면 으레 노약자에 대한 주의 경고가 나온다. 그러나 이번 코로나 19 유행에서는 어린이보다 노인에 대한 경고가 크게 울리고 있다.

1. 코로나 사태와 초고령사회

인류는 다양한 전염병에 대하여 병원균을 발견하고 치료방법을 개발하였을 뿐 아니라 백신 공급으로 전염병 확산을 사전에 예방하여 비약적인 수명 연장을 이룰 수 있었다. 20세기 들어 인간의 수명이 단 1세기만에 30년 이상 증가된 중요한 요인으로도 환경생태적으로는 상하수도 시스템에 의한 위생관리와 전기공급을 통한 거주

공간의 안정과 음식물의 안전을 꾀할 수 있었고, 의학적 성과에 의한 질병치료와 백신을 통한 예방을 꼽고 있다. 그래서 수많은 감염성질병의 고통으로부터 해방되어간다고 믿어왔으며 비감염성질환인 대사성 비만, 고혈압, 당뇨, 암 및 퇴행성 뇌질환 등에 의한 피해를 더 심각하게 고민하게 되었다[박상철 2019].

그러나 코로나 사태는 신종감염성질환의 위협을 전 세계에 보여주었을 뿐 아니라 국가와 문화에 따라 이러한 팬데믹에 대처하는 모습이 얼마나 차이가 있는가 적나라하게 보여주고 있다. 선진국이라고 했던 나라들마저 환자들을 수용할 시설이 없어 방치하고, 걷잡을 수 없이 밀려드는 시신을 집단 매장해야 하는 모습들을 보면서 비극을 느끼지 않을 수 없다. 이러한 위기 상황을 반면교사 삼아 진정한 장수사회를 구축하는 데 개인의 노력에 덧붙여 지역사회의 역할이 얼마나 중요한가 새겨보게 된다.

지금까지 인플루엔자 독감, SARS, MERS, 그리고 최근의 코로나 19과 같은 바이러스성 전염병에 대하여 노인 치사율이 높은 것은 무엇 때문일까? 노인의 면역능 저하는 바로 생명의 양적 상태 즉 수명의 길이를 결정하는 요인이기 때문에 심각하다. 인간이 늙어져 가면서 면역세포의 패턴이 크게 변화하고 있다. 우선 병원균을 인지하고 항체를 만들어낼 수 있도록 지시하는 T면역세포의 변화이다. T면역세포는 새로운 병원균이 등장할 때마다 신선한 T세포가 담당하여야 하는데 이와 같은 신선한 T세포를 공급하는 흉선이라는 장기는 사춘기를 지나면서 퇴화가 시작된다. 흉선은 생체에서 가장 빨리 노화되는 장기이다. 노인의 경우 새로운 병원균이 등장하였을 때 이에 대항할 T세포가 제대로 공급되지 못하여 기초적인 면역시스템 가동이 저하되어 있다. 따라서 흉선의 기능 회복을 유도하거나 장기 자체를 복원하는 일이 의학적으로 중요한 과제가 되어 있지만 아직 그 성과가 미미하다. 그 결과 전염병을 차단하기 위한 가장 중요한 수단은 백신의 투여이지만, 대부분의 백신이 노인에게는 효과가 기대한 만큼 크지 못하다. 젊은이의 경우는 백신효과가 대부분 80-90% 정도에 이르지만, 노인의 경우는 일반적으로 10-20%를 넘지 못한다. 노인의 백신 효과를 증강하기 위하여서 면역증강제의 개발이 경쟁적으로 이루어지고 있지만 마찬가지로 아직 뚜렷한 대안이 없다. 노화에 따른 면역능 저하는 노인들이 전염병에 대하여 훨씬 예민하게 반응하고 사망률을 높이게 하고 있다.

이에 덧붙여 코로나 19 폐염이 노인의 치사율을 크게 높이는 또다른 이유는 바로 노화에 따른 폐기능의 저하이다. 우리 몸이 나이들어가면서 대부분의 생체 장기 기능이 저하되지만 그 중에서도 가장 빠르게 그리고 심하게 기능이 저하되는 장기는 폐이다. 폐는 노화에 따라 섬유화가 진행되어 70대 이후에는 그 기능의 30% 이상이이미 손상되어 있으며 연령 증가에 따라 더욱 심화된다. 폐기능이저하되어 있기 때문에 약간의 염증만 와도 그 피해는 연령 증가에따라 더욱 심하여 질 수밖에 없다. 정상적으로 장수하시는 분들이자연사하는 경우도 대부분이 바로 이와 같은 폐 기능저하에 따른 폐염이 주 요인이다. 따라서 코로나 19과 같은 바이러스에 의하여 폐손상이 가속하는 폐염은 노인에게서 나타나는 면역능 저하와 더불어 폐기능 저하가 추가되어 사망율을 크게 증가하게 하고 있다.

2. 장수란 무엇인가?

영국의 에자티(Mazid Ezzati)팀이 선진35개국의 국가별 기대수명 변화를 예측한 논문은 학계의 비상한 관심을 끌었다. 이들은 21가지 예측모델을 가용하여 1980년도부터 2015년까지의 통계를 바탕으로 분석하여 미래 추세를 예측한 결과, 대한민국이 2030년에 세계 최장수국이 된다는 결론을 내었다. 대한민국 여성의 평균수명이 인류역사 최초로 90세를 초과하고, 남성 평균수명도 84세를 초과하여 남녀 모두 최장수국이 되며, 여성의 경우는 프랑스, 스페인, 일본의 순으로, 남성의 경우는 오스트렐리아, 스위스, 캐나다가 뒤따를 것으로 추정하였다. 특히 우리나라는 영유아사망률 저하보다 고령자사망률 저하가 현저함을 밝혔다. 에자티팀은 2030년 대한민국이 세계 최장수국이 되는 요인으로 경제적 개선과 교육을 포함한 사회안전망의 강화를 지적하면서 영양상태 개선, 초등학교부터의 급식과 영양교육, 의료제도 및 첨단의료기술의 보급과 의료불평등을 해소한 건강보험의 역할을 강조하였다[Kontis et al 2017]. 특히 한국여성의 수명 증가 배경으로 지난 100년(1896-1996) 동안 한국여성의 신장이 20.2 cm가 증가하여 세계 최고를 기록한 사례를 들었다[NCD 2016]. 신장의 변화는 유전만이 아니라 영양 및 제반 건강상태와 사회적 지원이 관여하기 때문에 신장 증가를 수명 연장의 증거로 지적하였으며, 비만율과 고혈압비율이 다른 선진국들보다 유의하게 낮은 것을 추가로 제시하였다. 21세기에 이르러 우리나라를 통하여 불로장생의 꿈이 현실화되리라는 소식은 우리의 위상을 드높이고 전 세계에 장수의 패러다임을 보여줄 책무가 있음을 요구하고 있다.

그러나 인간의 장수는 건강하게 오래 사는 것과 행복하게 잘 사는 것이라는 두 가지 조건이 병존하여야 하기 때문에 단순한 몇 가지 요인으로 설명될 수 없다. 박[Park 2012]의 장수집짓기 모델에 따르면 건물을 지을 때도 기초와 기둥 그리고 지붕을 모두 튼튼하게 하여야 하듯이 인간의 장수에도 이와 유사한 조건들이 갖추어져야 한다. 장수집짓기의 기초 요인은 유전자, 성별, 성격, 사회문화와 생태환경요인 들이다. 기둥 요인은 개인적 노력에 따른 가변요인으로 운동, 영양, 관계, 참여 등이다. 지붕 요인은 복지지원체계, 의료시혜, 사회안전망 및 사회간접시설 등이며, 정치적 경제적 시책에 의하여 결정되는 사회환경요인은 장수집짓기의 완성에 핵심요인이다. 장수에는 개인의 노력은 물론 지역사회의 생태문화 환경과 사회정치적 상황이 영향을 주기 때문에 지역과 국가별로 장수도가 차이가 나기 마련이다. 개인의 유전적 특성이나 생활패턴의 차이인 장수의 개인성(private mechanism)과 사회문화적 요인과 지역생태적 특성인 장수의 공공성(public mechanism)이 상호작용하여 이루어지기 때문에 장수하기 위해서는 개인으로서 최선의 노력을 하여야 하는 충분조건과 공동체의 구성원으로서 책무를 다하여야 하는 필요조건을 갖추어야 한다.

3. 장수의 개인성과 과학기술 발전

하라리(Yuval Harari)는 인류의 발전을 인지혁명, 농업혁명, 산업혁명, 정보혁명이라는 4단계로 나누어 구분하였다[하라리 2011]. 산업혁명으로 경제적 부흥을 통해 공간한계 돌파 측면에서 큰 성과를 이루었지만, 수명 연장이라는 시간한계 돌파는 20세기가 지나서야 비로소 결실을 보여 평균수명을 30년 증가하는 기적을 이루었다. 20세기의 과학기술 중에서 상하수도정비, 전기공급, 의료기술 등을 수명 연장과 관련하여 주목하고 있다. 거주환경을 개선하고 식생활을 안전하게 하고 질병으로부터 자유로운 풍요를 가져옴으로써 인간이 꿈꾸어 왔던 수명 연장이 구체화된 것이다. 더욱 21세기를 맞아서는 개인의 신체 능력을 극대화하는 달생법과 생명현상 자체를 개선하는 불로초 작업 분야의 과학기술이 비약적으로 발전하고 있다[박상철 2021].

1) 생활습관과 장생술

도교의 양생술(養生術)에는 음식 섭생의 섭양술(攝養術), 호흡조절의 복기술(腹氣術), 자연과의 합일을 지향하는 도인술(導引術), 음양조화를 통한 방중술(房中術)이 있다. 이를 전승하여 현대에도 생활태도와 습관 개선을 통한 신체 단련이 장수를 위해 강조되고 있다[박상철 2019]. 코로나 19 팬데믹에서 사망자의 95% 이상이 고혈압, 당뇨, 비만, 만성폐질환, 암 등과 같은 기저질환을 가지고 있음이 발표되면서 생활습관 개선의 심각성이 크게 부각되고 있다. 인종, 연령, 성별에 상관없이 생활습관 개선으로 질병을 예방하고 과학기술을 동원하여 보완하는 해법이 부상하고 있다.

장수 지역에서 전통적으로 먹어왔던 식단에 주목하여 오키나와나 지중해지역의 식단이 부각되었듯이 세계 최장수국이 되는 우리나라의 전통 식단도 장수 식단으로 부상하게 되어 있다. 식습관도 강조되어 소식의 중요성이 제기되면서 식욕제한이 어렵거나 음식을 즐기는 사람들에게 소식과 유사한 효과를 주는 소식효과 대체약물(calorie restriction mimetics)이 개발되고 있다[Madeo et al 2019].

또한 건강장수를 위한 일상생활의 규칙적 운동이 적극 권장되고 있다. 운동을 할 수 없거나 싫어하는 사람들과 부상이나 질병으로 오래 누워있어야만 하는 환자를 위하여서는 운동효과대체약물(exercise mimetics)이 개발되고 있다[Pan et al 2017]. 만족할 만한 성과는 아직 없지만, 근골격계 기능 개선에 효과가 있는 약물 개발은 상당한 진전을 보이고 있다.

한편 몸이 불편한 사람들을 위해서는 생체기능을 보조, 증강, 치환하는 기구들이 개발되고 있다. 보조 및 증강기술로는 팔 다리와 같은 근골격, 눈, 귀와 같은 감각기 등이 쇠약 상태에 빠졌을 때 신체 부착 장치를 사용한다. 치환기술로는 신장, 심장, 간, 췌장 및 사지를 대체하는 인공장기나 의수의족을 개발한다. 특히 보행지원 장치와 무인자동차는 이동을 도와줄 수 있어 고령사회 필수품목이다. 로봇공학과 통신수단, 나노공학의 발전에 힘입어 이러한 장치의 형태가 축소되고 기능이 향상되어 생체 기능을 극대화하고 신체 활동 영역을 시간적 공간적으로 확대하고 있다.

2) 생명과학기술과 현대판 불로초

신화시대부터 상상해 왔던 불로초는 중세시대에는 연단술, 연금술로 발전하면서 수명 연장의 비술들이 등장하였지만 이들이 개발하였다는 현자의 돌(Philosopher's stone)이나 구전환단(九轉換丹)의

허구성이 밝혀지면서 이들은 폄하되고 인정을 받지 못하였다. 21세기 들어서면서 연이어 개발된 혁신적 술기들은 종래와 차원이 다른 수명 연장 가능성을 시사하고 있다.

흥미로운 사실은 시간과 공간의 한계를 초월하려는 인간의 욕망은 판타지였을 뿐이었는데 병체결합(parabiosis, 竝體結合)이라는 술기가 등장하면서 현실적으로 부각되었다. 외과적 방법으로 두 개체를 연계하여 공동 생리시스템인 혈액순환계를 공유하게 하는 병체결합은 독립된 개체상태를 유지하며 공존하는 공생(共生, symbiosis)과는 전혀 다르다. 순계 개념이 정립되어 면역 문제가 줄어들자 대사성 질환, 암, 치매, 관절염 등 연구에 활용되기 시작하였다. 미국의 란도(Thomas Rando)팀이 젊은 쥐와 늙은 쥐를 병체결합하여 늙은 쥐의 수명이 연장되고, 간, 근육, 심장, 뇌가 젊어질 수 있으며, 순환 혈액 내에 늙은 쥐를 젊게 할 수 있는 노화제어인자가 존재하고 있다는 가설은 선풍적인 파급효과를 가져왔다[Conboy et al 2013]. 병체결합 개념은 인간과 인공물인 기계와의 하이브리드인 트랜스휴먼, 인간의 지능을 대체하는 포스트휴먼과 같은 변신까지 발전하고 있다. 인간의 하이브리드 판타지가 결국 병체결합이라는 술기를 창출하였고, 불로장생의 꿈을 현실화한 구체적 사례가 되고 있다.

더욱 자신과 동일한 생명체를 만들어 승계될 수 있다는 사실은 호사가들에게 수명 연장 욕망을 불러 일으키고 있다. 1962년 영국의 거든(John Gurdon)이 개구리 알의 핵을 제거하고 다른 개구리 장세포의 핵을 이식해 다수의 복제개구리를 만드는 데 성공하였다[Gurdon 1962]. 이후 영국의 윌머트와 캠벨이 체세포 핵을 이식하여 복제 양 돌리를 탄생시킨 사건이 결정적 전기를 이루었다[Wilmut et al 1997]. 박테리아, 바이러스 같은 전핵세포나 효모, 또는 단세포생명체들의 분열 증식 방법은 무성생식으로 동일한 유전형질을 그대로 계대한다. 반면, 다세포생명체는 자웅 간에 유전자를 교환하며 증식하는 유성생식으로 세대간 유전체 구성이 다르며, 계대를 통해 변화, 적응, 선택의 진화를 이룬다. 체세포의 핵을 뽑아 미리 핵을 제거한 미수정란에 이식하여 활성화한 다음 대리모에 착상시켜 새로운 생명체로 태어나게 하는 방법으로 대리모의 유전자와는 전혀 관계없고 유전형질은 핵을 제공한 개체와 100% 똑같게 된다.

나아가서 태아나 신체에서 확보된 줄기세포는 난자 이입 절차를 통하지 않고 모든 세포로 분화되며, 개체까지 분화를 유도할 수 있다. 일본의 신야 야마나카의 기발한 착상으로 출현한 유도만능줄기세포(iPS)는 일반 세포를 활용하여 배아줄기세포와 같은 성질의 줄기세포로 역분화를 유도한 세포이다. 야마나카 팀이 4가지 유전자 전사인자를 생쥐 섬유아세포에 주입하여 역분화에 성공하여 인위적 줄기세포를 유도하였으며, 이어 인간 섬유아세포의 역분화에도 성공하였다[Takahashi et al 2006]. 어떤 세포라도 줄기세포를 만들 수 있으며 이들이 개체로 발생할 수 있는 가능성은 기존 생명과학의 근본을 뒤흔들었으며, 치료 방안이나 대안이 없는 퇴행성 질환이나, 특수조직의 재생에 희망적 대안으로 대두되고 있다. 개인의 세포를 이용하여 유도한 만능줄기세포는 균질의 인체조직을 확보하고 개인에 특화된 치료 약물 개발에 활용되어 부작용을 최소화하고 효율을 극대화할 수 있어 의료개인화(personalized medicine)를 가능하게 해줄 것으로 기대되고 있다.

한편 미국의 커크랜드(James Kirkland)는 노화세포를 선택적으로 제거하는 제노제(除老濟, senolytics)라는 개념을 제안하여 새로운 바람을 일으켰다. 암세포를 선택적으로 제거하는 방법이 암 치료의 핵심이듯이 늙은 세포만을 제거하여 젊음을 되찾는다는 방안은 논리적으로 단순 명료하여 학계의 주목을 받았으며, 다양한 물질들을 스크리닝하여 노화세포만 선택적으로 사멸유도하는 물질들을 지속적으로 발굴하고 있다[Kirkland & Tchkonia 2020]. 노화세포를 주입하면 젊은 개체도 늙어져 간다는 사실이 밝혀지면서 늙은 세포를 선택적으로 사멸하는 칵테일 조합 발굴은 새로운 불로초로서 각광을 받고 있다.

뿐만 아니라 현재 의료기술로 치료할 수 없는 환자를 냉동보존한 후, 의료기술이 개선되면 해동하여 병을 치유하려는 도전적인 시도가 시작되었다. 이미 냉동보존은 각종 세포나 박테리아 및 바이러스 등의 미생물뿐 아니라, 정자와 난자의 보존에 이용되고, 냉동 생식세포를 활용한 시험관아기의 성공적 탄생도 보고되었다. 냉동보존의 문제는 온도를 낮추면 세포내 수분이 결정화되고 세포내 용질이 농축되어 손상을 초래하는 점이다. 조직을 순환하는 혈액을 비롯한 액체성분이 결정화되어 초래하는 손상을 극소화하기 위하여 부동제로 치환하여야 하며, 문제점을 극복하기 위한 냉동보존제가 개발되어야 한다. 가능성이 전혀 없는 것은 아니지만 아직 완성되지도 않은 방법까지 동원하여 미래를 기약하는 인간의 불로장생

추구의 꿈은 그 한계가 있을 수 없음을 보여주고 있다.

생명과학기술의 발전은 유전자를 제어하여 생명체의 형태와 기능을 변환하는 방법을 일찍 제시하였다. 필요한 유전자를 클로닝하여 재조합방식으로 유전체를 수선하여 보다 우성적인 방향으로 개선하는 방안은 농작물과 가축에서 GMO(유전자 조작 생명체)를 만들어 상업화되었고 지구상 생태계에 깊은 영향을 미치고 있다. 그러나 유전자조작 시스템을 인간에게 직접 적용하는 문제는 윤리적 문제의 심각성과 선택유전자를 유전체에 이입하는 과정에서 정밀성의 미비로 논란의 대상이지만 가능성은 무한한 잠재력을 가지고 있다.

최근에는 노화는 세포내 구성분자들의 무작위적 손상과 결정론적인 유전적 제한으로 비가역적 현상으로 정의되어 왔지만 가역적 회복 유도가 가능할 수 있다는 주장들이 제기되고 있다. 특히 세포내 에너지를 생성하고 세포사멸을 주재하며 핵과의 소통에 중요한 역할을 하는 미토콘드리아의 복원을 유도하고 손상된 소기관들을 청소하는 리소솜을 활성화하면 세포의 복원이 유도됨이 보고되면서 이들을 회복제(restoratives, senomorphics)라고 지칭하고 있다 [Kang et al 2017a,b].

4. 장수의 공공성과 사회질서

신화시대부터 건강, 젊음, 풍요를 갖춘 불로장생의 공간이 상정
된 이래 동서양을 막론하고 이를 찾고자 하는 노력이 끊임없이 지
속되었다. 구체적으로 최초로 지목된 장수촌은 1950년대 후반 조지
아의 압하지아를 필두로, 파키스탄 훈자, 에콰도르 빌카밤바가 차
례로 등장하였지만 후일 조사결과 호적시스템이 미비하여 지역의
장수가 인정되지 못하였다. 이후 본격적인 조사에서 일본 오키나
와, 이탈리아 사르데냐, 미국 로마린다의 제7일안식교 지역, 코스
타리카 니코야, 그리스 이카리아이 세계적인 장수지역으로 인정되
었고 우리나라에서는 구곡순담(구례, 곡성, 순창, 담양)지역이 지
정되었다. 역사적으로 장수 지역을 살펴보면 전염병의 확산과 대척
되는 특성을 볼 수 있다. 기존의 장수 지역이라고 거론되어 왔던 코
카서스의 압하지아, 파키스탄의 훈자, 에콰도르의 빌카밤바 등은
모두 산맥 속의 오지이다. 근래에 장수지역으로 확인된 오키나와나
이태리의 사르데냐 등은 섬이다. 그 섬에서도 특히 장수도가 가장
높다고 알려진 사르데냐의 오롤리 지방이나 오키나와의 오미손 지
방은 산간지역이다. 우리나라 장수지역으로 처음 확인된 예천, 상
주, 거창, 순창, 담양, 구례, 곡성은 모두 산간지방이고 여기에 도
서지역인 제주도가 포함되어 있다. 깊은 산간 지방이나 도서지역
이 장수 지역으로 부각된 이유는 무엇일까? 과거 경제상태가 좋지
못하고 사회적으로 위생 상황이 미흡하였던 시절에는 전염병에 대
한 대비책이 원활하지 못하였기 때문에 교통이 좋고 외부와의 교류
가 높은 지역은 감염성 질환에 대한 노출이 높을 수 밖에 없어 집단
으로 수많은 희생자가 나올 수 밖에 없었다. 반면 교통이 나쁘고 교

류가 없는 지역이 훨씬 더 유리한 생존 조건을 가지게 된다. 지역이 고립되어 있을수록 전염병으로부터 자유로워지면서 생명을 보존하여 장수를 이룰 수 있음을 보여주고 있다. 우리나라에서 안전하고 장수할 수 있는 곳이라 일컬어온 정감록에 기록된 10승지(十勝地)로 알려진 장소들도 모두 깊은 산속 지역이다. 장수와 연관한 지리적 특성에 근거하여 장수를 설명하는 학설 중에 장수의 고립설(isolation theory of longevity)이 있다. 외부와의 차단을 통하여 전염성 질환의 피해를 막아야만 주민의 장수를 이룰 수 있다는 개념이다.

1) 인위적 장수촌 시도

완벽한 인공환경을 조성하여 인간의 건강과 장수에 미치는 영향을 집약적으로 그리고 과학적으로 추진하려는 노력의 일환으로는 대표적으로 바이오스피어(Biosphere) 2 프로젝트가 있다. 현재의 지구를 바이오스피어 1이라고 보고 인간이 설계한 새로운 환경을 바이오스피어 2로 구분하였다. 아리조나주 투싼 외곽에 지구상의 생태계를 모방하여 돔형 공간건축물을 마련하고 내부에는 열대 우림, 사바나, 사막, 습지, 바다 등을 재현하고 3000종의 생물을 생장하게 하였다. 의사, 과학자, 일반인 등 8인이 들어가 2년간 자급자족하며 생활하면서 인간의 삶과 수명, 건강 그리고 지구생태계의 변화 등을 연구 조사하였다. NASA의 달탐험 아폴로 프로젝트에 버금가는 지구환경 개조 대형프로젝트였다. 모든 생태환경을 완벽하게 계산하여 인간이 자연과 어울려 이상적인 삶을 살아가도록 계획되었으나 결국 큰 실패로 끝나버린 사건이었다. 이 프로젝트가 가르쳐준 중요한 메시지는 아직 인간이 지구환경을 완벽하게 시뮬레이

션할 만한 정보와 지식이 부족하다는 엄연한 사실과 환경변화가 참여자들의 삶에 영향을 줄만한 위기 상황으로 진행되었을 때 인간의 협력과 이해가 소중하다는 점이었다. 앞으로 달이나 화성에 인간이 살수 있는 공간구조를 건설하거나 심해나 지하에 이와 유사한 폐쇄된 거주공간을 구축하는 경우 반드시 심각하게 고려되어야 할 요인이 인간관계임이 밝혀졌다. 환경오염과 인간관계가 새로운 중요한 미래 인간의 사회발전에 결정적 장애요인이 될 수 있음을 확인해준 사건이었다.

2) 문화적 장수촌

자연적 문화환경의 사례로는 애미쉬인의 삶을 들 수 있다. 300년 전 스위스에서 이주해온 청교도들의 자손들로 주로 미국 펜실바니아 랭카스터 카운티를 중심으로 공동체를 이루고 있다. 이들은 공동체에 전통으로 남아있는 애미쉬 오르드눙(Amish Ordnung)에 따라 행동, 외모, 문화를 준수하면서 검소, 순종, 평등, 소박이라는 철학이 삶의 근간을 이루고 있다. 결혼은 애미쉬인 집단 내에서만 하여야 하며, 전기를 도입하지 않고 전통적인 생활방식으로 살아간다. 현대의 소가족제도와 달리 대가족중심의 가족제도를 운영하고 있으며, 부모 친척 조상에 대한 효도를 강조하고, 부모는 자식에게 철저한 전통 교육에 최선을 다하도록 장려하고 있다. 기본 교육 이외에는 가정에서 남녀 각각의 역할을 배워야 하며 가족을 도와 노동에 종사해야만 한다. 철저한 종교적 지침에 따라 살아가는 에미쉬인에게는 아무리 나이가 들어도 외로움이 없다. 더욱 남녀간의 수명차이도 거의 없다는 사실은 매우 흥미로우며 시사하는 바가 크다. 공간적 자연 생태환경을 넘어서서 자연에 순종하는 문화환경을 조성하여 전통적 삶을 살고 있다는 점에서 장수 지역사회의 새로운 패러다임을 보이고 있다. 장수의 불로촌 공동체를 위해서는 단순 자연생태환경만이 아니라 문화환경이 매우 중요하다는 점을 강조해주고 있다.

3) 사회적 장수문화 캠페인

최근에는 인위적으로 생활문화와 환경을 개조하여 지역주민의 건강장수를 추구하려는 사회개혁운동으로 블루존(Blue Zone) 프로젝트가 있다. 초기에 주목한 세계적 장수지역은 일본의 오키나와, 이탈리아의 사르데냐, 미국 캘리포니아 로마린다의 제7일안식교 지역, 코스타리카의 니코야, 그리스의 이카리아 들이었다. 우리나라도 장수지역으로 구곡순담 지역(구례, 곡성, 순창, 담양)을 소개하여 내쇼날지오그라픽에 게재되었으며, 세계적 장수지역인 사르데냐 및 오키나와와 함께 세계 최초의 장수공동체 순창선언을 선포하기도 하였다. 상호간에 장수요인을 공유하고 장수문화를 창출하여 선도적 모범장수지역공동체를 구축하자는 약속의 선언문이었다. 당시 담당기자인 뷰트너(Dan Buetner)의 제안으로 일반 지역 주민들의 생활습관을 블루존 지역의 주민들과 같도록 유도하는 파워나인(Power Nine)이라고 부르는 생활패턴 개선 원칙을 정하여 추진하였다. 그 내용에는 자연스럽게 활동하기(Move naturally), 목적을 가지고 움직이기(Purpose), 채식위주 식단 택하기(Plant slant), 80%만을 먹기(80% rule), 하루 한두잔 와인 마시기(Wine at Five), 마음 내려놓기(Down shift), 가족 우선하기(Family First), 좋은 관계 맺기(Right tribe), 신앙 가지기(Belong) 등이 있다. 이를 블루존 프로젝트라고 불렀다. 그 결과 일반 지역 주민들의 암, 당뇨, 치매, 비만율 등 제반 퇴행성질환 발생이 저하되는 뚜렷한 개선 성과를 얻었다. 인위적 생활패턴 개선만으로도 보다 더 건강한 지역사회를 이룰 수 있다는 사실은 불로촌을 생성하는 데 유의하게 지켜보아야 할 명제이다.

장수지역은 고정되어 있는 것이 아니라 각종 사회변동 요인에 따라 얼마든지 순위가 바뀌게 된다. 인간이 불로장생을 위하여 살아야 하는 공간의 지역적 특수성이 여러 변동 요인에 따라 달라질 수 있다는 사실은 불로촌 구축과 유지를 위해서는 지역사회와 주민들이 협력하여 부단한 노력을 기울여야 함을 시사해주고 있다.

4) 장수의 패러다임: 공동체 정신

인간이 살아가는 공간은 단순한 물리적 화학적 공간이 아니고 함께 어울려 살아야 하는 사회적 공간이다. 그러나 산업화되고 정보화 되면서 인간관계는 양적인 확대가 이루어졌지만 질적 정도를 깊게 하는 점에서는 역행했다는 우려가 있다. 코로나 19 팬데믹은 종교, 요양 및 유락 시설의 문제점을 부각하면서 밀집, 밀폐, 밀접이 없는 자연 공간의 중요성을 강조하고 있다. 더욱 팬데믹 확진자와 사망자 숫자가 국가와 문화권에 따라 천문학적인 차이가 나는 현상은 지역의 사회문화적 특성이 중요함을 보여주고 있다. 특효치료제가 없고 예방백신이 없는 경우, 팬데믹에 대응하여 일상의 사회적 거리 두기와 개인 보호 행동을 지키는 것은 공동체인으로서 기본 상식이며 남을 배려하는 사회적 요구이지만, 이를 개인의 자유를 침해하는 행위로 보는 문제로 갈등을 겪는 구미권의 사례들을 보면서 문화 차이의 심각성을 깨닫게 된다. 이러한 문화적 공동체적 정신의 차이가 결국 코로나 사태에서 의학적 사회적 피해의 천문학적

차이로 귀결짓고 말았다. 우리 전통사회의 향약에 명시된 덕업상
권(德業相勸), 과실상규(過失相規), 예속상교(禮俗相交), 환난상휼
(患難相恤)의 두레정신을 주민들이 함께 약속하게 되면 이 모든 주
거환경이 장수공동체의 이상향(理想鄕)이 될 수 있다.

5) 장수의 패러독스 극복

"삶의 질 향상을 위한 국가과학기술"이라는 국가과학기술자문회
의 보고서에서 삶의 질 향상과 상관되는 과학기술은 건강, 안전,
환경의 순으로 중요도를 제안하였다[박상철 1996]. 인간의 행복을
증진하고 삶의 질을 개선하기 위해서 개인의 건강상태를 최대한 유
지하고 신종 역병과 재난을 극복하는 사회적 시스템의 정비는 필수
적이다. 제반 시설뿐 아니라 생활환경의 안전을 추구하고, 자연 환
경은 물론 인간이 초래한 환경변화의 악영향도 극복하여야 한다.
이러한 조건이 갖추어진 장수사회는 인간의 염원인 불로장생의 꿈
을 이루어 장수의 패러다임을 구축하였다고 볼 수 있다. 그러나 과
학기술의 발전에도 불구하고 인간관계는 양적 질적 변화가 초래되
고, 사회질서, 삶의 질, 존엄성 문제가 제기되고 있다. 질서와 윤
리는 장수공동체의 근간이기 때문에 온전하게 대비하지 못하면 다
음과 같은 장수의 패러독스가 부상할 수 밖에 없다[박상철2021].

인류는 성장하며 사회적 활동을 하면서 직접적인 신체 접촉을 통
하여 교감하였다. 신체적 접촉은 감성을 증대하고 관계를 긴밀하게
하였지만, 정보혁명에 의한 간접 접촉은 효율성과 편리성은 높아도
감성의 교류강도가 낮을 수밖에 없어 관계의 영속성마저 훼손되는
위험이 있다. 편리와 효율을 강조하여 생성된 평등 개념으로 인간

적 유대를 강조한 연대 개념을 트레이드오프하는 상황이 벌어지고 있다.

코로나 사태가 제기한 특히 심각한 문제는 연령에 따른 치사율차이이다. 고령세대는 젊은 세대보다 치사율이 100배나 높으며 사망자의 80% 이상을 차지하고 있다. 젊은 세대는 치사율이 낮다는 이유로 대외활동을 주저하지 않지만 노년층은 의기소침해져 가고 있다. 세대간 갈등이 커질 수 밖에 없는 형편이다. 연령에 따른 차이를 표현하는 대표적인 용어는 "세대가 다르다"이다. 세대의 단위는 보통 25년 정도를 일컫지만, 이러한 규정은 시대에 따라 달라질 수 밖에 없다. 우리나라 백세인은 4대는 기본이고 5대 가족을 이루고 있는 경우도 상당수 본다. 19세기말 출생한 백세인은 결혼연령이 10대 중후반이어서 한 세대가 20년에 불과한 반면, 21세기인 지금은 결혼연령이 늦어지면서 한 세대가 30년을 넘어 가고 있다. 비록 유전자는 부전자전으로 이어져 간다지만 출생의 시대적 차이는 성장과정에서 겪는 정치경제사회의 변혁에 따라 생활패턴과 문화는 물론, 판단기준이나 사고방식도 모두 달라지게 한다. 바로 세대별로 시대정신이 달라지게 된다.

인구고령화에 따른 노인 숫자의 급증은 가족과 지역사회의 구성과 운용에 문제를 일으키면서 이에 대한 세대별 책임과 역할에 대하여 새로운 윤리와 질서를 요구하고 있다. 과학기술의 발전은 개개인의 능력을 극대화하고 생존을 증대하도록 도와주지만, 지역과 계층에 따른 편차를 가져와서 사회적인 불평등을 일으킬 수 있다. 이러한 불평등은 결국 주민들간의 위화감을 조성하고 차별화된 사회를 이루며 유대감을 손상시키는 요인이 되고 있기 때문에 사회 구조와 질서의 변화에 대한 대응방안 구축이 시급하다.

인간이 인간답게 살기 위해서는 가치와 존엄성에 만족하는 행복한 삶을 살아야 한다. 유엔에서 각국의 행복지수를 비교해 보았을 때, 행복지수가 높은 나라에 부유한 국가가 아니라 가난한 나라가 많다는 행복지수의 패러독스를 발표하였다. 경제적 부나 사회적 제도가 아닌 미래세계에서 인간의 가치와 존엄성을 높일 수 있는 방안은 어떤 것이 될 것인가? 인간다운 존재로서 자긍심과 가치를 부여해 줄 수 있고 사회적 가치를 부여해줄 수 있는 방안을 확보하여야 할 것이다.

동서양을 막론하고 전통사회에서는 다세대 대가족 구조가 기본이었고, 노인케어는 가족이 해결하여야 할 사안이었지 사회적 문제로 제기되지 않았다. 산업화로 인구 도시집중이 이루어지면서 가족이 분리되고 핵가족사회로 전환하면서 시골에 남겨진 노인은 지역사회 문제로 차차 부각되었다. 이후 이혼과 미혼이 급증하여 사실상 가족이 해체된 1인가구로 이행하면서 노인케어는 사회적 대응체계의 핵심 주제로 등장하였다. 그 결과 사회적 개호 중심의 양로원과 요양원시스템이 필수 시설로 구축되고 발전하고 있다.

6) 개인과 공동체의 새로운 패러다임

사회학자들은 코로나 사태로 인류역사의 흐름이 크게 달라질 수 있다고 주장하고 있다. 특히 고령사회에 미치는 팬데믹의 영향은 개인의 역할과 공동체의 지향점에 대하여 새로운 방향을 제시하고 있다.

코로나 사태는 아무리 나이가 들어도 치사율이 높은 요인인 기저질환들이 모두 생활습관으로 개선될 수 있는 대사증후군이기 때문에 고령으로 갈수록 운동과 식습관을 개선하여 건강을 스스로 지켜내는 자강(自康)의 노력이 절실하게 필요함을 보여주고 있다. 다음으로 고령사회의 해법으로 우선시해오던 양로원과 요양원과 같은 집단시설에서의 의존적 생활보다 자신이 살아온 공간에서 대소사 일을 남에게 신세 지지 않고 직접 할 수 있도록 배우고 숙달하여 살아가기 위한 자립(自立)의 노력을 요구하고 있다. 자강과 자립의 바탕에서 나눔의 품앗이로 이웃과 긴밀하게 상부상조하는 공생(共生)을 이루어야 함을 분명하게 보여주고 있다. 코로나 사태는 더 이상 후속 세대에 의존하지 않고 제도적 한계를 벗어나 아무리 나이가 들더라도 스스로 자신을 지키고 문제를 해결하며 살아가는 노인 독립운동이 파급되기를 제시하고 있다.

또한 고령사회 대비하여 주도적으로 설립하여 온 양로원이나 집단요양시설의 문제점이 코로나 사태로 적나라하게 드러났다. 밀집, 밀폐, 밀접의 문제점을 가진 기존의 모든 주거 및 생활 환경에 대한 개혁이 요구되면서 고령자의 주거환경에 대하여 보다 실용적이며 건강 안전이 보장되는 새로운 유형이 요구되고 있다. 네델란드의 치매공동체인 호그벡마을이나 영국의 마더웰마을 같은 새로운 주거환경이 제안되어 실행되고 있지만 보다 경제적이면서 현실적인 접근을 할 필요가 있다. 노인들이 자신이 살아왔던 거주환경에서 그대로 살 수 있도록 유도하는 방안인 향거장수(鄕居長壽, Aging in Place) 시스템이 필요하다. 그리고 요양이 필요한 경우에는 고령자의 거주지에 의료진이 왕진하는 체계인 향거치병(鄕居治病, Care in Place)제도가 도입될 필요가 있다. 또한 노인들이 가까이 모여 상부상조하며 공동생활을 하는 그룹홈(Group Home)이나 능동적으로 생활하며 치병할 수 있는 케어팜(Care Farm) 같은 제도의 도입이 필요하다. 그리고 이러한 모든 주거시스템에는 우리나라 국민들이 향약에 바탕을 둔 전통적인 상호배려의 두레 정신이 스며들도록 하여야 한다.

인류는 만물의 영장이라는 진화의 정상에 도달하였지만 이제는 더 이상 적응과 선택이라는 피동적 입장이 아니라 스스로 직접 설계하여 과학기술을 활용하여 생명체의 근원까지 변형할 수 있는 단계에 이르렀다. 장기간이 소요되는 진화론으로 설명할 수 없는 빠른 속도로 변화를 초래하여 현생인류의 틀을 벗어나 후생 인류로 탈바꿈하려는 새로운 세상에 다가가고 있다. 수명의 한계도 돌파하여 전인미답의 장수사회로 진입하고 있다. 따라서 각 개체를 건강과 행복으로 충만하기 위해서는 개체성을 극대화하는 노력에 병행하여 사회적 연대와 협력을 통한 공공성을 극대화한 공동체를 구축하는 부단한 노력을 기울여야 한다. 특히 경제적 측면에서 부담이 없는 공동체가 고비용장수사회가 아닌 저비용장수사회로 발전할 수 있도록 공동체 구성원들의 자립과 상호배려 노력을 지속하여야 한다.

요약문

장수는 인간에게 절대적인 염원이었다. 하지만 근자에는 장수가 인간에게 주는 덤(bonus)인가 아니면 짐(onus)인가 하는 논쟁이 벌어지고 있다. 그만큼 장수사회에 불안요소가 있기 때문이다. 전통적으로 수, 부, 귀, 강녕, 고종명의 오복(五福)을 행복의 조건으로, 반면 단명, 질병, 근심, 가난, 죄악, 쇠약의 육극(六極)을 불행의 요인으로 거론하여 왔다. 행복의 첫째 요건과 불행의 첫째 요인이 바로 수명과 관련되어 있다. 또한 일상의 모든 생활 용구에 수(壽)와 복(福)자 문양을 장식하고 집집마다 십장생 병풍을 두었으며, 무병장수, 만수무강, 수복강녕, 장생무극, 연년익수 등으로 축원을 표하였다. 최근 대한민국이 세계 최장수국이 된다는 보고가 나와 고무되기도 하였지만, 코로나 19 팬데믹이 닥치면서 고령특이적 높은 치사율은 장수사회에 대한 강한 우려를 불러오고 있다. 초고령사회의 패러다임을 새롭게 정립하고, 장수의 역풍인 패러독스를 해결하기 위한 대책을 고려할 때가 되었다. 코로나 19 팬데믹이 일깨워준 초고령사회의 문제점으로 가족 친지와의 접촉차단, 고령인 부양 책임, 공동체의 중요성 등이 새롭게 부각되고 있다.

장수를 추구하기 위한 개인을 위한 과학기술의 발전은 21세기에 들어서서 눈부시게 발전하고 있다. 개인의 생활활동과 습관 개선 노력으로 식이, 운동 및 생체기능보조장구 착용이 보편화되고 있으며, 생명과학의 발전은 생명현상 자체를 개조하는 노력으로 병체결합, 줄기세포, 체세포복제, 냉동보존, 제노제, 유전자조작과 노화회복제의 개발이 추진되어 전인미답의 장수사회로 진입할 수 있게 해주고 있다.

그러나 과학기술 발전이 신화 속의 불로장수를 가능하게 해주었지만 전통적인 인간관계의 틀을 송두리째 바꾸면서 그동안 인류가 추구해온 행복과는 거리가 먼 결과를 초래하고 있다. 따라서 단순히 오래 사는 장수가 아니라 행복하게 잘 사는 장수를 이루기 위해서는 장수패러다임을 새롭게 구축하여야 한다. 2030년에 세계 최장수국으로 예측되는 대한민국은 이를 선도하여야 할 책무가 있다.

더욱 고령특이적 치사율을 보이는 코로나 19 팬데믹은 장수의 패러독스를 여실하게 보여준 사건이다. 장수사회가 되면 더욱 행복해져야 하는데 인간 간의 관계가 변질되고 세대 간에 심각한 갈등이 발생하고, 기존의 사회질서가 무너지고, 가치 기준이 달라질 수 밖에 없기 때문에 미래사회가 초래할 수 있는 장수의 패러독스를 해결하기 위한 노력을 적극적으로 추진하여야 한다. 장수사회가 초래하는 문제점을 극복하기 위해서는 개인만이 아니라 공동체가 총체적으로 가동하여야 한다. 비록 과학기술이 발전하여 개인의 역량을 높일 수 있더라도, 공동체로서의 유대감을 가지며 관계를 유지하고, 질서를 지키며, 존엄성을 고양하지 않는다면 행복한 장수사회를 구축할 수 없을 것임은 분명하다. 인간의 장수는 근원적인 염원이었지만 건강과 행복이 병행하지 않으면 그 의미는 축소될 수 밖에 없다. 따라서 개인과 공동체가 합작하여 이룬 장수만이 그 의미를 갖는다.

인류는 살아서 활동할 수 있는 영역을 넓히고 확보하기 위하여 하늘과 땅 그리고 바다를 개척하였고 우주에 대한 도전도 망설이지 않았다. 주어진 공간의 한계를 극복하는 꿈을 현실화하였다. 그러나 인류의 보다 본질적인 욕구는 불로장생의 추구에 있었다. 어떻게 하면 더 오래 더 잘 살 수 있을까 염원하였고 그 목적을 달성하기 위하여 수단과 방법을 가리지 않고 노력해 왔다. 이에 부응하여 수많은 편법과 사기술이 판쳐 온 것도 어쩔 수 없는 일이었지만, 인간에게 주어진 숙명적인 제한 조건인 시간의 한계를 돌파하여 수명 연장을 추구하려는 욕구는 예나 지금이나 변함없다. 그로 인하여 일련의 과학기술이 다양하게 개발되어 단계적으로 세상을 발전시켜 온 결과를 가져왔다. 인류는 자연선택에 의하여 만물의 영장이라는 진화의 정상에 도달하였지만 이제는 더 이상 적응과 선택이라는 피동적 입장이 아니라 스스로 직접 디자인하여 종의 본질 자체마저 과학기술을 활용하여 변형할 수 있는 단계에 이르렀다. 종래의 진화론으로는 설명할 수 없는 빠른 속도로 본질적인 변화를 초래하여 현생인류의 틀을 벗어나 후생 인류로 탈바꿈하려는 새로운 세상에 다가 가고 있다. 이러한 상황에서 전인미답의 새로운 장수사회를 건강과 행복으로 충만하게 유도하기 위해서는 개체성을 극대화하는 노력에 병행하여 사회적 연대와 협력을 통한 공공성을 극대화하기 위한 공동체를 구축하기 위해서 부단한 노력을 기울여야 한다.

참고문헌

- 박상철(1996) 삶의 질 향상을 위한 과학기술 진흥방안, 국가 과학기술자문회의, 1996.
- 박상철(2010) 노화혁명: 고령화 충격의 해법, 하서출판사.
- 박상철(2019) 마그눔 오푸스 2.0. 우듬지.
- 박상철(2021) 장수는 개인과 공동체의 합작품이다. 대한민국학술원통신 제333호.
- 유발 하라리(2011) 사피엔스. 조현욱 역. 김영사.
- 전경수(2008) 백살의 문화인류학. 민속원.
- Conboy MJ, Conboy IM, Rando TA (2013) Heterochronic parabiosis: historical perspective and methodological considerations for studies of aging and longevity. Aging Cell. 12(3):525-30.
- Fan W, Evans RM, Fan W (2017) Exercise Mimetics: Impact on Health and Performance. Cell Metab. 7; 25(2):242-247.
- Gurdon JB (1962) Adult frogs derived from the nuclei of single somatic cells. Dev. Biol. 4: 256-273.
- Kang HT, Park JT, Choi KB, Choi HJC, Jung CW, Kim GR, Lee YS, Park SC (2017) Chemical screening identifies ROCK as a target for recovering mitochondrial function in Hutchinson-Gilford progeria syndrome. Aging Cell. 2017 Mar 19.
- Kang HT, Park JT, Choi KB, Kim YS, Choi HJC, Jung CW, Lee YS, Park SC (2017) Chemical screening identifies ATM as a target for alleviating senescence. Nat Chem Biol. 13(6):616-623.
- Kirkland JL, Tchkonia T (2020) Senolytic drugs: from discovery to translation. J Intern Med. 288(5):518-536.
- Kontis V, Bennett JE, Mathers CD, Li G, Foreman K, Ezzati M.(2017) Future life expectancy in 35 industrialised countries: projections with a Bayesian model ensemble. Lancet. 389:1323-1335.
- Madeo F, Carmona-Gutierrez D, Hofer SJ, Kroemer G, Madeo F (2019). Caloric Restriction Mimetics against Age-Associated Disease: Targets, Mechanisms, and Therapeutic Potential. Cell Metab. 5; 29(3):592-610.
- NCD Risk Factor Collaboration (2016) A century of trends in adult human height. Elife. 5:e13410.
- Park SC (2011) Nuclear Barrier Hypothesis of Aging as Mechanism for Tradeoff Growth to Survival. Adv Exp Med Biol. 720:3-13.
- Park SC (2012) Comprehensive approach for studying longevity in Korean centenarians. Asian J Gerontol Geriatric. 7: 33-38.
- Park SC (2016) Ethnic food for longevity pursuit: assessment of Korean ethnic food. J Ethnic Food. 3: 167-170.
- Park SC (2017) Survive or Thrive: Tradeoff strategy of cellular senescence. Exp Mol Med. 49(6):e342.
- Takahashi K., Yamanaka S. (2006). Induction of pluripotent stem cells from mouse

embryonic and adult fibroblast cultures by defined factors. Cell. 126, 663-676.

- Wilmut I., Schnieke A. E., McWhir J., Kind A. J. & Campbell K. H.(1997) Viable offspring derived from fetal and adult mammalian cells. Nature 385, 810-813 (1997).

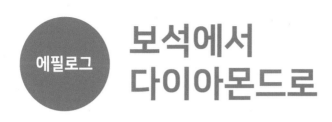

보석에서 다이아몬드로

에필로그

저자 **박광성, 이정화, 박상철**

세상이 변하고 있다. 사람살이에 필요한 하드웨어뿐 아니라 소프트웨어까지 모두 변하고 있다. 모든 변화 속에서 사람에게 가장 중요한 것은 삶의 질과 수명의 변화이다. 보다 더 오래 살고 보다 더 잘 사는 것은 더할 나위 없는 사람들의 바람이다. 이러한 바탕에서 백세인 연구는 의미를 가진다. 오래 살아온 사람들의 실태를 분석하면서 미래장수사회의 방향을 설정할 수 있기 때문이다. 이십년 전 한국의 백세인 조사를 실시하였을 때는 백세인의 실태분석이 시급하였다. 그 과정에서 놀랍게도 백세에 이르러서도 당당한 분들을 수없이 만나고 전통적 가족과 지역사회의 문화를 엿볼 수 있었다. 그러나 당시 백세인 조사 체계를 구축하기 위하여 현장실습을 위해 자주 찾아 갔던 오키나와에서 백세인 연구를 책임져 왔던 스즈키 마고토(鈴木信) 박사의 말을 머릿속에 깊숙이 새겨왔다. 그가

1970년대 중반 처음 오키나와조사를 시작하였을 때 만난 백세인들은 모두 밭에서 일하고 동네사람들과 활발한 활동을 하고 있었는데 이십년이 지난 1990년대 말에 만난 백세인들은 숫자는 급증하였으나 50% 이상 요양원에 누워있는 와상(臥床) 상태라고 하면서 백세인들이 보석(寶石)에서 화석(化石)으로 변해버렸다고 한숨지었다. 그때부터 우리나라는 어떻게 될까 궁금하기 짝이 없었다. 화석으로 변한 백세인 숫자만 증가한다면 장수시대에 어두운 그림자를 던질 것이기 때문이었다. 바로 장수인의 양적 증가는 당연한 추세이지만 이에 수반하여 백세인 삶의 질적 개선도 이루어지고 있는가는 별도의 문제이다. 그런데 초기 한국의 백세인 조사를 하고 이십 년이 지난 시점에 다시 백세인 조사를 할 수 있게 되어 정말 우리나라의 백세인들도 보석에서 화석으로 변해져 버렸을까라는 질문이 가장 궁금하였다.

지난 이십 년의 변화는 엄청나다. 특히 한국의 고령화속도가 가속되면서 고령화사회에서 고령사회로 변하고 이어 바로 초고령사회 진입을 앞두고 있을 뿐 아니라 장수도 측면에서도 이제 대한민국은 세계 최장수국으로 진입하는 단계에 이르렀다. 수명의 변화뿐만 아니라 고령화에 대한 대응방안도 정책적으로 혁신적인 방안을 추진하여 기존의 전통사회와는 전연 다른 새로운 면모의 지역사회로 전환하고 있다. 국민을 위한 사회보장 정책으로 건강을 보장하기 위한 건강보험의료제도의 확충과 노인복지법의 시행, 장기요양의료제도의 추진으로 고령인의 생활이 보장되게 되었다. 나아가서 유교적 전통사회의 장자상습제도가 혁파되고 형제자매간의 유산 균등분배가 시작되면서 기존의 가족관계와 부모부양에 대해서도 많은 변화가 일어날 수밖에 없는 상황이 되었다. 이러한 변화를 짧은 시기 내에 겪으면서 우리 사회에 어떠한 변화가 생겼는가 그리고 그러한 변화가 바람직한 방향으로 가고 있는가 확인하는 일은 매우 중요하다고 보았다. 특히 장수를 상징하는 백세인들을 대상으로 지난 이십 년 동안에 신체적으로는 더 건강해졌는가 정신적으로는 더 행복해졌는가 분석해볼 필요가 있었다. 건강 조사는 신체적 의학적 분석으로 끝나지만 행복조사는 결국 생활의 편리성과 안전성, 인적관계도, 개인의 만족도 등을 지표로 평가할 수밖에 없지만 웰에이징 장수사회를 추구하는 입장에서는 매우 중요한 항목이 아닐 수 없다. 특히 구곡순담 지역은 이십 년 전 우리나라 대표장수 지역으로 지정되었고 그동안 구례군, 곡성군, 순창군, 담양군의 4개군이 구곡순담 장수벨트협의회를 구성하여 상호 협력하여 지역의 이상적인 장수사회 구축을 위한 프로그램을 운영하여 왔기 때문에 우선 이 지역의 백세인 실태조사를 다시하여 이십 년 전의 자료들과 비교해보면 보다 분명한 자료를 확보할 수 있을 것으로 기대하였다.

백세인들의 변화에 대한 본격적인 비교를 하기 전에 이분들이 겪어낸 역사적 환경에 대한 분석이 필요하다. 우선 이십 년 전 2000년대 초반에 만난 백세인들(1차 백세인)은 출생시기가 19세기말 대한제국시절이다. 반면 2018년 만난 백세인들(2차 백세인)들은 20세기초반 일제강점기로 들어가 삼일독립운동시기에 태어난 분들이다. 1차 백세인들은 10대에 이르렀을 때 학교제도가 수립되지 않아서 대부분 교육을 받지 못하였고, 2차 백세인들은 교육을 받을 수 있는 여건이 되었다. 더욱 중요한 사건은 1차 백세인들은 해방과 한국동란시기에 연령이 50대에 이르고 그 자식들은 20대가 되어 남북갈등의 전쟁 피해자로 희생당하는 사례가 많아 가족사의 큰 아픔을 가지고 있지만 2차 백세인들은 그러한 가족적 상처가 크지 않았다. 뿐만 아니라 1차 백세인 시기에는 노인부양에 대한 사회적 제도가 완비되어 있지 못하였지만 2차 백세인들은 80대 90대를 지나면서 노인복지법, 기초연금법, 장기요양보호법, 장자상속법폐지 등이 적용되면서 1차 백세인들과는 전연 다른 환경을 맞게 되었고 국가와 지방자치단체들로부터 다양한 혜택을 받을 수 있게 되었다. 따라서 1차 백세인과 2차 백세인 간에는 역사적이고 사회적인 측면에서 큰 차이가 있기 때문에 단순한 비교를 해석하는 데 많은 주의를 기울여야 할 필요가 있다.

본 저서에서는 이십 년 동안에 백세인들의 건강상태와 삶의 질의 변화에 대해 집중하고자 하였다. 우선 교육정도가 크게 변화하였다. 1차 백세인의 경우는 학력이 전무하고 한글해독력이 13%에 불과하였으나 2차백세인은 한글해독이 49%에 이르고 18%가 학력을 가지고 있었다. 생활수준은 중상 이상이 33%에서 50%로 증가하였다. 백세인의 현재 흡연여부는 13%에서 3%로, 현재 음주여부는 8.5%에서 6.1%로 격감하였다. 이러한 건강관련 생활패턴변화는 백세인 성비 차이에 표출되었다. 남성장수인의 생활습관이 크게 개선되어 1차 백세인의 경우는 남녀의 비가 1: 7 정도였으나 2차 백세인의 경우는 1: 5로 그 차이가 크게 감소한 결과가 되었다. 질환이력으로는 당뇨와 고혈압이 미미하게 증가하였으나 주관적 건강상태는 60% 이상이 좋음으로 평가하였다. 일상생활능력도 양로원입양인을 포함한 경우는 약간 저조하였으나 독거 또는 재가 백세인의 경우는 2차 백세인에서 크게 향상되어 있었다. 인지능력은 큰 변화가 없었다. 이러한 결과는 지난 이십 년 동안 백세인들의 건강상태가 더 양호해졌음을 보여주고 있다. 백세인들의 일상 활동 범주는 방안이나 집안에 갇혀있지 않고 집밖으로 활동이 확대된 경우가 36%에서 45%로 의미 있게 늘었다. 백세인의 거주 환경도 크게 변화되었는데 1차 백세인의 경우 가족 동거비율이 약 90%, 독거가 5.6%이었던 반면 2차 백세인의 경우 가족동거 약 53%, 독거 25%, 요양기관 거주 약 20%로 가족동거가 현저하게 줄고 대신 독거와 요양기관 거주 비율이 증가하였다. 독거백세인의 비가 크게 증가한 것도 주목할 사안이다. 또한 가족동거의 경우도 1차 백세인의 경우는 큰아들과 며느리가 모시는 경우가 70%이었는데 2차 백세인의 경우는 30%로 줄어들고 큰아들이 아닌 다른 자식들이 부양하는 비율이 증가하였다.

지난 이십 년을 통해 백세인들의 삶의 질 변화를 요약해보면 활동범주가 늘어나 이동성과 활동성이 증가하였고 거주환경은 독거, 가족동거, 요양의 다양한 형태로 발전하였으며 특히 장기요양보호와 건강보험과 같은 공적지원체계의 강화로 안전성과 편리성이 크게 증대되었다. 더욱 2차 백세인들의 경우는 노인복지수당 또는 장수수당 등의 혜택을 받게 되어 생활의 여유와 윤택성이 높아졌다. 더욱 중요한 사실은 1차 백세인들은 상당수가 한국전쟁으로 인해 배우자와 자식들이 전사 또는 납북 당하는 아픔을 가져 평생의 한(恨)을 품고 있었지만 2차 백세인들에게는 이러한 한이 없었다. 이러한 결과들을 종합해보면 이십 년의 시간이 지나면서 백세인들의 삶의 질은 크게 개선되었고 결과적으로 더 행복해졌다고 볼 수 있다. 백세인들의 우울증지수가 크게 개선된 것도 이러한 결과를 반영한다고 본다. 사실 이십 년의 변화는 실로 매우 큰 것이었다. 특히 백세인을 누구가 부양하여야 하는가의 문제가 크게 변화하였다.

과거 부모를 시설에 모시는 것은 그보다 더 큰 불효가 없다고 생각했던 것에서 이제는 노인 스스로 후기노년기에 어디에서 생활할 것인가 선택할 수 있게 되었고, 자녀의 노인부양도 과거 큰아들과 큰며느리의 의무적 부양에서 이제는 자녀들간의 자발성과 공평성을 기반으로 이루어지고 있다. 또한 사회적 지원체계에 의한 공적서비스의 확대가 시설에서의 요양도 융통성있게 수용할 수 있도록 하고 있으며 백세인의 독거생활도 가능하게 하고 있다. 장수인들의 독립적 생활 가능성을 크게 증진하고 있다는 점에서 의미있게 주목하고 있다. 앞으로 20년 후 백세인의 삶의 모습은 어떻게 될 것인가? 부양주체인 백세인 자녀세대와 함께 생각해보면, 미래 백세인은 개인적이고 경제적인 노후준비 수준은 현재보다 더 잘 되어 있겠지만 자녀 수가 더 적고, 미혼자녀가 많아서 전반적인 가족 부양 인적자원은 감소할 것으로, 그에 따라 국가 정책과 지역사회의 역할은 더 증가할 것으로 예상할 수 있다. 개인적 준비와 가족, 지역사회, 국가의 역할분담이 미래사회에 맞게 계속 변화하면서 초고령 노인이 가능한 한 오랫동안 당당하고 독립적으로 생활할 수 있는 가장 바람직한 방향으로 사회적 합의가 이루어질 것을 기대해본다.

구곡순담 백세인 이십 년의 변화를 조사하면서 가졌던 질문은 '백세인들이 더 건강해지고 더 행복해졌는가?'이었다. 조사결과 잠정적으로나마 백세인들이 더 건강해지고 더 행복해졌다고 결론지을 수 있게 되었다. 지난 이십 년 동안 구곡순담 지역의 백세인들은 양적 증가와 더불어 질적 개선을 이루었다. 이러한 변화에는 공적으로는 국가적 시책의 변화로 다양한 복지지원체계를 갖추었고, 덧붙여 개인의 생활패턴개선이 이루어졌기 때문임은 분명하다. 그리고 가장 조바심을 가졌던 질문은 오키나와 백세인 연구자 스즈키 마고토박사가 지적한 "보석에서 화석으로"라는 경구였다. 그러나 구곡순담 조사를 통하여 이십년의 변화를 정리하면서 우리나라의 백세인들은 "보석에서 다이아몬드(金剛石)로"의 변화를 이루었다고 표현을 바꿀 수 있어서 마음을 놓았다.